“十二五”职业教育国家规划教材

经全国职业教育教材审定委员会审定

全国卫生高等职业教育规划教材

供临床医学类专业用

耳鼻咽喉头颈外科学

—● 第 2 版 ●—

主　编　王宁宇　张　罗

副主编　孙建军　黄魏宁　王建亭

编　委（按姓名汉语拼音排序）

陈　泳（承德医学院）　　　　　　　王　宇（中国人民解放军第二六三医院）

崔晓波（内蒙古医科大学）　　　　　王成硕（首都医科大学）

范崇盛（郑州大学附属洛阳中心医院）王建亭（首都医科大学）

黄魏宁（北京医院）　　　　　　　　王俊阁（煤炭总医院）

李健东（国家电网北京电力医院）　　王宁宇（首都医科大学）

刘　博（首都医科大学）　　　　　　王向东（首都医科大学）

刘　莎（首都医科大学）　　　　　　夏　寅（首都医科大学）

马　民（河南科技大学临床医学院）　叶京英（首都医科大学）

宋晓红（首都医科大学）　　　　　　张　超（河南科技大学临床医学院）

孙建军（海军总医院）　　　　　　　张　罗（首都医科大学）

王　辉（首都医科大学）　　　　　　张天宇（复旦大学上海医学院）

王　军（首都医科大学）　　　　　　赵守琴（首都医科大学）

北京大学医学出版社

ERBIYANHOU TOUJING WAIKEXUE

图书在版编目（CIP）数据

耳鼻咽喉头颈外科学 / 王宁宇，张罗主编 . —2 版 .
—北京：北京大学医学出版社，2014.10（2017.7 重印）
ISBN 978-7-5659-0859-0

Ⅰ . ①耳… Ⅱ . ①王… ②张… Ⅲ . ①耳鼻咽喉科学 -
外科学 - 医学院校 - 教材②头 - 外科学 - 医学院校 - 教材
③颈 - 外科学 - 医学院校 - 教材 Ⅳ . ① R762 ② R65

中国版本图书馆 CIP 数据核字（2014）第 102890 号

耳鼻咽喉头颈外科学（第 2 版）

主　　编：王宁宇　张 罗
出版发行：北京大学医学出版社
地　　址：(100191) 北京市海淀区学院路 38 号　北京大学医学部院内
电　　话：发行部 010-82802230；图书邮购 010-82802495
网　　址：http://www.pumpress.com.cn
E - m a i l：booksale@bjmu.edu.cn
印　　刷：北京佳信达欣艺术印刷有限公司
经　　销：新华书店
责任编辑：董采萱　　责任校对：金彤文　　责任印制：罗德刚
开　　本：787mm×1092mm　1/16　印张：19.25　彩插：2　字数：493 千字
版　　次：2008 年 6 月第 1 版　2014 年 10 月第 2 版　2017 年 7 月第 2 次印刷
书　　号：ISBN 978-7-5659-0859-0
定　　价：36.00 元

全国卫生高等职业教育规划教材修订说明

北京大学医学出版社于 1993 年和 2002 年两次组织北京大学医学部和 8 所开办医学专科教育院校的老师编写了临床医学专业专科教材（第 1 版和第 2 版），并于 2000 年组织编写了护理专业专科教材（第 1 版）。2007 年同时对这些教材进行了修订再版。因这两套教材内容精炼、实用性强，符合基层卫生工作人员的培养需求，受到了广大师生的好评，并被教育部中央广播电视大学选为指定教材。"十一五"期间，这两套教材中有 24 种被教育部评为**普通高等教育"十一五"国家级规划教材**，其中 3 种入选**普通高等教育精品教材**。

进入"十二五"以来，专科教育已归入职业教育范畴。为适应新时期我国卫生高等职业教育发展与改革的需要，在广泛调研、总结上版教材质量和使用情况的基础上，北京大学医学出版社启动了临床医学、护理专业高等职业教育规划教材的修订再版工作，并调整、新增了部分教材。本套教材有 22 种入选**"十二五"职业教育国家规划教材**，修订和编写特点如下：

1. 优化编写队伍 在全国范围内遴选作者，加大教学经验丰富的从事卫生高等职业教育工作的作者比例，力求使教材内容的选择具有全国代表性、贴近基层卫生工作人员培养需求，提高适用性；遴选知名专家担纲主编，对教材的科学性、先进性把关。

2. 完善教材体系 针对不同院校在专业基础课设置方面的差异，对部分专业基础课教材实行双轨制，如既有《人体解剖学》《组织学与胚胎学》，又有《人体解剖学与组织胚胎学》《正常人体结构》教材，便于广大院校灵活选用。

3. 锤炼教材特色 教材内容力求符合高等职业学校专业教学标准，基本理论、基本知识和基本技能并重，紧密结合国家临床执业助理医师、全国护士执业资格考试大纲，以"必需、够用"为度；以职业技能和岗位胜任力培养为根本，以学生为中心，使教材更适合于基层卫生工作人员的培养。

4. 创新编写体例 完善、优化"学习目标"；教材中加入"案例""知识链接"，使内容与实践紧密结合；章后附思考题，引导学生自主学习。力求体现专业特色和职业教育特色。

5. 强化立体建设 为满足教学资源的多样化需求，实现教材立体化、数字化建设，大部分教材配套实用的学习指导和数字教学资源，实现教材的网络增值服务。

本套教材主要供三年制高等职业教育临床医学、护理类及相关专业用，于 2014 年陆续出版。希望广大师生多提宝贵意见，反馈使用信息，以逐步修改和完善教材内容，提高教材质量。

临床医学专业教材目录

说明：1. "十二五"："十二五"职业教育国家规划教材（"十二五"含其辅导教材）。

2. "十一五"：普通高等教育"十一五"国家级规划教材。

3. " * "：普通高等教育精品教材。

4. 辅导教材名称：《主教材名称＋学习指导》，如《内科学学习指导》。

序号	教材名称	版次	十二五	十一五	辅导教材	适用专业
1	医用基础化学	4		✓	✓	临床医学、护理类及相关专业
2	人体解剖学与组织胚胎学	2				临床医学类
3	人体解剖学	4	✓	✓	✓	临床医学、护理类及相关专业
4	组织学与胚胎学 *	4	✓	✓	✓	临床医学、护理类及相关专业
5	人体生理学	4	✓	✓	✓	临床医学、护理类及相关专业
6	医学生物化学	4			✓	临床医学、护理类及相关专业
7	病原生物与免疫学	1				临床医学类
8	医学免疫学与微生物学	5	✓	✓	✓	临床医学、护理类及相关专业
9	医学寄生虫学 *	4			✓	临床医学、护理类及相关专业
10	医学遗传学	3	✓	✓	✓	临床医学、护理类及相关专业
11	病理学与病理生理学	1				临床医学、护理类及相关专业
12	病理学	4	✓		✓	临床医学、护理类及相关专业
13	病理生理学	4	✓	✓	✓	临床医学、护理类及相关专业
14	药理学	4			✓	临床医学、护理类及相关专业
15	诊断学基础	4	✓	✓	✓	临床医学类
16	内科学	4	✓	✓	✓	临床医学类
17	外科学	4		✓		临床医学类

序号	教材名称	版次	十二五	十一五	辅导教材	适用专业
18	妇产科学	4	✓	✓	✓	临床医学类
19	儿科学	4				临床医学类
20	传染病学	4	✓	✓	✓	临床医学类
21	眼耳鼻喉口腔科学	2				临床医学类
22	眼科学	2	✓			临床医学类
23	耳鼻咽喉头颈外科学	2	✓			临床医学类
24	口腔科学	2	✓			临床医学类
25	皮肤性病学	4				临床医学类
26	康复医学	2	✓			临床医学类
27	急诊医学	2	✓			临床医学类
28	中医学	3				临床医学类
29	医护心理学 *	3		✓		临床医学、护理类
30	全科医学导论	1				临床医学类
31	预防医学	4		✓	✓	临床医学类

全国卫生高等职业教育规划教材编审委员会

近十余年来，随着国家教育改革步伐的加快，我国职业教育如雨后春笋般蓬勃发展，在总量上已与普通教育并驾齐驱，是我国教育体系构成的重要板块。卫生高等职业教育同样取得了可喜的成绩。开办卫生高等职业教育的院校与日俱增，但存在办学、培养不尽规范等问题。相应的教材建设也存在内容与职业标准对接不紧密、职教特色不鲜明、呈现形式单一、配套资源开发不足、不少是本科教材的压缩版或中职教材的加强版、不能很好地适应社会发展对技能型人才培养的要求等问题。

进入"十二五"以来，独立设置的高等职业学校（含高等专科学校）、成人教育学校、本科院校和有关高等教育机构举办的高等职业教育（专科）统称为高等职业教育，由教育部职业教育与成人教育司统筹管理。教育部发布了《**教育部关于"十二五"职业教育教材建设的若干意见**》等重要文件，陆续制定了各专业教学标准，对学制与学历、培养目标与规格、课程体系与核心课程等 10 个方面做出了具体要求。职业教育以培养具有良好职业道德、专业知识素养和职业能力的高素质技能型人才为根本，以学生为中心、以就业为导向。教学内容以"必需、够用"为度，教材须图文并茂，理论密切联系实际，强调实践实训。卫生高等职业教育有很强的特殊性，编好既涵盖卫生实践所要求具备的较完整知识体系又能体现职业教育特点的教材殊为不易。

北京大学医学出版社组织的临床医学、护理专业专科教材，是改革开放以来该专业我国第二套有较完整体系的教材，历经多年的教学应用、修订再版，得到了教育部和广大院校师生的认可与好评。斗转星移，转眼间距离 2008 年上一轮教材修订已 5 年，随着时代的发展，这两套教材中部分科目需要调整、教学内容需要修订。在大量细致调研工作的基础上，北京大学医学出版社审时度势，及时启动了这两套教材的修订再版工作，成立了教材编审委员会，组织活跃在卫生高等职业教育教学和实践一线的专家学者召开教材编写会议，认真学习教育部关于高等职业教育教材建设的精神，结合当前高等职业教育学生的特点，经过充分研讨，确定了教材的编写原则和编写思路，统一了教材的编写体例，强化了与教材配套的数字化教学资源建设，为使这两套教材成为优秀的立体化教材打下了坚实的基础。

相信经过本轮修订，在北京大学医学出版社的精心组织和全体专家学者对教材的精雕细琢下，这两套教材一定能满足新时期我国卫生高等职业教育人才培养的需求，在教材建设"百花齐放、百家争鸣"的局面中脱颖而出，真正成为好学、好教、好用的精品教材。

本轮教材修订工作得到了各参编院校的高度重视和大力支持，众多专家学者投入了极大的热情和精力，在主编带领下克服困难，以严肃、认真、负责的态度出色地完成了编写任务，谨在此一并致以衷心的感谢！诚恳地希望使用本套教材的广大师生不吝提出建议与指正，使本套教材能与时俱进、日臻完善，为我国的卫生高等职业教育事业做出贡献。

感慨系之，欣为之序！

近十年来耳鼻咽喉头颈外科学发展迅速，新的学术思想、新的技术成果不断涌现。在此背景下，既往的教学方法、教育模式受到了前所未有的挑战。本教材正是本着顺应学科发展，在卫生高等职业教育中同样展示学科领域新的学术思想和新的研究成果，改变我国卫生高等职业教育教学现状的宗旨而编著的。

为适应学科领域疾病谱的变化、新技术的迅速发展以及研究成果的大量涌现，本教材在篇章内容上较上版教材进行了较大幅度的调整。在延续上一版增加的颈部疾病篇外，在颈部疾病中增加了甲状腺疾病；此外，在各章节中适当参考并引用了相关专业的近期发展状况，更新了一些疾病的诊断和治疗指南。由于本教材的教育对象为高等职业教育层次学生，针对卫生高等职业教育教学的特点，本教材在编写中突出了教材的实用性。为达到兼具新颖性、先进性和实用性的特点，聘请了不同层次的编者，从全国知名教授、相应专业的专家到院校教师，同时在教材中增加了"知识链接""案例"等内容使教材内容更加生动。教材中的不少内容是结合作者自身或科室的资料、经验或研究结果加以总结成文的，部分自主绘图亦较为精美。

当然，因编者经验有限和编写时间仓促，本教材肯定还有很多不足之处，真诚希望广大读者谅解并提出宝贵意见，我们将在今后的工作中加以改正。

在教材编写过程中北京大学医学出版社给予了支持和理解，在此表示感谢。在教材编写过程中有很多研究生也为此投入了大量的时间和精力，在此也向他们表示诚挚的谢意。

编者

目录

第四篇 喉科学

绪　论

耳鼻咽喉头颈外科学（otorhinolarynglogy head and neck surgery）是研究耳、鼻、咽、喉、气管、食管以及颈部、颅底的解剖、生理、病理和疾病现象的一门科学。它同外科学、内科学和眼科学等一样，同属于临床医学门类中的二级学科。

一、耳鼻咽喉头颈外科学史与现状

本书所涉及的内容均为西方医学范畴。西方医学简称西医，主要源于古希腊医学、古罗马医学和一部分伊斯兰医学，是当今占据统治地位的主流医学，其历史沿革可分为古代医学、中世纪医学、近代医学和现代医学。其中耳鼻咽喉头颈外科学的发展经历了一个由分而合的过程，最初由外科学分出耳科学、鼻科学、咽喉科学等，后与口腔科、眼科合为五官科学，随着各门学科内容的丰富和专科化发展，五官科学又进一步分化为耳鼻咽喉科学、眼科学和口腔科学，成为各自独立的二级学科。从 20 世纪 50 年代起，头颈外科、颅底外科、听觉及言语疾病等三级学科相继出现于美国，由此引发了本学科争占各种学术制高点，重新划分学科范围，扩大学科疆域的高潮。从 60 年代开始，欧美国家的耳鼻咽喉科正式更名为耳鼻咽喉头颈外科，由此使耳鼻咽喉科跨入了一个大学科范畴。

我国西医学的大规模传入始于 16 世纪，主要以西方传教士传教行医的方式传入我国。最初的耳鼻咽喉科成立于 1906 年的协和医学堂，第一位专科医生是美国人邓乐善，第一位中国籍耳鼻咽喉科医生是协和医生高施恩，从那时起，我国耳鼻咽喉头颈外科从无到有，从小到大，已经走过了 100 年的历程。现在大多数县级以上医院均成立了耳鼻咽喉科，并陆续更名为耳鼻咽喉头颈外科，其中耳外科、耳神经外科、颅底外科、喉显微外科等三级学科亦逐渐成形，2006 年还成立了世界华人耳鼻咽喉头颈外科学会，2007 年 5 月召开了首届大会。

二、耳鼻咽喉头颈外科学的范畴、特点与学习方法

耳鼻咽喉头颈外科学领域涉及听觉、嗅觉、味觉、平衡觉、视觉、触觉和动感觉七大感觉中的听觉、嗅觉、味觉和平衡觉，并主发声、言语、呼吸和吞咽。其范畴包括耳、鼻、咽喉、气管、食管、头颈和颅底等重要器官和结构的解剖、发育、生理、病理，以及相关疾病的诊断、治疗和预防。由于上述器官和结构大多具有"孔小洞深"、结构复杂、毗邻重要器官的特点，本学科具有极强的专科性，医生不经过严格的培养，难以精通，又因其主听、嗅、味觉，并司发声、言语、呼吸和吞咽等，涉及众多临床学科，如眼科、口腔科、神经科、骨科、肿瘤科等，以及基础学科如声学、力学、电子学等，加之传统专科疾病"四炎一聋"的患者群广泛，必然赋予本专业以大学科属性，要求从业者具有广博扎实的基础知识和一业专修的高超技能。

耳鼻咽喉头颈外科学目前分为耳科学、鼻科学、咽喉科学、头颈外科学和小儿耳鼻咽喉科学等五学科。其中，耳科学又进一步分为耳显微外科、耳神经外科、侧颅底外科、听力学、平衡学等，鼻科学可分为鼻神经外科、鼻内镜外科、前颅底外科，咽喉科可分为后显微外科、嗓音与语言疾病科等三级学科。在学科越分越细的情况下，各亚科自身及各亚科之间

仍保持其固有的学科特点。比如各专业在解剖上相互沟通，耳、鼻、咽、喉、气管、食管彼此相通，各器官黏膜相延续；在生理上相互关联，声带发声，咽、腭、鼻等构音，咽缩肌、软腭肌群与喉外肌协调吞咽；在病理上相互影响，因聋致哑，上呼吸道感染经鼻咽、咽鼓管导致中耳炎等；在诊断上相互参照，在诊断脑等疾病时必须考虑到其听力，对耳聋患者也应了解有无眩晕；在其治疗上相辅见力，中耳炎治疗方案中不能忽略鼻咽和鼻部疾病的治疗。

在各亚科，各器官保持密切相关的同时，本专业还与整个集体保持着广泛而紧密的联系，比如慢性扁桃腺炎同龋齿一样是导致风湿性关节炎、风湿性心脏病和肾小球肾炎的主要病灶，鼻窦炎可致鼻源性眶内颅内并发症，腺样体肥大可致患儿发育障碍，鼻干症常引起高血压，高血压可致鼻出血，颈椎病可以引起眩晕等，这些都提示我们在学习和运用耳鼻咽喉科知识的同时，要有整体观念，要从局部联想到全身，从全身考虑到局部，养成全面分析、综合判断的学习和工作习惯。

学习耳鼻咽喉头颈外科学，应以掌握解剖和生理知识为第一要素。耳鼻咽喉诸器官多为深在、细小的腔洞，结构复杂，特别是耳科和颅底解剖，更强调空间构象和立体概念，只有在熟谙解剖的基础上，才能学好整个耳鼻咽喉科学。临床部分的学习应以各疾病的病理机制、临床表现、诊断方法和治疗原则为重点，在掌握"四炎一聋"的基础上，应争取多涉猎那些具有学科传统特色并交叉前沿领域的疾病，如鼻咽癌、耳硬化症、阻塞性睡眠呼吸暂停低通气综合征等，多了解学科的新进展，培养兴趣，形成大学科概念。

三、耳鼻咽喉头颈外科学新进展与展望

耳鼻咽喉头颈外科学发展到今天，借助于本专业基础研究和相关领域的进步，正经历着前所未有的快速发展阶段。其中耳科学最引人瞩目的成就是人工耳蜗的研制和应用，它是目前唯一能使全聋患者恢复听觉的医学成就，我国已施行人工耳蜗植入手术近3000例；英国医生Kemp发现耳声发射，并进一步研究证实了耳蜗的双向换能机制；此外，建立耳鸣动物模型、眩晕症康复治疗、内耳毛细胞再生、听神经病和耳聋基因的深入研究、人工中耳、听性脑磁图及中枢听功能研究等，使耳科学呈现一派繁荣景象。鼻科学最为瞩目的进展是鼻内镜外科的建立和发展，它为鼻科学开拓了一片崭新的天地，上下气道一致性的研究是跨学科研究的典范，嗅觉诱发电位的深入研究使其当之无愧地成为继视觉、听觉、体感之后的第四大诱发电位，而2004年因发现嗅素受体基因家族及嗅觉系统结构而荣获诺贝尔奖，也成为本专业继1914年、1916年后获得的第三次大奖。咽喉科学有关阻塞性睡眠呼吸暂停低通气综合征的研究成为其前沿亮点之一，同时嗓音外科以微瓣技术为代表已进入了嗓音显微外科领域。头颈外科和颅底外科拓展了本专业的学科范畴，所提倡的肿瘤综合治疗、功能保全性外科治疗、基因治疗和生物治疗，以及修复与功能重建等理念和方法，是大学科的突出体现。

在以脑科学时代、后基因时代为标志的本世纪，耳鼻咽喉头颈外科学必将同分子生物学、生物工程学、计算机及其网络等一起，获得更快的发展。耳聋基因的研究和应用、头颈肿瘤的基因诊断和治疗、在虚拟人基础之上的数字化耳鼻咽喉解剖及其应用、中枢听功能电生理与功能成像相结合研究、功能外科与新材料应用等，均有可能获得突破性进展，这些有待于今天高素质、高质量的医学人才培养，培养出优秀的医学生是我们未来的希望！

（王宁宇）

第一篇　耳科学

第一章

耳科学基础

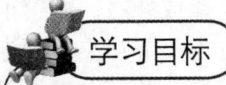

学习目标

1. 掌握外、中、内耳的应用解剖与听觉、位置觉的生理。
2. 熟悉面神经的耳部走行，了解面神经的传导径路。

第一节　耳的应用解剖

耳分为外耳、中耳和内耳三部分。外耳道的骨部、中耳、内耳和内耳道都位于颞骨内（如图 1-1-1）

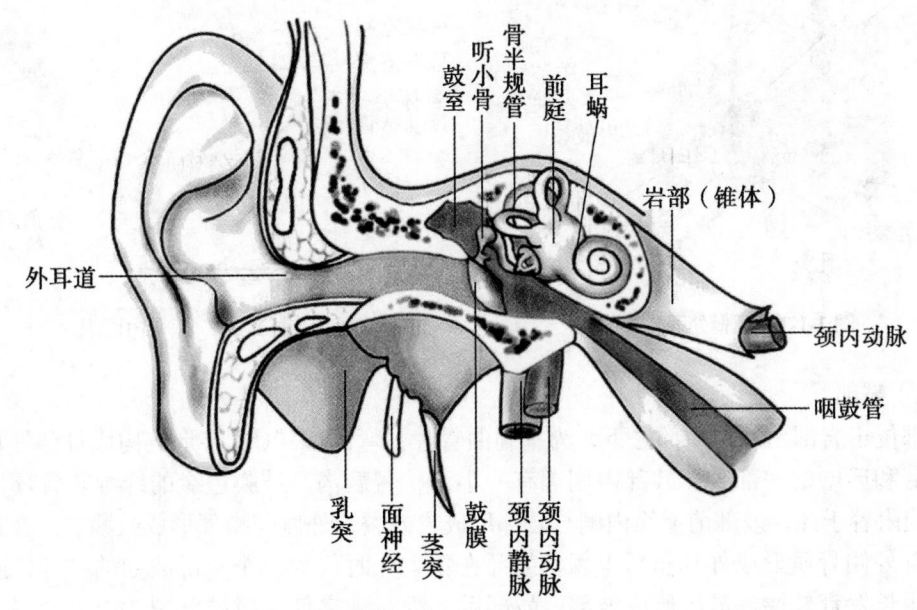

图 1-1-1　外、中、内耳剖面图

一、颞骨解剖

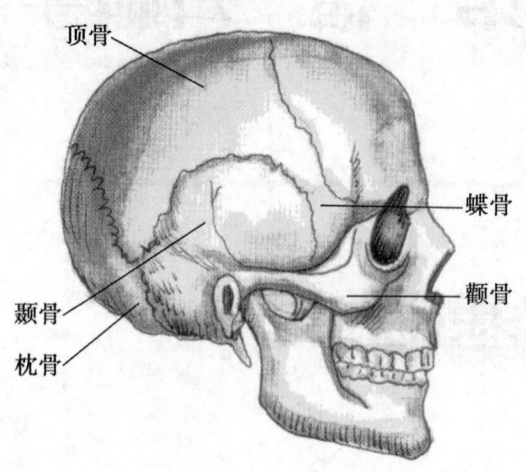

图 1-1-2 颞骨的组成与毗邻

颞骨位于头颅两侧，为颅骨底部和侧壁的一部分。它为一复合骨块，由鳞部、鼓部、乳突部、岩部和茎突组成。其上方与顶骨相连接，前方与蝶骨和颧骨相连接，后方与枕骨相连接（如图 1-1-2）。

（一）鳞部

颞骨鳞部又称颞鳞，前接蝶骨大翼，上为顶骨，后连乳突，内接岩部，形如贝壳。内面是大脑面，有大脑沟回的压迹、脑膜中动脉沟。外面是颞面，附有颞肌，骨表面有颞中动脉沟。其颧突向前与颧骨颞突连接成颧弓。颧突前下方隆起为关节结节，后方为关节后突，两者之间为下颌关节窝，容纳下颌关节。在骨性外耳道口后上的骨性小棘，称道上棘（suprameatal spine，外耳道上棘，Henle 棘）。此棘为寻找鼓窦的体表标志（如图 1-1-3，1-1-4）。

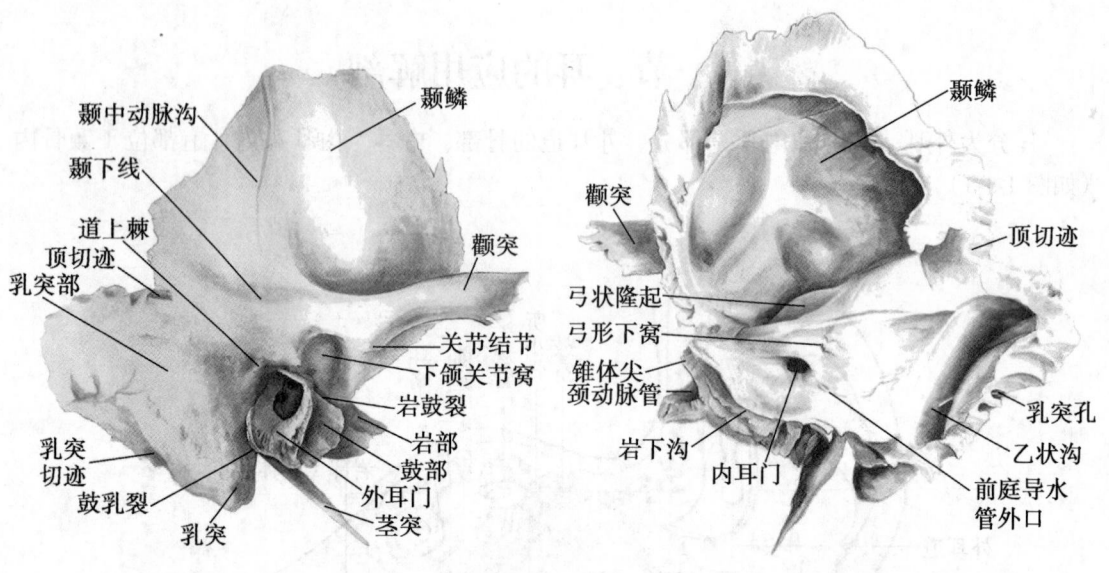

图 1-1-3 颞骨外面观

图 1-1-4 颞骨内面观

（二）鼓部

鼓部位于岩部之外，鳞部之下，为一扁曲骨片，弯曲如"U"字形，构成骨部外耳道的前壁、底和后壁的一部分。鼓部内侧端有一小沟，名鼓沟，鼓膜边缘的纤维软骨环嵌入沟内，鼓膜附着于此。鼓部前上缘内侧与岩部形成岩鼓裂，外侧与鳞部形成鼓鳞裂。在鼓鳞裂后的鼓部外侧骨质形成外耳道后上棘。鼓部在新生儿时仅为一个上部缺如的鼓环，鼓环向后、外生长发育较快，最后形成鼓部。鼓部后上缘与乳突部形成鼓乳裂，成人此裂多已闭合，而儿童多留有痕迹。

（三）乳突部

位于颞骨鳞部后下方，呈一锥形突起。乳突尖内侧有深沟，名为乳突切迹，二腹肌后腹起于此处。切迹内侧有一浅沟，枕动脉由此经过。乳突内侧面形成颅后窝的一部分，面向小脑，内侧面有一弯曲的深沟名乙状沟，乙状窦位于其内。乙状沟的深浅、宽窄及其骨壁的厚薄因乳突气房发育程度不同而异，正常乙状沟前壁距外耳道后壁约为14mm，2%～5%的乙状沟前壁前移与外耳道后壁融合，也可见乙状沟骨壁凸入乳突腔。因此术前应仔细阅读X线片，确定有无乙状沟前移而必须采取不同的手术方式。

（四）岩部

为一长形的三棱锥体，位于颅底，嵌在枕骨与蝶骨之间。它有一底、一尖端、三个面和三个缘，听觉和平衡器官均位于其内。岩部的底与颞骨鳞部和乳突部融合，尖端向内前方微向上，嵌于蝶骨大翼后缘和枕骨基底部之间，有颈动脉管内口穿过，并组成破裂孔的后外界。

1. 岩部三个面

（1）前面：主要为岩部前面，组成颅中凹的一部分，与鳞部的脑面以骨缝相连。其中部有前半规管形成的弓状隆起，其外侧稍凹，为鼓室盖。弓状隆起的内侧有两个小沟与锥体长轴平行，外侧是岩浅小神经沟，内侧是岩浅大神经沟，两沟向后延伸达面神经管裂孔。岩尖处有一浅凹，名三叉神经压迹，为半月神经节所在处（图1-1-5）。

（2）后面：组成颅后窝前壁，和乳突部内侧面相连。在后面的中部有内耳门通内耳道，为面神经、位听神经和基底动脉的内听动脉所经过。内耳道的外下方有一个被骨板遮盖的裂隙

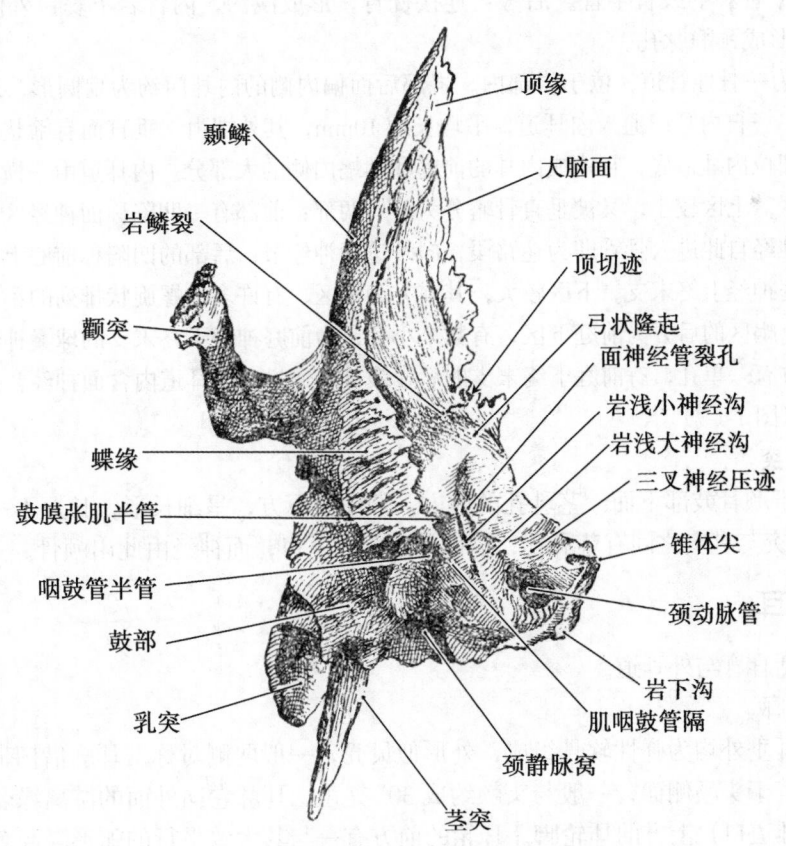

图1-1-5 颞骨岩部前面

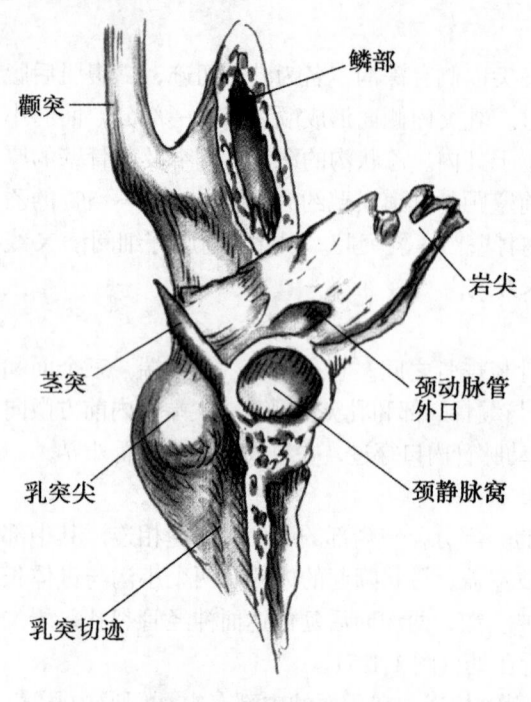

颧突

鳞部

岩尖

茎突

颈动脉管外口

乳突尖

颈静脉窝

乳突切迹

图 1-1-6 颞骨岩部下面

口，为内淋巴囊所在处（图 1-1-4）。

（3）下面：组成颅底外面的一部分，凹凸不平。在下面近尖处为腭帆提肌和咽鼓管软骨附着处。尖端的后外方有颈内动脉管的外口。颈内动脉管外口后方有颈静脉凹。颈静脉凹与颈内动脉外口之间是一薄骨嵴。嵴上有鼓室小管下口，为舌咽神经的鼓室支所经过。颈静脉凹内有乳突小管口，迷走神经耳支由此穿过。颈静脉凹内侧有一三角形小窝，内有蜗小管外门，外淋巴液通过小管向蛛网膜下腔引流（图 1-1-6）。

2. 岩部三个缘　上缘：最长，有岩上沟容纳岩上窦，沟缘有小脑幕附着；上缘尖端借岩蝶韧带和蝶骨连接形成小管，内有展神经和岩下窦经过，故岩尖炎时可并发展神经麻痹。前缘：岩部前缘的内侧部分与蝶骨大翼连接形成蝶岩裂；外侧部分形成岩鳞裂和岩鼓裂；在岩部与鳞部之间，有通入鼓室的鼓膜张肌半管和咽鼓管半管。后缘：连接枕骨，形成浅沟，内含岩下窦；外侧部分和枕骨的颈静脉凹形成颈静脉孔。

内耳道为一骨性管道，位于岩部内。岩部后面偏内侧的内耳门约为扁圆形，后缘较锐而突起，前缘较平。自内耳门通入内耳道，平均长约 10mm，其外端由一垂直而有筛状小孔的骨板所封闭，此板即位内耳道底，它构成内耳的前庭和耳蜗内侧的大部分。内耳道由一横嵴分为大小不等的上下两区。上区较小，又被垂直骨嵴分为前后两部：前部有一凹陷称面神经区，即面神经管入口处，面神经自此进入骨管即为迷路段，向外达膝神经节；后部的凹陷称前庭上区，内有数小孔，穿过前庭神经上终末支。下区较大，其前方为蜗区，有许多呈螺旋状排列的小孔，为蜗神经纤维所通过；蜗区的后方为前庭下区，有数个小孔，为前庭神经下终末支的球囊神经所通过。前庭下区的后方有一单孔，有前庭神经终末支的后壶腹神经通过。内耳道内含面神经、位听神经和迷路动、静脉（图 1-1-7）。

（五）茎突

茎突起于颞骨鼓部下面、茎乳孔的前方，伸向前下方，呈细长形，长短不一，平均长约 2.5cm。在茎突与乳突之间有茎乳孔，为面神经管的下口，面神经由此出颅骨。

二、外耳

外耳包括耳廓与外耳道。

（一）耳廓

耳廓除耳垂外均为弹性软骨组成，外形似贝壳，一般两侧对称。耳廓借韧带、肌肉、软骨和皮肤附着于头颅侧面，一般与头颅约成 30° 夹角。耳廓卷向外面的游离缘名耳轮，起于外耳门（外耳道口）上方的耳轮脚。耳轮的前方有一与其大致平行的弧形隆起名对耳轮，其上端分叉成为对耳轮脚。耳轮与对耳轮之间有一狭窄而弯曲的凹沟名舟状窝或耳舟。对耳

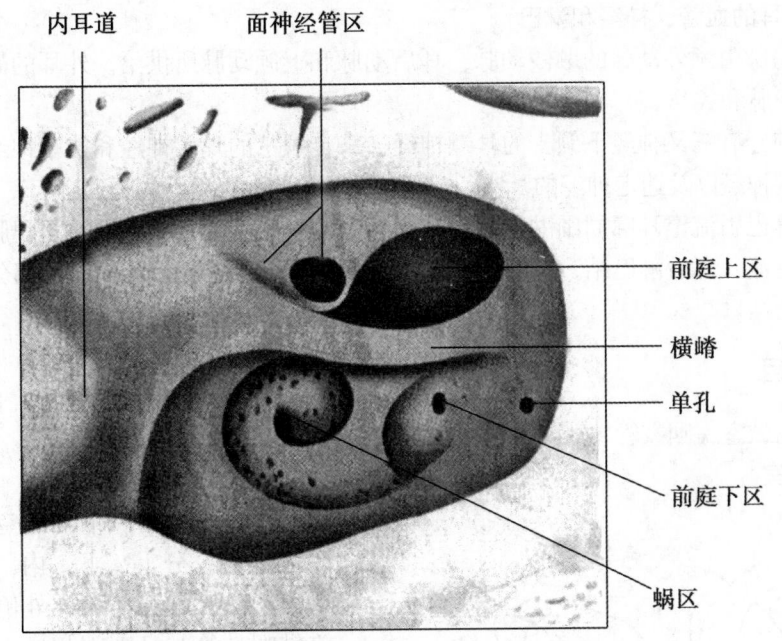

图 1-1-7 内耳道底（右）

轮前方深大的窝名为耳甲，它被耳轮脚分为上下两部，上部名耳甲艇，下部名耳甲腔，耳甲腔通入外耳门。佩戴助听器时，耳甲艇和耳甲腔是插入耳模的部位，尤其是耳模耳甲艇部分若未嵌入其内，使声音从其四周泄露将引起助听器啸叫。外耳门前方有一突起名耳屏。对耳轮前下端与耳屏相对的突起名对耳屏。耳屏与对耳屏间的凹陷叫（耳）屏间切迹。对耳屏的下方无软骨的部分名耳垂（图 1-1-8）。

耳廓前面的皮肤与软骨膜粘连较后面更紧，且皮下组织少，由于皮下组织紧密，感觉神经易受压迫而致剧痛。

（二）外耳道

外耳道起自耳甲腔底的外耳门，向内直至鼓膜，全长 2.5 ~ 3.5cm，由骨和软骨部组成。软骨部约占其外 1/3，骨部约占其内 2/3。外耳道非一直管，略呈 S

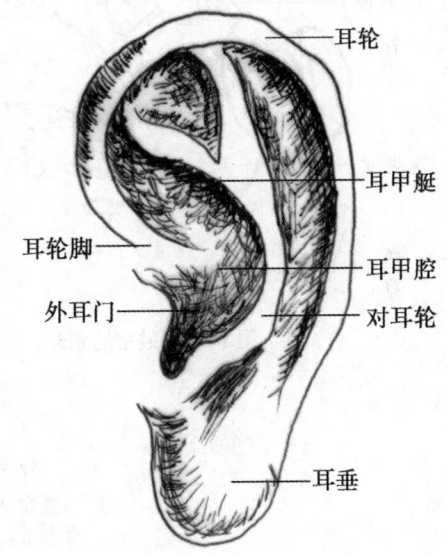

图 1-1-8 耳廓外形（左）

形弯曲，初向内前而微向上，继而向内、向后，再次向内、向前而微向下；其外 1/3 外耳道向内、向后、向上，内 2/3 的耳道转为向内、向前、向下。在骨部与软骨部交界处的外耳道较狭窄，距鼓膜 3 ~ 4mm 的骨部外耳道最为狭窄，称外耳峡部。当耳道式助听器（CIC）置入此处接触到骨部时，可消除堵耳效应。用耳镜检查成人鼓膜或欲窥清外耳道全貌时，须将耳廓向上后提起，使外耳道形成一直线方可。

幼儿外耳道方向为向内、向前、向下，故检查其鼓膜时，应将耳廓向下拉，同时将耳屏向前牵引，检查较成人困难。

（三）外耳的血管、神经和淋巴

外耳的动脉由颈外动脉的颞浅动脉、耳后动脉和上颌动脉所供给。外耳的静脉汇入颈外静脉、上颌静脉和翼丛。

外耳的神经有三叉神经下颌支的耳颞神经、来自颈丛的耳大神经和枕小神经、面神经的耳后支、舌咽神经以及迷走神经的耳支。

外耳的淋巴引流至耳廓周围淋巴结。耳廓前面的淋巴流入耳前淋巴结与腮腺淋巴结，耳廓后面的淋巴流入耳后淋巴结，耳廓下部淋巴汇集于耳下淋巴结，耳廓也有部分淋巴直接注入颈上深淋巴结。

三、中耳

中耳包括鼓室、咽鼓管、鼓窦及乳突四部分。

（一）鼓室

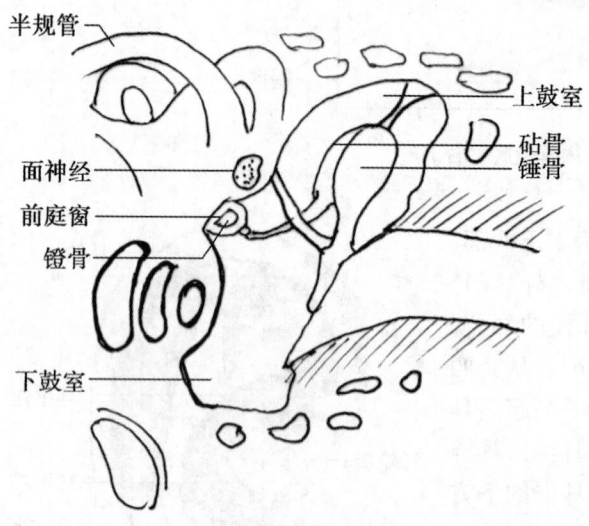

图 1-1-9　鼓室的划分

为颞骨内的一个含气空腔，形似六面体小盒。分上、下、内、外、前、后六壁，位于鼓膜与内耳外侧壁之间，向前借咽鼓管与鼻咽部相通，向后借鼓窦入口与鼓窦、乳突气房相通，其容积1～2ml。鼓室分为三部分：位于鼓膜紧张部上缘平面以上的部分，名上鼓室；位于鼓膜紧张部上、下缘平面之间的部分，名中鼓室；位于鼓膜紧张部下缘平面以下的部分，名下鼓室。鼓室的上径约14mm，前后径11mm，内外径2～6mm，以鼓岬膜处内外径最短（图1-1-9）。

1. 鼓室六壁　鼓室约似一六面体小盒，有上（顶）、下（底）、内、外、前、后六壁（图 1-1-10）。

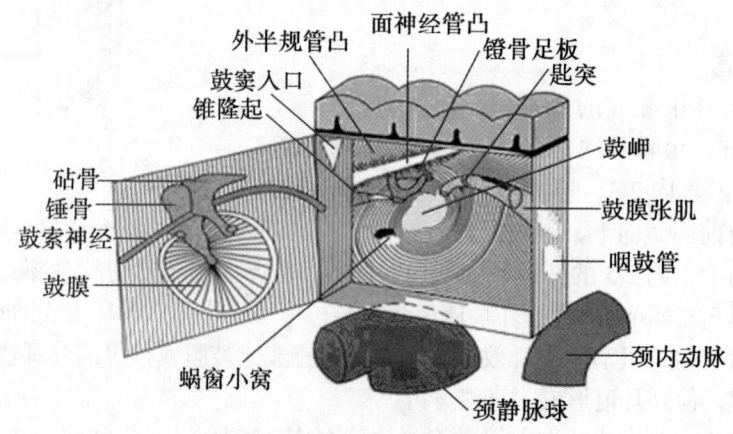

图 1-1-10　鼓室六壁模式图

（1）鼓室外壁：由骨部及膜部构成。骨部较小，即上鼓室的外壁，位于骨性外耳道上壁水平之上，由颞骨鳞部的外板构成。膜部即为鼓膜（图 1-1-11），界于鼓室与外耳道之间，是鼓室外壁的主要组成部分。

鼓膜为一弹性灰白色半透明薄膜，将外耳道与中耳隔开。鼓膜距外耳道口 2.5～3.5cm，位于外耳道与鼓室之间，鼓膜的高度约 9mm，宽约 8mm，平均面积约 90mm^2，厚度 0.1mm。鼓膜呈椭圆形，其外形如漏斗，斜置于外耳道内，与外耳道底成 45°～50°，致使外耳道之后上壁较前下壁为短。婴幼儿由于外耳道骨部未发育，鼓膜几乎与外耳道底壁平行，因此在检查鼓膜时较难看到。

鼓膜虽很薄，但它的解剖结构有三层（紧张部）：①上皮层与外耳道皮肤相延续。②中层为放射形和环状纤维构成，所以有一定弹性和张力，为纤维层（外侧为放射状，内侧为轮状）。鼓膜上方有一小部分没有中间纤维层，比较薄而松弛，称为松弛部，而有纤维层的部分鼓膜称为紧张部。锤骨柄附于纤维层中间。③内层为黏膜层，与鼓室黏膜相延续。

鼓膜穿孔后，外层上皮层和内层黏膜层能够再生，中层无再生能力。

锤骨柄自上而下地嵌附于鼓膜上，位于鼓膜中央，因而向内牵拉鼓膜，使之呈漏斗状，其中央凹陷处称为鼓膜脐部，由脐向上稍向前达紧张部上缘处有一小突起，称锤凸，即锤骨短突顶起鼓膜部位。在鼓膜表面，脐与锤凸之间有一由前上斜向后下的白色条纹，系锤骨柄移行于鼓膜内所形成，称锤纹。锤纹末端恰在鼓膜中央部，称脐部。在脐部前下方由脐向前下达鼓膜边缘有三角形反光区，称光锥。光锥乃由投射到鼓膜之光线反射所致，在鼓膜形态有改变时，光锥的形态及位置常随之变化。

在锤凸之前及后方各有一皱襞，其前者称前襞，后者称后襞。在此襞上方，鼓膜较松弛，称松弛部，直接附着于颞骨鳞部。在其下方为紧张部，借鼓环嵌于鼓沟内。

临床上将鼓膜分为四个象限（图 1-1-11），即沿锤骨柄做一假想的延长线，再经鼓膜脐做一与其垂直线，便将鼓膜分为前上、前下、后上和后下四个象限。

（2）鼓室上壁（顶壁）：即鼓室盖或天盖。厚 3～4mm，由颞骨岩部的前面所形成，将鼓室和颅中窝分隔，向后和鼓窦盖相接，向前和鼓膜张肌半管的顶相延续。鼓室顶有岩鳞裂，硬脑膜的细小血管经此与鼓室相通，鼓室病变可经此裂进入颅腔。

（3）鼓室下壁（底壁）：也称颈静脉壁。为一较上壁狭小的薄骨板，将鼓室和颈静脉球分隔。此壁若有缺损，颈静脉球的蓝色即可透过鼓膜下部隐约可见，形成蓝色鼓膜。鼓室下壁的前方即为颈动脉管外口的后壁，鼓室下壁内侧有一小孔，有舌咽神经的鼓室支穿过，分布于鼓岬上。

（4）鼓室内壁：也称迷路壁，即内耳外壁。内壁中部有一隆起，名鼓岬。鼓岬表面有鼓

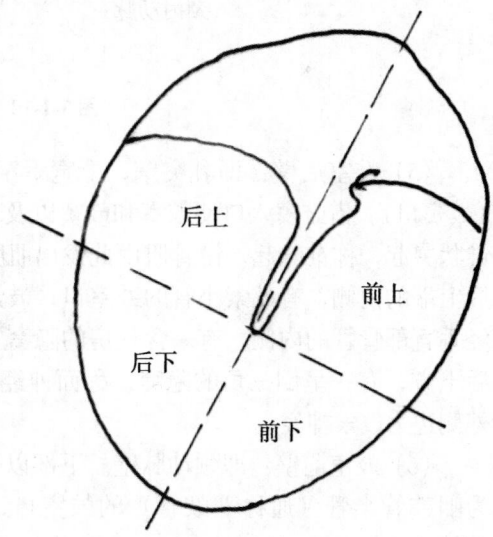

图 1-1-11 右正常鼓膜分区

后上

前上

后下

前下

室丛。鼓岬为内壁中央较大突起，为耳蜗底周所在处，其表面有鼓室神经丛。鼓岬后上方有一约3.2mm²的卵圆形骨孔称前庭窗或卵圆窗。该骨孔向内通内耳的前庭，为镫骨底（足板）及其周围的环韧带所封闭。鼓岬的后下方有一不规则的小骨凹称蜗窗小窝，其深部的骨孔称蜗窗或圆窗，呈圆形，被膜所封闭，此膜也称第二鼓膜，面积约2mm²，向内通耳蜗鼓阶的起始部。前庭窗后上方有面神经管凸或称面神经嵴。面神经水平部在此管内，并沿前庭窗的后上方向后抵达鼓窦入口的内侧及底部，向下转入外耳道后壁，此段称面神经垂直部或称乳突部，而后面神经出茎乳孔。在面神经管凸的后上方有外半规管凸或称外半规管嵴，乃迷路瘘管的好发部位。前庭窗的前上方为匙突，为肌咽鼓管隔的鼓室端弯曲向外所形成。鼓膜张肌的肌腱绕过匙突，呈直角向外屈曲而达锤骨柄上部的内侧（图1-1-12）。

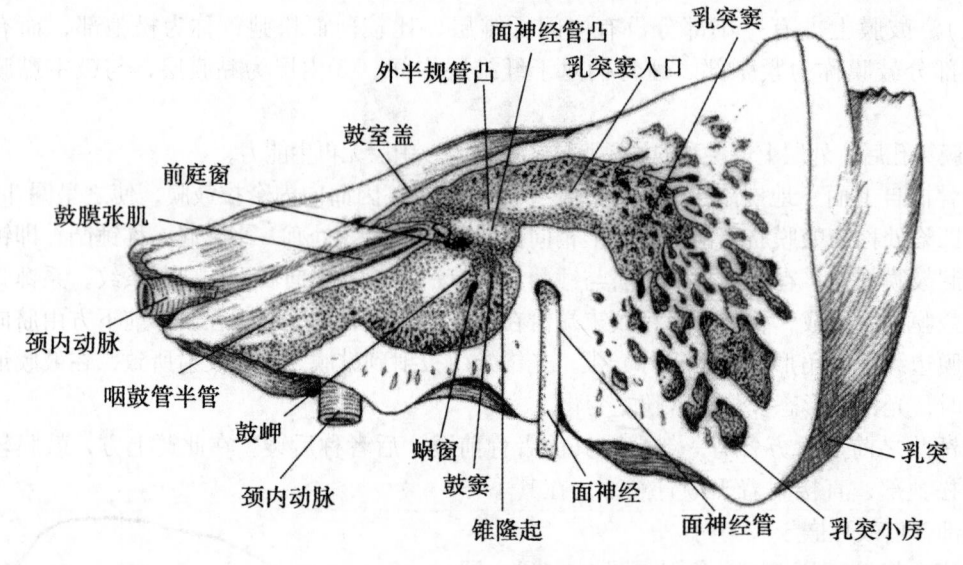

图1-1-12　鼓室内侧壁（左）

（5）鼓室后壁：即乳突壁，上宽下窄。面神经垂直部通过此壁。后壁上部有鼓窦入口（鼓窦口）。借鼓窦入口使鼓室和鼓窦以及乳突气房相通。相当于前庭窗高度的后壁上有一小锥状突起，称锥隆起，镫骨肌由此发出肌腱附着于镫骨颈的后面。后壁与外壁相交处，鼓沟后上端的内侧，有鼓索小管的鼓室口，鼓索自此管从面神经分出入鼓室。锥隆起之下，面神经垂直部骨管的内侧，有一含气房的隐窝，称鼓室窦或锥隐窝。锥隆起的后上方，砧骨窝的后下方，有一呈倒三角的隐窝，称面神经隐窝。其底边为砧骨窝，内侧边为面神经垂直部，外侧边为鼓索神经。

（6）鼓室前壁：即颈动脉壁。下部以极薄的骨板与颈内动脉相隔。上部有两个开口，下为咽鼓管半管（通称咽鼓管）的鼓室口，上为鼓膜张肌半管的开口，两个半管合称肌咽鼓管。

2. 鼓室的内容物　有听小骨、韧带、肌肉、神经和血管等。

（1）听小骨：由锤骨、砧骨和镫骨连成听骨链，使声波从鼓膜传到前庭窗（图1-1-13）。①锤骨：是听小骨中最大者，位于鼓室中部的最外侧，长8～9mm，上端膨大部为锤骨头，其后内侧关节面与砧骨体前面的鞍状关节面形成锤砧关节。头部的下方稍细部即锤骨颈，自颈向下稍向内侧延续的部分即锤骨柄。锤骨柄上部有向外侧的突起名锤骨短突。②砧骨：有体、长脚和短脚。砧骨体位于上鼓室后部，前有关节面和锤骨头相接。砧骨短脚位于鼓窦入口底部的砧骨窝内，长脚向后下伸出，末端为豆状突，与镫骨头相接。③镫骨：有头，前、后两脚及底板，前脚较短而直，后脚稍长且弯，底部为薄骨片借环状韧带封闭前庭窗（图 1-1-14）。

（2）韧带：听小骨借韧带固定于鼓室内。有锤骨上、锤骨前、锤骨外侧韧带，砧骨上、砧骨后韧带，镫骨底部环韧带（图 1-1-15）。

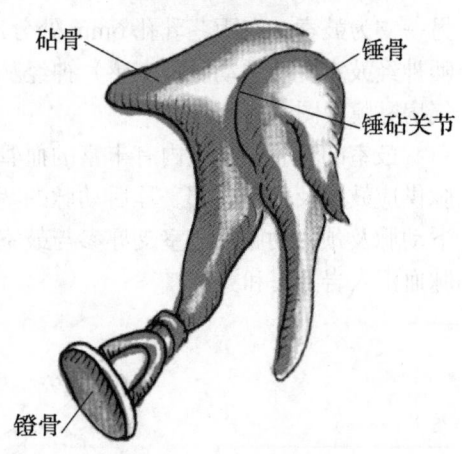

图 1-1-13　听骨链

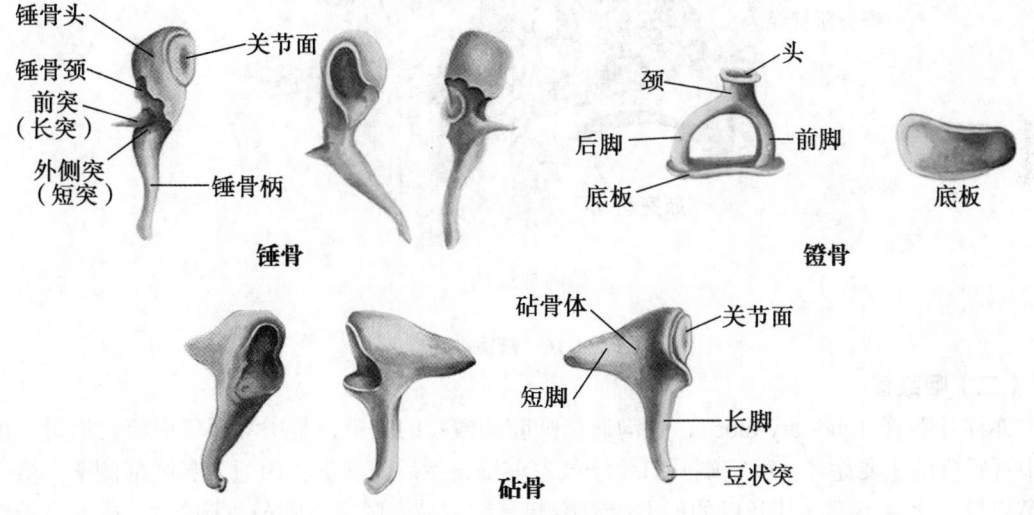

图 1-1-14　分离的听小骨

（3）肌肉：即镫骨肌与鼓膜张肌：①镫骨肌起自鼓室后壁锥隆起，向前止于镫骨颈。由面神经镫骨肌支支配它的运动，收缩时使镫骨底板的前端跷起，以降低内耳的压力。②鼓膜张肌起自咽鼓管软骨部、蝶骨大翼和鼓膜张肌管壁，向后形成肌腱，绕过匙突，止于锤骨颈。该肌由第Ⅴ颅神经的下颌支所支配，它的作用是牵锤骨柄向内，增加鼓膜张力，减小振幅，可减少内耳损伤，同时对于高频音产生共振作用。

（4）鼓室神经、血管

鼓室神经：①面神经：面神经离开脑桥下缘后，会同听神经进入内耳道，经膝状神经节向后行，达锥隆起稍后方，即转向下行出茎乳孔。该神经出茎乳孔之前分两支：一支为镫骨肌神经，支配镫骨肌；

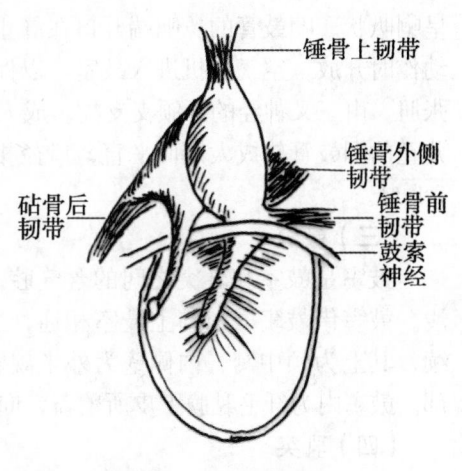

图 1-1-15　鼓室韧带

另一支为鼓索，在距茎乳孔 6mm 处分出，通过鼓室与舌神经分布于舌前 2/3，司味觉。②舌咽神经鼓室支和颈动脉（交感）神经丛的岩深支组成的鼓室丛：分布于鼓室、咽鼓管和乳突气房黏膜（图 1-1-16）。

鼓室的血管：鼓室内有丰富的血管。动脉的血供主要来自颈外动脉。上颌动脉的鼓前动脉供应鼓膜及鼓室前部。耳后动脉的茎乳支供应鼓室后份及乳突气房。此外，岩浅动脉、鼓下动脉及颈内动脉的鼓室支亦参与鼓室的血液供应，分布在鼓室黏膜、听小骨及鼓膜处。静脉血汇入岩上窦和翼丛。

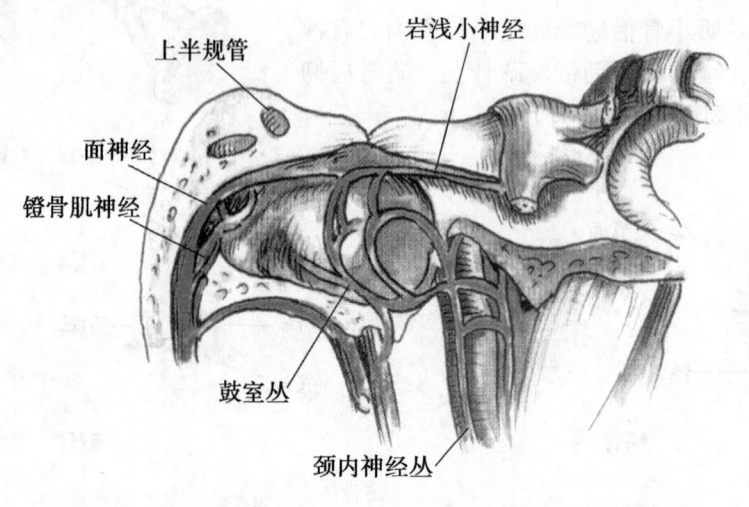

图 1-1-16　鼓室神经

（二）咽鼓管

亦称耳咽管（auditory tube），是沟通鼻咽腔和鼓室的管道，是中耳通气引流之通道，也是中耳感染的主要途径。鼓室端开口位于鼓室前壁，然后向前下、内通入鼻咽部侧壁，恰在下鼻甲后端之后下部，其开口的前上缘有隆起，称咽鼓管隆突（咽鼓管圆枕）。成人全长约35mm，内 1/3 为骨部，外 2/3 为软骨部，咽鼓管黏膜为纤毛柱状上皮，与鼻咽部及鼓室黏膜连续，纤毛的运动向鼻咽部，使鼓室内的分泌物得以排出。骨段与软骨段交界处狭窄，两端呈喇叭状。咽鼓管的鼻咽端开口在静止状态时是闭合的，当做张口、吞咽、歌唱或打呵欠等动作时开放，空气乘机进入鼓室，以保持鼓室内外的气压平衡。司咽鼓管开放的肌肉是腭帆张肌，由三叉神经的下颌支支配。成人咽鼓管的鼻咽端开口较鼓室口低 15 ～ 25mm，婴儿和儿童的咽鼓管较成人短而平直，口径相对较大，当鼻及鼻咽部感染时较成人易患中耳炎（图1-1-1）。

（三）鼓窦

鼓窦是鼓室和乳突之间的含气腔，初生儿已发育完成，但婴儿和儿童鼓窦位置较高而浅。鼓窦借鼓窦入口与上鼓室相通，后下与乳突气房相通，顶部为鼓窦盖，与鼓室盖相连续，其上为颅中窝，内侧壁为外半规管凸，位于面神经管凸的后上方，底为面神经管下降部。鼓窦内为纤毛黏膜上皮所覆盖，向前与鼓室和咽鼓管的黏膜相连续。

（四）乳突

乳突内含有许多大小不等的气房，各气房彼此相通，气房内为无纤毛的黏膜上皮所覆盖，向上向前与鼓窦、鼓室和咽鼓管的黏膜相连续。乳突的上界为与颞叶硬脑膜相隔的骨板，后界为乙状窦骨板，前界为外耳道骨部的后壁，内侧界为迷路和岩部底。发育良好的乳突，气房向前可达颧突，向上达鳞部，向后达侧窦后方，向下可进入茎突，向内可达岩尖。根据乳突发育的程度可分为四种不同的类型：气化型、板障型、硬化型和混合型（图1-1-17）。

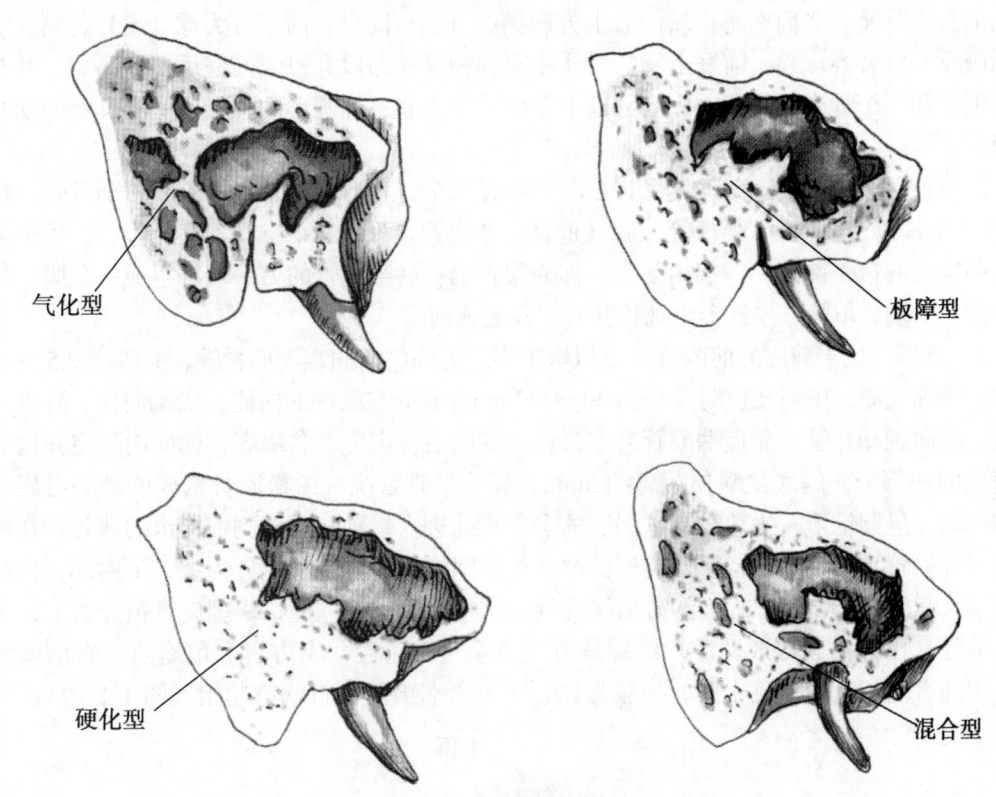

图 1-1-17　乳突气化分型

四、内耳

内耳又称迷路，外有骨壳，名骨迷路，位于颞骨岩部内。骨迷路内包含膜迷路，膜迷路内含内淋巴液，膜迷路与骨迷路之间的空隙称淋巴隙，含外淋巴液。

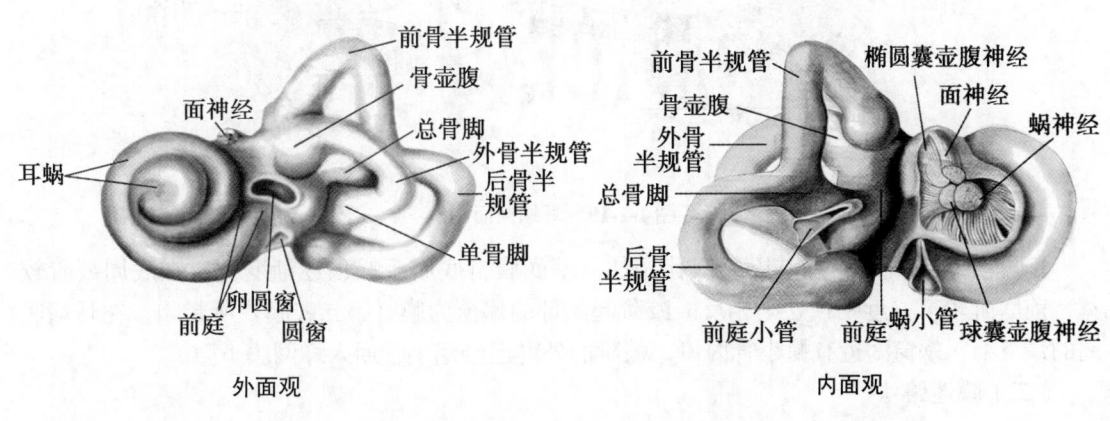

图 1-1-18　骨迷路

（一）骨迷路

由致密的骨质构成，由前向后分别是耳蜗、前庭和骨半规管（图1-1-18）。

1. 前庭　为一不规则的椭圆形空腔，约5mm×5mm×3mm大小，位于耳蜗与半规管之间，是骨迷路的中部结构。前庭内壁正对内耳道，构成内耳道底，此壁上有一自前上向后下弯曲的斜形骨嵴，名前庭嵴；嵴的后上方即椭圆（囊）隐窝，前下方为球（囊）隐窝，前者容椭圆囊，后者容球囊。前庭上壁的骨质中有面神经迷路段穿过。前庭后上壁略宽，共有五孔，借此和三个骨半规管相通；前庭前下壁较狭窄，有一椭圆形的孔，借此和耳蜗的前庭阶相通。

2. 骨半规管　位于前庭的后上方，每侧有三个，各弯曲约成2/3环形的小骨管，称外（水平）半规管、前（上）半规管、后（垂直）半规管。每侧三个半规管互相垂直。每个半规管的两端均开口于前庭。一端稍膨大，称壶腹；上、后半规管的另一端合组成一总脚，外半规管的另一端称单脚。故三个半规管共有五孔通入前庭。

3. 耳蜗　位于前庭的前内方，形似蜗牛壳，为一中空的螺旋形骨管，共盘绕2.5～2.75周，分别称底周、中周及顶周，全长30～32mm。底周在鼓岬的内侧。尖端向前、外方，名蜗顶，指向颈动脉管，靠近咽鼓管鼓室口；基底向后、内方，名蜗底，朝向内耳道并构成内耳道底的一部分。蜗底至蜗顶距离约5mm。螺旋形骨管绕一由松质骨构成的轴心盘旋，此轴称蜗轴，呈圆锥形，蜗神经穿过蜗底的多数小孔进入蜗轴。蜗轴侧壁伸出的薄骨片在蜗螺旋管（骨蜗管）中盘绕，名骨螺旋板。螺旋板将蜗螺旋管不完全地分为上、下两部；再由基底膜（膜螺旋板）自骨螺旋板的游离缘连续至蜗螺旋管的外侧壁，蜗螺旋管被分为上、下两腔。上腔又由前庭膜分成两腔。蜗螺旋管内共有三个管腔：上方者名前庭阶，自前庭窗开始；中间者名蜗管，又称中阶，属膜迷路；下方者名鼓阶，自蜗窗起始（图1-1-19）。

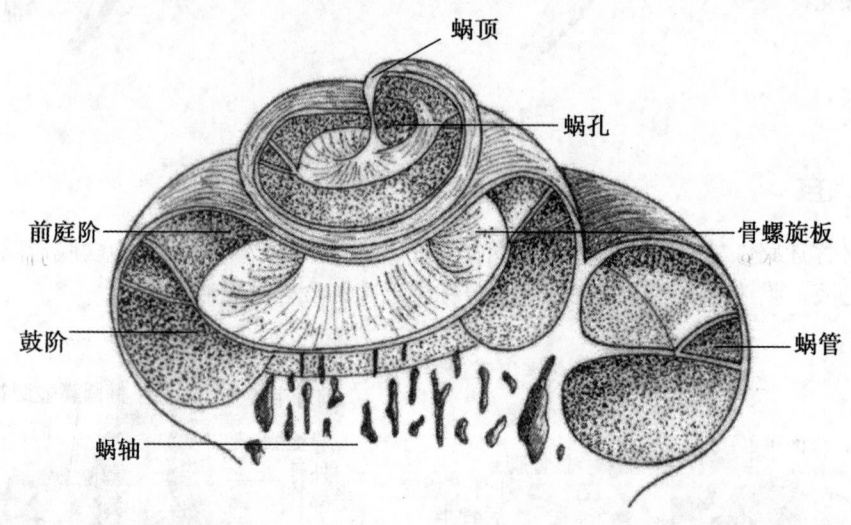

图1-1-19　耳蜗剖面图

前庭阶与鼓阶内的外淋巴经蜗孔相通。基底膜自底周至蜗顶逐渐变宽。在底周鼓阶较宽，前庭阶较窄，近蜗顶处则相反。鼓阶起始部的蜗窗为膜（第二鼓膜）所封闭。在耳蜗底周的最下部、蜗窗附近有蜗小管内口，鼓阶的外淋巴经蜗小管通入蛛网膜下隙。

（二）膜迷路

膜迷路由膜管和膜囊组成，借纤维束固定于骨迷路内，悬浮于外淋巴中。膜迷路内充满

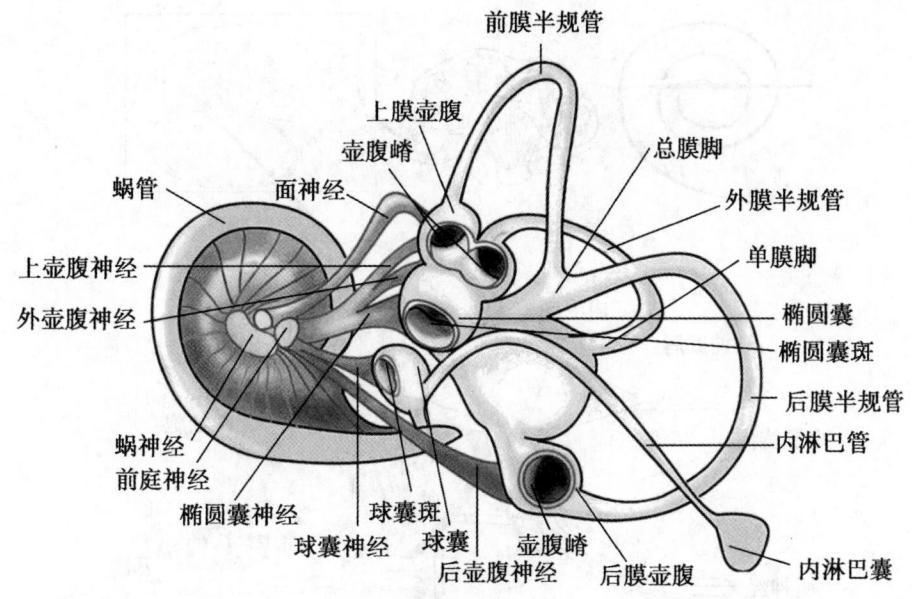

图 1-1-20　膜迷路（右）

内淋巴。可分为椭圆囊及球囊、膜半规管、膜蜗管，各部相互连通（图1-1-20）。

1. **椭圆囊**　椭圆囊占据前庭后上部分的椭圆囊隐窝。囊底的前份上皮增厚，略隆起，即椭圆囊斑（位觉斑），为前庭神经的终器，感受位（置）觉。后壁有五孔，与三个半规管相通；前壁内侧有椭圆球囊管，连接球囊与内淋巴管。内淋巴管经前庭小管止于岩部后面硬脑膜外的内淋巴囊。

2. **球囊**　球囊位于前庭前内下方的球囊隐窝中，内前壁有前庭神经的终器，名球囊斑（位觉斑）。球囊下端经连合管与蜗管相通。

3. **膜半规管**　三个膜半规管附着于相应的骨半规管的外侧壁，约占骨半规管腔隙的1/4。有三个膨大的膜壶腹、一单脚和一总脚，共借五个开口与椭圆囊相通。在每个膜壶腹内有一横行的镰状隆起名为壶腹嵴，为平衡感受器。

4. **膜蜗管**　又名中阶，内含内淋巴。膜蜗管为螺旋形的膜性盲管，两端均为盲端。蜗管经连合管与球囊相通。膜蜗管外壁的血管甚为丰富，称血管纹，由此处的血管渗出内淋巴。下壁的外侧部分为基底膜，基底膜纤维的排列好像钢琴中的琴弦，称听弦；据估计，人耳的基底膜约有24 000条听弦（纤维）；从蜗底到蜗顶听弦长度逐渐增加。基底膜的宽度各处不同，在蜗底部最窄，渐向蜗顶则渐宽，至蜗顶部为最宽。基底膜的不同部位与不同的固有频率有关。基底膜上的上皮结构复杂，形成感受声音刺激的听觉感受器，称螺旋器（科蒂器）。

内耳的终器由支柱细胞和毛细胞所构成，包括膜半规管的壶腹嵴、椭圆囊斑及球囊斑的耳石斑（即位觉斑）、膜蜗管内的螺旋器。前两者属于前庭神经末梢的终器，后者则属于蜗神经末梢的终器（图1-1-21，1-1-22）。

（1）壶腹嵴：有上、外、后三个半规管的壶腹嵴，构造相同，为膜壶腹内一横位的小帽样隆起，其基底与半规管凸侧缘一致，顶部突入壶腹腔内。此处有两种上皮细胞，即支柱细胞和毛细胞（或称毛细胞神经上皮）；后者的长纤毛常互相黏集呈束状，插入一层胶状物质内，此胶质层称终顶（顶）。毛细胞的神经纤维来自前庭神经的壶腹支。当内淋巴流动时，终顶毛细胞纤毛随液体流动倒向一侧，此时神经末梢感受的冲动则沿神经纤维传到中枢。

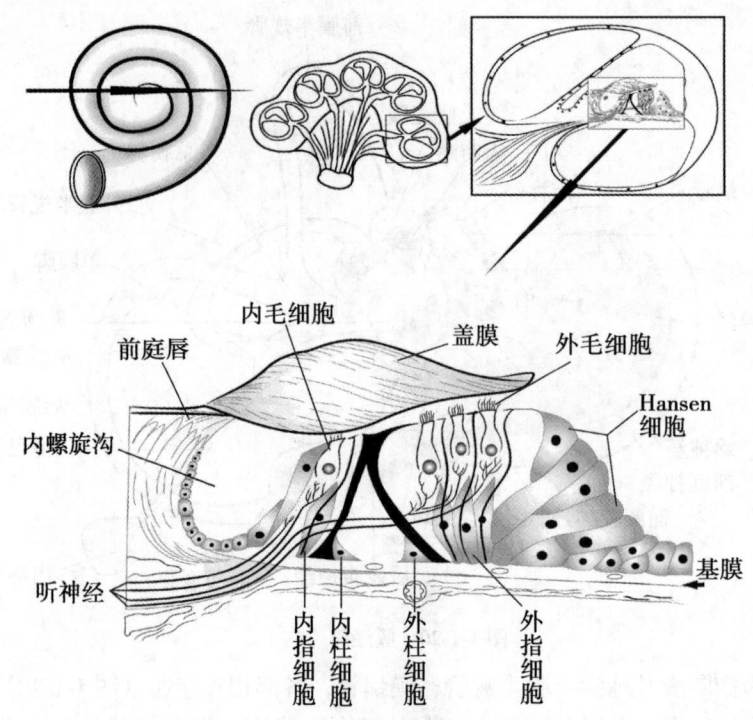

图 1-1-21　内耳螺旋器

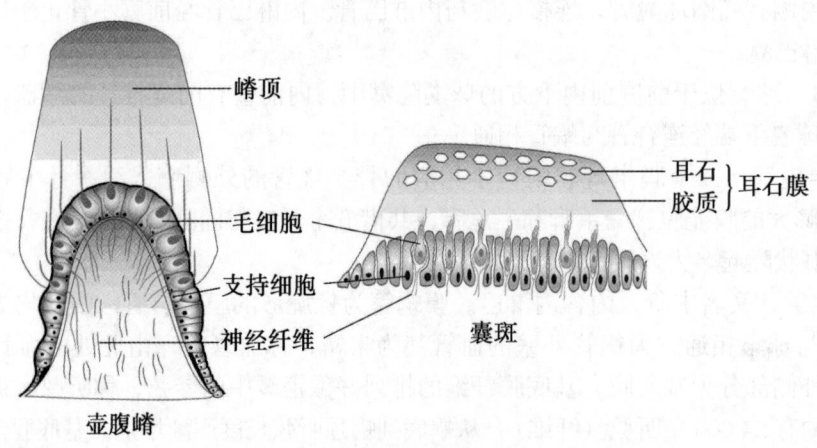

图 1-1-22　壶腹嵴结构

（2）椭圆囊斑和球囊斑：为椭圆囊神经和球囊神经的终器，也由支柱细胞和毛细胞构成，是身体平衡的感受器。毛细胞的纤毛比壶腹嵴的短，毛细胞顶覆盖一层胶状物质的膜，名耳石膜，其上散在碳酸钙、中性糖和蛋白质混合物形成的颗粒，名耳石或位觉砂。椭圆囊斑位于囊底，与颅底几乎平行，而球囊斑则位于内前壁，与椭圆囊斑近乎垂直。

（3）螺旋器（spiral organ，科蒂器）：位于蜗管的基底膜上，是耳蜗神经的终器。螺旋器由毛细胞、支柱细胞和盖膜构成，是听觉感受器。

1）毛细胞：内毛细胞位于内柱细胞的内侧，为单行，约有 3500 个，其内即为内指细胞。外毛细胞较内毛细胞约大一倍，位于外柱细胞的外侧，约有 12 000 个，在耳蜗底周排列为 3 行，在中周为 4 行，在顶周为 5 行。毛细胞基底部有传入和传出神经末梢分布。

2）支柱细胞：①内柱细胞（科蒂内柱）和外柱细胞（科蒂外柱）：形成三角形隧道间隙（科蒂器隧道），有蜗神经纤维在其内通过。② Deiter 细胞（外指细胞）：细胞形体较大，基底部附于基底膜上，顶端有似杵状的指突，在外柱细胞的外侧，位于外毛细胞行列中。③内指细胞：有一行，位于内柱细胞的内侧。

3）盖膜：是具有弹性的膜，漂浮于内淋巴内，覆盖内螺旋沟及螺旋器。

5．内、外淋巴循环

（1）内淋巴：血管纹、囊斑和壶腹嵴处的分泌细胞产生内淋巴，依次到球囊、椭圆囊、内淋巴管、内淋巴囊吸收。

（2）外淋巴：经膜半规管、前庭、前庭阶、蜗孔、鼓阶、蜗小管内口、蜗小管、蜗小管外口、蛛网膜下隙汇入脑脊液。

（三）内耳的血管及神经

1．内耳血管　内耳供血主要由来自颈内动脉的迷路动脉或称内听动脉供应。随第Ⅶ、Ⅷ脑神经进入内耳道后又分成三支，名前庭动脉、前庭耳蜗动脉及耳蜗动脉（迷路动脉蜗支）。前庭动脉供应椭圆囊、球囊、前半规管及外半规管的一部分和前庭神经。前庭耳蜗动脉供应后半规管、前半规管及外半规管的一部分，椭圆囊及球囊的大部分和耳蜗的底周。耳蜗动脉分成若干小支，穿过蜗轴形成小动脉网，供应骨螺旋板基底膜及血管纹各处。由于内耳动脉支皆为终末支，动脉之间无侧支循环，因此某一支动脉发生阻塞时，不能由其他动脉的血液给予补偿，可影响内耳的血液循环（图 1-1-23）。

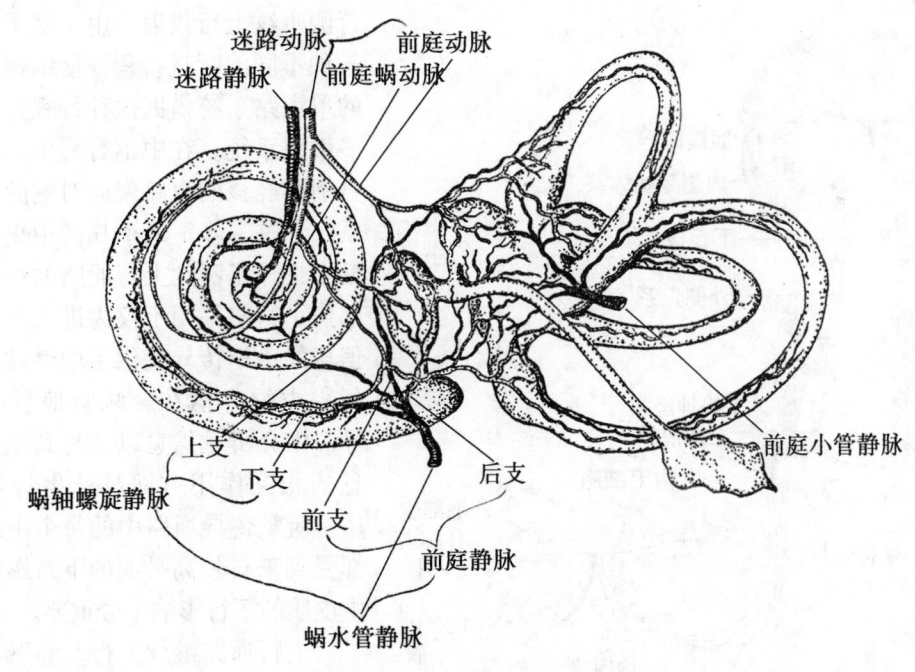

图 1-1-23　内耳血液循环示意图

2．内耳神经　即位听神经，为感觉性神经，包括蜗神经及前庭神经两部分。在内耳道内二者为一束，经内耳门入颅后窝，到达延髓和脑桥下缘处时，蜗神经与前庭神经又重新分开进入脑干，并有各自的神经核及其中枢联系。

五、听觉器官的神经解剖

听觉器官的神经系统与其他各器官的神经支配一样可分为周围部分和中枢部分。周围部分包括耳蜗终器（螺旋器）、螺旋神经节、蜗神经和橄榄耳蜗束。中枢部分包括位于脑干、间脑、大脑听觉传导路中的重要神经核团，以及听觉中枢的上、下行纤维束。

（一）耳蜗传入纤维

传入纤维位于耳蜗的蜗轴蜗神经节（螺旋神经节），由双极细胞组成。螺旋神经节中双极细胞的周围突（树突）呈放射状行入骨螺旋板，再到达螺旋器的毛细胞接受听觉冲动的刺激。螺旋神经节双极细胞的中枢突（轴突）组成蜗神经。这些轴突按明确的耳蜗定位方式组织起来，纤维根据它们在蜗内的起始位置，有规律地排列，形成一圆柱体，来自蜗顶的纤维居蜗神经中心，来自蜗底的纤维居耳蜗神经外周。蜗神经纤维与前庭神经纤维一样，同属特殊躯体传入纤维。

蜗神经分布至螺旋器内、外毛细胞的纤维数与毛细胞的比例数有较大的差别。蜗神经的大部分传入纤维与数量很少的内毛细胞（3500 个）联系，只有一少部分传入纤维与数量很多的外毛细胞（15 000 个）联系。

（二）听觉中枢上行传导路

在听觉信息上行传导中，要经过第一级神经元的螺旋神经节细胞，第二级神经元的蜗神经核、上橄榄核，第三级神经元的下丘，第四级神经元的内侧膝状体等核团。听觉二级神经纤维来自脑干的蜗神经核，经上橄榄核、斜方体加入腹侧听纹上行；有些纤维经中间听纹或背侧听纹上行投射。由于脑干内形成三种不同的听觉行程，使蜗神经原有的单束路系统借助这种行程方式变为多束路系统。在中枢行程中，一些起自蜗神经核的束路聚向对侧的外侧丘系，并进一步汇入下丘的中央核。下丘中央核是听觉上行通路的一个关键部位。这些核团不仅为进入意识听觉信息的中枢传导提供了中继站，而且每一中继中枢在影响听信息中枢传导、中介听觉信息以及与其他类别信息的相互作用方面都产生特殊的作用。听觉传导通路中的每个中继站也都受到来自较高平面的下行影响，其中皮质的下行影响十分重要。

上行通路继续上行，经下丘臂达丘脑内侧膝状体核。听觉冲动由此再经听辐射传至其终点——颞叶的皮质（图 1-1-24）。

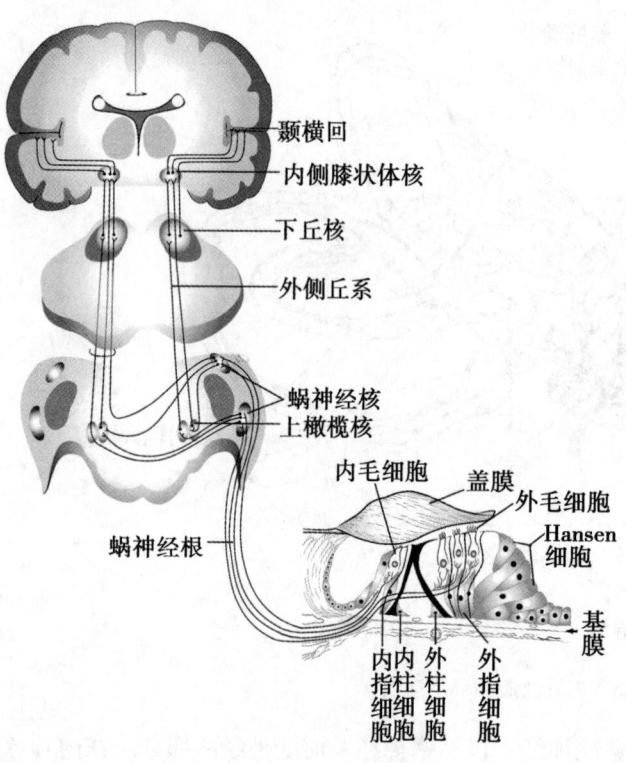

颞横回
内侧膝状体核
下丘核
外侧丘系
蜗神经核
上橄榄核
内毛细胞　盖膜　外毛细胞
Hansen 细胞
蜗神经根
内柱细胞　内指细胞　外柱细胞　外指细胞
基膜

图 1-1-24　听传导路

六、前庭系统神经解剖

在形成头、眼及躯干平衡协调中，姿势维持的基础是来自视网膜、肌肉、关节、体表及内耳迷路的神经冲动。前庭神经传导来自内耳迷路的冲动，通过前庭神经的中枢联系，可引起一系列必要的姿势调整，以维持平衡。因此，前庭神经及其中枢联系是本体感觉系的基本部分。

前庭神经系统的第一级神经元位于前庭神经节内，其周围突终止于椭圆囊斑和球囊斑以及半规管壶腹嵴内的毛细胞周围。囊斑的冲动主要由直线运动或头部位置改变引起，来自半规管的冲动主要由旋转加速度或角加速度所产生。

第二级神经元位于脑干延髓的前庭神经复合核及小脑的某些核团，前庭神经节细胞的中枢突止于此。第二级神经纤维在内侧纵束和前庭网状束内沿脑干升降到达各眼外肌运动神经核团和其他内脏运动神经核团，是前庭眼反射、前庭内脏反射的组成部分。前庭脊髓内侧束和外侧束则降入脊髓，可完成前庭脊髓反射功能。有的二级纤维进入小脑，是前庭小脑反射的组成部分。另外一些二级纤维到达丘脑和某些脑神经运动核，特别是舌咽神经、迷走神经的核团。前庭的皮质中枢位于颞叶，此外顶叶也有前庭的代表区。

通过内侧纵束和前庭网状束，前庭冲动参与头眼协调运动；通过前庭脊髓束和网状脊髓束，脊髓运动神经元活动可被易化或抑制，以协调头颈躯干动作（图1-1-25）。

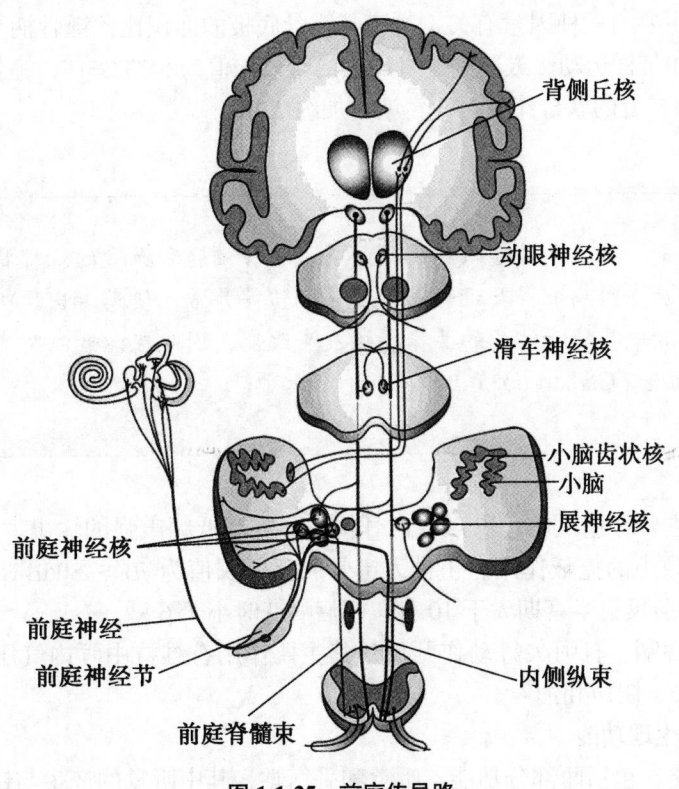

图 1-1-25　前庭传导路

（刘　莎）

第二节　耳的生理

耳具有两方面的能力：一为听的感觉，一为前庭平衡感觉。下面从听觉生理功能和前庭生理功能的特点分别描述。

一、听觉生理

听觉具有两个层面的含义：其一是感知声音，其二是理解声音。听觉过程可以被简单地描述为：声波通过空气沿外耳道传到鼓膜，经听小骨传至内耳，耳蜗将声音的振动信号转换成生物电信号并对声音进行初步分析综合，这种电活动沿听神经上传到各级听觉中枢直至听觉皮层而被认知和理解。人耳可感知的声音频率范围是 20 ～ 20 000Hz，感受的强度范围是 0 ～ 120dB。

（一）外耳与中耳的功能

外耳与中耳的功能主要表现为集声、传声和扩声。

耳廓有助于声音的定位，而且耳廓、外耳道和鼓膜组成复合声学共振腔，外耳集音可增加 5 ～ 10dB，外耳道共振可增加 10 ～ 20dB。

中耳作用主要包括：阻抗匹配作用、共振作用和镫骨肌反射与耳咽管气压平衡功能。其中阻抗匹配作用主要与三种因素有关：鼓膜与镫骨底板的面积比、锤骨柄与砧骨长突的长度比和锥状鼓膜的扣带样运动。鼓膜和镫骨底板的有效比值为 55/3.2=17，锤骨柄与砧骨长突的长度比为 1.3：1，二者的联合作用可使声波增加约 27dB。

> **知识链接**
>
> 　　耳硬化症是一种由于骨迷路致密板层骨被富含细胞和血管的海绵状新骨局灶性代替所导致的疾病，因病灶累及镫骨而导致声音传导异常，使患者出现听力下降等临床症状。由于患者中耳传音结构的共振特性发生改变，因此在纯音测听的骨导曲线中会出现 Carhart 切迹（Carhart notch）现象。

中耳肌肉的主要作用是防止噪声性内耳损伤，限制低频声强的输出，改变中耳的频响，减小低频声对高频声的掩蔽作用。正常人镫骨肌反射阈值为 70 ～ 80dB SL，同侧比对侧低 5dB，正常人镫骨肌反射半衰期大于 10 秒，蜗后病变时小于 6 秒。

咽鼓管可随吞咽、打呵欠等动作开放，其主要作用有维持中耳内气压与外界大气压平衡，防止逆行感染，阻声和消声。

（二）内耳的生理功能

内耳又称迷路，包括两部分功能：听觉和平衡觉。其中听觉的产生与镫骨振动后引起基底膜位移有关。基底膜的位移波由蜗底向顶部运行，据此 Bekesy 于 1960 年提出行波学说，该学说是关于耳蜗被动机制的经典理论。耳蜗将传入内耳的声音信号转换成生物电信号，并对声音频率、强度进行适时的初步分析综合。然而在生理状态下，耳蜗具有更敏锐的调谐作用，这就是近代被证明的耳蜗主动机制学说。主动机制易受耳蜗生理状态的影响，基底膜以及毛细胞的损伤均会影响基底膜的调谐作用。

（三）听神经与听觉中枢

1. 听神经与蜗神经核的功能　听神经具有一定速率的自发性放电活动。自发性活动高的纤维，兴奋性高、阈值低；自发性活动低的纤维，兴奋性低、阈值高。每一听神经纤维均具有相对应的特征频率，其中70%的纤维为自发性活动高的低阈值纤维。

耳蜗前腹核的反应特性与听神经纤维特性非常相似，背核则具有复杂的反应特性，能对复杂信号进行分析。后腹核的反应特性介于两者之间。

2. 上橄榄核的功能　上橄榄核复合体接受双耳来的信号，与声音的定位感觉有关。由此发出的纤维经外侧丘系主要上行到下丘。

3. 下丘与内侧膝状体的功能　下丘的作用是将来自于上橄榄核复合体的空间编码信息与来自于蜗神经背核的复杂感觉分析结果相结合。下丘将特异性听觉系统和非特异性听觉系统分离传导，经内侧膝状体到听皮层。下丘还在许多听觉相关的反射中起重要作用。

内侧膝状体是重要的特异性听觉传导中继站，它接受下丘的输入纤维向大脑皮层投射。腹侧区是特异性听觉接续站，背侧区和内侧区属于非特异性听觉系统。

4. 听觉皮层的功能　听觉皮层内有多种类型的反应，只有一定数量的细胞对声刺激反应。其中许多神经元对耳间声音的相位和强度差极其敏感，此外还有多种对不同声音信号特征敏感的神经元。

（四）听觉传出通路

目前研究比较深入的听觉传出系统是起源于上橄榄核复合体至耳蜗部分的传出神经纤维。刺激橄榄耳蜗束可降低持续性背景噪声的掩蔽作用，提高噪声环境下的听力；给予对侧耳声刺激可使作用于同侧耳的高强度纯音引起的听力损伤减轻，起到听力保护作用。

二、前庭生理

前庭是感知头位和头位变化的器官，当头部和身体运动产生的加速度刺激到前庭感受器时，就可引起眼球、颈肌和四肢的肌反射运动来维持身体平衡。平衡就是使身体在空间保持适宜位置，这一切都依靠前庭、视觉和本体感觉三个系统的协调和配合，因此也称为平衡三联，其中尤以前庭系统最为重要，其在维持身体平衡中起着先导作用。

（一）前庭系统的生理功能

前庭感受器包括球囊和椭圆囊的囊斑结构以及三个半规管的壶腹嵴。球囊和椭圆囊斑感受直线加速度，壶腹嵴接受角加速度的刺激。此外前庭系统还具有进行信号综合加工功能，近似意识感受和记忆的作用，调节身体姿势和眼的位置以及管理身体较细致运动的功能。前庭系统特有的保持身体姿势和眼球位置平衡的能力，使其能够保持运动中视觉的清晰，这种前庭调节作用有助于在头部运动过程中保持前景清晰。

（二）前庭中枢联系及其反射作用

前庭核群在第四脑室的底部，是前庭与各有关神经中枢联系的中继站，通过这些联系，使来自前庭感受器的冲动与眼肌核团、脊髓前脚细胞、自主神经核团、小脑和网状结构等处的神经核团联系，进而形成一系列比较复杂的反射。

1. 前庭与眼外肌运动核及锥体外系统间的联系　前庭核发出的神经纤维依次与同侧和对侧的展神经核、滑车神经核和动眼神经核发生联系，部分神经纤维继续上行，终止于中介核和后连合核，此部分核团与眼球的联合运动有关。当头部摇动时，眼球的反方向转动可能与此联系有关。

> **知识链接**
>
> 　　前庭核与眼外肌运动核的联系所形成的反射弧，称前庭眼反射。根据这个特点，前庭功能检查常以眼震为主要观察指标。眼震是一种不为受检者随意支配、反复来回的眼球运动，是前庭功能检查中一项最客观的体征。由于眼病和前庭系统病变均可引起眼震，因此在实际工作中要注意鉴别和区分。

　　2. 前庭与脊髓间联系　前庭核发出的纤维与脊髓前脚细胞联系，控制颈肌和四肢肌的肌肉运动。前庭姿势反射是指囊斑受加速度刺激后引起颈部及四肢肌张力的改变，从而调整身体的姿势。囊斑信号所引起的姿势反射主要是保护性的，维持身体平衡，使其不跌倒。

> **知识链接**
>
> 　　前庭核发出的纤维与脊髓前脚细胞联系所形成的反射弧，称前庭脊髓反射。前庭系统通过姿势反射调整人体平衡，因此前庭系统病变将使姿势与步态受影响。检查平衡功能的方法很多，包括静态平衡和动态平衡检查。

　　3. 前庭与自主神经系统间的联系　前庭内侧核发出的纤维进入同侧和对侧的网状结构，并与迷走神经的运动背核、分泌核等有关纤维联系，两核交界处彼此的细胞互相交错，相互作用密切。当前庭感受器受刺激时，通过上述联系可引起自主神经系统反应，反之自主神经受刺激时也可引起前庭系统的症状，这种现象在临床上相当常见。

　　4. 前庭与小脑和大脑间的相互作用　前庭与小脑、大脑间也存在非常密切的联系。所有脊椎动物都有初级和二级前庭神经纤维分布到绒球小结叶、蚓垂和小脑深部的核，古小脑与前庭系统关系密切，但未能从解剖学上证实与大脑间的神经通路，在这方面还有不少神经机制有待进一步探讨。

（三）前庭传出系统

　　前庭感受器受刺激后，前庭神经节的向心纤维把冲动传入前庭诸核及小脑等神经中枢，这些中枢也有传出纤维又把中枢的信息传给前庭感受器，形成前庭的反馈系统，此为交叉的负反馈，其生理意义在于使传入信号更有效。前庭传出系统主要起抑制末梢感受器的作用，调整传入信号，对机体起到保护作用。

（刘　博）

第三节 耳的临床检查

一、外耳及鼓膜检查

1. **耳廓检查** 首先保证在充足光源下检查并保持患者头部不能移动，儿童需要被成人抱在怀里，使他们保持安静并防止其乱动。首先观察耳廓是否对称，是否有畸形、缺如、触痛、隆起、红肿、外伤和分泌物，耳周是否有瘘口、瘢痕或其他疾病。

2. **外耳道检查** 根据耳道的解剖特点，在检查外耳道时应将耳廓轻轻牵拉使耳道变直。检查成人时宜将耳廓向后上牵拉，检查儿童时将耳廓向后下牵拉。外耳道检查可使用额镜加耳窥器或直接用电耳镜观察，主要观察耳道皮肤是否红肿，耳道内是否有耵聍栓塞、异物、肿胀、分泌物或其他疾病等。如有分泌物或堵塞，应予清理。

电耳镜是一种特殊检查工具，有各种型号的窥视器，检查时窥视器的头部由外耳道伸入一定距离以便观察，但不宜过深，避免弄疼患者或擦伤外耳道皮肤导致出血。此外，通常先检查健耳，以免交叉感染。

3. **鼓膜的检查** 鼓膜是分隔外耳道和中耳的一层薄膜，正常鼓膜是表面光滑、可活动的、具有一定光泽且无穿孔的膜性结构。观察鼓膜时要注意鼓膜的位置、颜色、透明度、活动度以及完整性等；注意观察鼓膜是否红肿、内陷，鼓室内是否有液平面和气泡；特别要注意鼓膜有无穿孔，要注意穿孔的位置、形态和大小，鼓膜表面是否有分泌物以及分泌物的特性，是否为干穿孔等。通过穿孔还可以观察鼓室内黏膜是否充血、水肿，有无肉芽、胆脂瘤皮等。通常中耳问题大多可通过鼓膜的外观识别，每种中耳问题都具有特别的鼓膜外观表象，不同疾病的鼓膜特征详见中耳疾病各节。

二、咽鼓管功能检查

咽鼓管功能多与中耳疾病的发生与转归有关，因此咽鼓管功能检查是耳科基本检查之一，但由于检查方法繁多，本节仅介绍临床常用的三种简单易行的方法。

1. **咽鼓管吹张法**

（1）吞咽法：这是最简单的一种方法，只需受试者做闭口吞咽动作或捏鼻闭口鼓气动作，同时观察鼓膜向外突出的活动情况，即可发现咽鼓管是否通畅。

（2）波氏球法：嘱受试者含一口水，将波氏球塞在被检查者前鼻孔，同时将对侧鼻孔捏紧，嘱其快速将水咽下同时检查者捏紧皮球，如咽鼓管功能正常，则被检查者可感觉向耳部方向明显的气流压力，否则可能异常。

（3）导管法：检查者左手将咽鼓管导管沿鼻腔缓缓插入被检查者鼻咽部咽鼓管咽口处，固定后右手捏紧皮球吹张数次，根据鼓气后反应判断咽鼓管是否通畅。做此检查时动作应轻柔，鼓气压力要适度，注意在急性呼吸道感染、鼻出血或怀疑局部肿瘤时禁做此项检查。

2. **鼓室滴药法** 此法用于鼓膜穿孔者，通过检查不仅可评估咽鼓管功能，还可了解排出液体情况，也可兼作治疗之用。受试者侧卧或取坐位将头侧平放于台面之上，检查者将药液滴入待检查侧外耳道，如果在咽部感觉到或观察到则说明咽鼓管通畅，如能配合压力表使用效果更好，此法常用于中耳手术前的咽鼓管功能检查。

3. **鼓室压力检查法** 此法可用于完整鼓膜或有鼓膜穿孔者。鼓膜完整时，利用声导抗设备的压力系统检查咽鼓管平衡时的正负压力变化，声顺图显示出异常负压则说明咽鼓管功能不良。鼓膜穿孔时，可将药液滴入再用压力表加压后观察数值变化的范围，如果药液不能流向咽部而且耳道气压增加，则说明咽鼓管堵塞不畅。

三、听功能检查

可用于听功能检查的方法很多，常用的简易听力检查法包括语声检查法、秒表检查法及音叉检查法，限于篇幅本文不作介绍。临床听功能检查主要可分为主观听力检查和客观听力检查两大类。对有听力损失者应进一步确定听力损失的部位、程度及性质。

（一）主观听力检查

根据受试者主观反应测试听力的方法称为主观听力检查，包括骨、气导纯音测听，小儿行为测听及言语测听。

1. 纯音听阈测试　纯音是一种单一频率成分的声音；听阈是指在规定条件下，在特定给声条件测试中能察觉一半以上次数最小声压级的声音。它反映了受试者在安静环境下，通过耳机及骨导振子给声，能听到的各个频率最小声音的听力级。纯音听阈可记录在听力表上制成听力图。横轴表示频率，纵轴表示听力损失的分贝（dB）数。骨导与气导之间差异大于10dB且骨导在正常范围为传导性听力损失。气导与骨导一致（或差异小于等于10dB）且都在正常范围之外为感音神经性听力损失。骨导与气导之间差异大于10dB但骨导在正常范围之外为混合性听力损失。

在纯音测试时有时需要掩蔽，其目的是去除非测试耳参与而得到真实的阈值。掩蔽时机应根据测试耳的给声强度与耳间衰减的差值是否大于非测试耳的骨导阈值而定。通常采用Hood平台法，注意在测试时要避免掩蔽噪声强度太小（不能达到掩蔽的目的）和掩蔽噪声太大（传至测试耳产生过度掩蔽）。

2. 小儿行为测听　正常婴儿在出生后就可对比较大的声音出现行为反应，因此可利用不同年龄的发育特点，设计相应的听觉行为测试方法。主要包括行为观察测听（BOA）或应用强化训练引出的测试——视觉强化测听（VRA）和游戏测听（PA）。

（1）行为观察测听（BOA）：BOA是用一经过频率鉴定的发声玩具给声，观察孩子对声音反应的同时用声级计记录刺激声强度。观察内容包括：惊跳反应、吸吮动作变化、眨眼、皱眉、活动减少或增加、眼睛睁大、寻找或定位声源等。

（2）视觉强化测听（VRA）：VRA适用于6个月到两岁半（以一岁半到两岁半为佳）的儿童，该测试的关键是要先建立声音与灯光间的条件化反应。刺激音多选择孩子感兴趣的啭音或言语声，应当注意在声场中进行VRA测试只能获得较好耳的听力水平，使用耳机则可获得每只裸耳的听力情况。当测试给出声刺激时，孩子听到声音转向玩具后，立即用发光玩具给出奖励。

（3）游戏测听（PA）：此法适用于两岁半以上儿童，首先建立条件化反应，然后利用听力计给声再评估儿童的听力。测试开始前，要根据小儿的言语发展情况，用简单、明了的话告诉孩子一会儿要做的事，游戏方法可依条件选择，给小儿演示如何做游戏时不用说太多的话，丰富的面部表情、肢体语言、清楚的演示对于小儿来说都比说话更容易理解。

3. 言语测听　由于纯音听力图仅表示听力障碍程度和范围，不能反映被测者的日常听力，因此言语测听是了解听功能的一种实用方法。常用的言语测听内容包括：言语识别阈（SRT）、言语察觉阈（SDT或SAT）、言语最舒适级（MCL）、不适阈（UCL）以及言语辨别测试和噪声中言语辨别测试。感音神经性听力损失临床表现的重要特征之一就是在噪声中言语辨别能力差。

（二）客观听力检查

客观听力检查是指受试者不需表示听觉反应的听力学检测方法。最常用的临床测试项目包括声导抗、听觉脑干诱发电位、耳声发射和多频稳态诱发电位等。

1. 声导抗　基本测试包括鼓室声顺图和声反射，是中耳功能的检查方法。

（1）鼓室声顺图：静态声顺检查是当外耳道压力从 +200 daPa 逐渐改变到 –200 daPa 时，用 226 Hz 探测音通过对鼓膜外侧声能传递过程变化的测量，了解中耳功能状态。当鼓膜两侧压力相等时，中耳的声顺最大，出现峰值。根据有无峰值及峰值出现时外耳道的压力，可将鼓室声顺图分为 A、B、C 三种类型。A 型声顺图峰值多出现在 0 daPa（–100 daPa ～ +100 daPa 间），幅度为 0.3 ～ 1.6cc。根据峰值的大小有 A_s 和 A_d 两个亚型：A_s 型峰值幅度 < 0.3cc，见于耳硬化、听骨固定和鼓膜明显增厚者；A_d 型峰值幅度 > 1.6cc，见于听骨链中断、鼓膜萎缩、愈合性穿孔以及咽鼓管异常开放者。B 型鼓室声顺图平缓，峰值幅度 < 0.3cc，多见于鼓室积液。C 型鼓室声顺图形态正常，但偏负压，幅度在正常范围，多见于咽鼓管功能障碍。

（2）声反射：高强度声音刺激会引起镫骨肌收缩，镫骨足板离开前庭窗的现象称声反射。声反射阈是能引起声反射的最小声音强度，以 dB HL 表示。正常耳的声反射阈为 70 ～ 95 dB HL。声反射检查可应用于听力损失的定位诊断、听敏度预估、伪聋鉴别、面神经功能测试等。

2. 听性脑干反应　听性脑干反应（auditory brainstem response，ABR）为声刺激后 10 ～ 15 毫秒内出现的短潜伏期反应。此种诱发反应的五个波峰基本对应于从听神经到下丘脑的听觉通路。临床观测指标包括：波幅、各波的潜伏期及波间期的差值（Ⅰ～Ⅴ、Ⅰ～Ⅲ、Ⅲ～Ⅴ），两耳Ⅰ～Ⅴ波间期的比较和两耳Ⅴ波潜伏期差值。ABR 主要用于新生儿及婴幼儿的听力筛查、不合作儿童与成人的客观听觉评定、器质性与功能性耳聋的鉴别诊断、蜗后病变的鉴别诊断、术中监测等研究领域。

3. 耳声发射　耳声发射是一种客观的听觉反应。它是产生于耳蜗，经听骨链及鼓膜传导，释放入外耳道的音频能量。目前认为耳声发射源于耳蜗外毛细胞，是耳蜗主动机制的表现，依据是否有外界刺激诱发以及由何种刺激诱发，耳声发射可分为自发性耳声发射（spontaneous otoacoustic emission，SOAE）和诱发性耳声发射（evoked otoacoustic emission，EOAE）。在诱发性耳声发射中最常用的是瞬态声诱发性耳声发射（transient EOAE，TEOAE）和畸变产物耳声发射（distortion products OAE，DPOAE）。耳声发射主要应用在：新生儿听力筛查、感音神经性聋的客观评估、动态听力学监测、定位诊断与鉴别诊断以及听觉传出神经系统功能检测等。由于耳声发射对听力损失的定量性较差，因此要结合其他听力学测试结果综合分析。

4. 多频稳态听觉诱发电位

多频稳态听觉诱发电位是一种中潜伏期反应，其记录的先决条件是：首先对刺激声进行调制，利用调制后的声音诱发听觉中枢神经系统产生诱发电位。SSEP 的频率特性较好，与重度、极重度听力损伤的相关性更明显，结果判定相对客观。因此，SSEP 可补充 ABR 与 40Hz 听觉相关电位（AERP）的不足，尤其对希望选配助听器者或人工耳蜗术前的听力评估更为重要。

四、前庭功能检查

前庭功能检查主要通过自发性或诱发体征观察，检查内容包括自发性眼震、凝视性眼震、跟踪性眼震、视动性眼震、位置性眼震、温度试验以及平衡能力检查。

（一）眼震检查

眼震（nystagmus）是一种不为受检者随意支配、反复来回的眼球运动。眼震是前庭功能检查中一项最客观的体征，眼病和前庭系统病变均可引起眼震。常用的眼震观察法包括裸眼观察法、Frenzel 眼镜检查法、眼震电图检查法或视频眼动检查法。

1. 自发性眼震（spontaneous nystagmus）的检查　裸眼观察自发性眼震，宜在光照充足条件下进行。从受检者两眼原位前视检查者手指开始，依次向左、向右、向上和向下检查，注意避免端位性眼震的出现。自发性眼震既可由周边性病变引起，也可由中枢性病变引起。

2. 位置性眼震和变位性眼震　当受检者头部处于某种位置时出现的眼震称位置性眼震。依次进行仰卧位、头右转 45°和头左转 45°、仰卧垂头位检查。每做完一侧扭转，嘱受检者头位回复正中，再向另一侧扭转检查。每次变换位置时要缓慢进行，每个位置的观察时间不少于 30 秒。

在头位迅速改变过程中或其后短时间内出现的眼震称变位性眼震。受检者端坐于检查台上，检查者手扶其头快速使其从端坐位转向仰卧位，检查眼震。顺次分别为头向右转 45°、头向左转 45°以及头仰过伸位。要注意鉴别眼震是否具有疲劳性。

（二）温度试验及其临床意义

温度试验是一种利用冷热水或冷热气刺激半规管使内淋巴液流动，进而使前庭神经细胞兴奋或抑制的检查。临床上多用双侧双温试验作为常规的前庭功能检查法。

1. 交替性冷热水试验检查　受检者取头前倾 30°平卧位，水温 30℃和 44℃（或气温 24℃和 50℃），灌水程序为右冷、左冷、右热、左热。眼震高峰期内的频率次数与最大慢相角速能反映内耳终器的兴奋情况，以有无管麻痹（canal paresis，CP）和眼震优势偏向（directional preponderance，DP）判定。下列公式以眼震电图、水刺激温度为例。

$$管麻痹（CP）= \frac{（右30℃ + 右44℃）- （左30℃ + 左44℃）}{右30℃ + 右44℃ + 左30℃ + 左44℃} \times 100\%（小于 \pm 20\%）$$

$$优势偏向（DP）= \frac{（右44℃ + 左30℃）- （右30℃ + 左44℃）}{右30℃ + 右44℃ + 左30℃ + 左44℃} \times 100\%（小于 \pm 30\%）$$

2. 固视抑制试验　当眼震达高峰时，嘱受试者注视光靶，分析对眼震幅度的影响。正常者或前庭周围病变者均可出现明显抑制；若注视后眼震增强，则多见于中枢性疾病。

（三）平衡检查

前庭系统的主要功能是保持躯体肌肉张力，达到人体平衡，因此前庭系统病变将使姿势与步态受影响。检查平衡功能的方法很多，包括静态平衡和动态平衡检查。

1. 姿势检查

（1）闭目直立检查法（昂白征）：观察受试者在直立、两脚并拢、睁眼和闭眼时有无身体倾倒现象。正常人可站立 60 秒不倒，有迷路或小脑病变者可有倾倒现象。

（2）加强闭目直立检查法（曼氏征）：受试者直立，两脚在一条直线上前后相抵，双手臂前平举。观察睁眼和闭眼时有无身体倾倒现象。正常人可站立 30 秒不倒，有迷路或小脑病变者可有倾倒现象。

2. 步态评估 行走试验是最简单的动态平衡检查方法。受试者闭目向正前方走 5 步再后退 5 步，重复往返。正常者能稳步完成试验，而有前庭系统病变者多出现方向偏差，表明两侧前庭功能具有显著差异。

3. 平衡仪检查 将人体摇动轨迹通过电子装置描计成图即称姿势图，包括静态或动态检查。受检者双足站立，直立于仪器平台上，在睁眼 - 闭眼、平台移动 - 不移动、外景固定 - 不固定六种条件下分别测试平衡能力 60 秒，每次测试间隔 1 ~ 2 分钟。根据人体重心移动记录分析。

（四）旋转试验

旋转试验是使半规管感受角速度刺激，属于生理性刺激，但不能对单侧迷路进行评估。常用刺激方法有角加速度旋转试验和正弦谐波加速度试验。其临床意义在于：在角加速度旋转下出现眼震向一侧的优势偏向，当角加速度增大时，优势偏向减弱或消失的现象称为前庭重振。主要反映前庭反应的活动度不足，提示前庭周边性病变所致。前庭减振是指只有在高强度刺激下才出现的优势偏向现象，多见于中枢病变如脑血管性病变、后颅凹肿瘤等。

五、耳的影像学检查

颞骨 CT 和 MRI 是临床检查耳部疾病的常规方法，是一门重要的耳科疾病诊断技术，并可为手术提供准确的参考指标。临床通常采用水平位和冠状位扫描，必要时可选择矢状位扫描。颞骨 CT 可准确地显示外耳道、鼓室、鼓窦、听小骨、面神经管、内耳道、前庭水管、乙状窦以及耳蜗、半规管等。近年发展的后成像技术更为疾病诊断提供了可行的方法。MRI成像近年在耳科检查和疾病诊断中的作用越来越重要，其特征性的表现对内耳迷路、内听道病变及判断神经发育等具有重要意义。因此，掌握 CT、MRI 等影像学解剖特点是诊断耳科疾病必不可少的条件之一，有关各种疾病的影像特点详见临床各章。

（刘 博）

第二章

耳先天性疾病及畸形

 学习目标

了解先天性耳畸形的病因与临床特点。

第一节　先天性耳前瘘管

先天性耳前瘘管是一种耳科常见疾病，其发生是由于胚胎期形成耳廓的第一、第二鳃弓的小丘样结节融合不良或第一鳃沟封闭不全所致。瘘管是一种可有分支而弯曲的盲管，其外口常位于耳轮脚前上方，深浅不一。长度通常可在数毫米至 3cm 以上，个别可伸至外耳道深部，甚至到达乳突表面。管腔内表面为复层鳞状上皮，具有皮肤附属结构。腔内含有鳞屑物，挤压瘘口周围，偶有少许黏稠皮脂腺样物自瘘口溢出。一旦感染，则红、肿、痛而化脓，可反复发作。本病属外显不全的常染色体显性遗传性疾病。

【临床表现】

大多是位于耳轮脚前的盲管，多为双侧性，一般无症状。挤压时可有少许白色积存物或稀薄液体流出，轻微臭味，偶有局部瘙痒。有感染时局部出现红、肿、热、痛或形成脓肿。反复发生的感染会形成脓瘘或皮肤瘢痕。

【诊断依据】

1．多在耳轮脚前发现瘘口。

2．挤压瘘口周围可有少许白色积存物流出。

3．感染时局部红、肿、热、痛或形成脓肿，或因反复感染在瘘口附近形成脓瘘或皮肤瘢痕。

【治疗原则】

1．无症状者不需要治疗。

2．反复感染者，待炎症控制后行耳前瘘管摘除术。

第二节　耳畸形

耳畸形分为先天性耳畸形与后天获得性耳畸形。以胚胎发育过程中形成的先天性耳畸形最为常见，包括外耳畸形、中耳畸形及内耳畸形。外耳畸形常见无耳症、小耳症、副耳、耳前瘘管及外耳道狭窄或闭锁。中耳畸形多伴有外耳结构异常，分为中耳腔、听骨链、面神

经、前庭窗、咽鼓管、鼓窦及乳突畸形。内耳畸形包括四类：第一类为畸形仅限于蜗管及球囊，内耳其他部分发育正常；第二类为内耳全部未发育；第三类为骨、膜迷路发育不全，耳蜗仅有一周半，前庭结构也发育不良；第四类为膜迷路发育不良，而骨迷路发育良好。本节简单介绍耳廓畸形及中耳畸形。

一、耳廓畸形

【临床表现】　根据耳廓的发育异常程度、位置、形态大小等方面的不同，其表现差异很大。

1. 无耳　一侧或双侧无耳廓生长，临床上比较少见。

2. 招风耳　在形态上表现为舟状窝及耳轮过于向前下方倾斜，但外耳道及内耳无异常，听力亦正常。

3. 猿耳　耳廓上后缘交界处有一明显向后突起，类似于猿的耳尖，听力通常无异常。

4. 大耳　耳廓发育过于肥大，以耳垂肥大最为常见。

5. 副耳　于耳屏前方出现一耳廓样结构，个别可发生于颊部或颈部（彩图 1-2-1）。

6. 小耳　耳廓发育不全，较正常小，临床常见，常伴有外耳道及中耳畸形。通常分为三级：第一级，耳廓小于正常，但形状基本正常，外耳道可部分闭锁或正常，鼓膜存在，听力正常；第二级，耳廓仅有条索状隆起，外耳道闭锁，鼓膜未发育，中耳听骨未发育或畸形（彩图 1-2-2），常有传导性耳聋，伴面神经走行异常；第三级，耳廓未发育或仅有不规则突起，无外耳道及鼓膜，听骨严重畸形或未发育，内耳功能障碍。临床上以第二级最常见，第三级最少见。第二、三级常为 Treacher Collin 综合征的伴随症状。

【诊断依据】　根据典型的临床表现，诊断通常无困难。有时需要与后天因素造成的耳廓畸形相鉴别，详细询问病史对鉴别诊断非常重要。

【治疗原则】　以手术治疗为主，包括外耳整形、外耳道成形及鼓室成形术等。

二、中耳畸形

【临床表现】　先天性中耳畸形与外耳畸形同时发生者多见。

1. 鼓室畸形　表现极为复杂，包括：鼓室壁畸形，如无鼓膜或鼓膜发育不良、鼓室各壁先天性缺损等；鼓室腔畸形，如鼓室腔完全不发育或因发育不良形成小鼓室，个别病例可出现纵行骨隔及结缔组织将鼓室完整分为两个部分；鼓室传音装置畸形，如听骨链畸形或圆窗前庭窗畸形等。

2. 面神经颞骨段畸形　面神经的先天性畸形多发生于颞骨段，包括面神经水平部骨管缺损、面神经水平部与垂直部交接处高于外半规管、面神经垂直部向前或向后移位及面神经垂直部分为数支等。此外，面神经有时可有发育不全，造成患者部分或完全面瘫。

3. 咽鼓管畸形　凡听器有严重畸形者，常伴有咽鼓管畸形，表现为咽鼓管骨质发育异常、圆枕扁平、发育不全、水平位移或完全未发育。

4. 鼓窦及乳突畸形　通常为非先天性畸形，如未气化或过度气化。

【诊断依据】　根据临床症状、体征及听力学检查、影像学检查很容易明确诊断。

【治疗原则】　先天性鼓室畸形属传导性耳聋，大多数患者可以通过各型鼓室成形术、前庭开窗术及内耳开窗术等进行治疗，以提高听力。对于严重畸形如鼓室完全未发育、两窗均未发育或固定及伴有咽鼓管闭锁、内耳畸形者，通常失去手术机会，可以试戴助听器提高听力。面神经颞骨段畸形及咽鼓管畸形通常不需要治疗。对于面神经畸形，在中耳手术时需要注意防止意外损伤。对于鼓室及乳突畸形，在手术时需注意防止硬脑膜及乙状窦意外损伤。

（张天宇）

第三章

外耳疾病

学习目标

了解耳道炎症、异物、耳外伤的鉴别诊断、治疗原则。

第一节　耳廓假性囊肿

耳廓假性囊肿又称耳廓浆液性软骨膜炎、耳廓非化脓性软骨膜炎、耳廓软骨间积液等，是软骨膜的无菌性炎症反应。患者以男性居多，发病年龄多在 30 ～ 40 岁，多发生于一侧耳廓。病因尚未明确，可能与外伤有关，耳廓可能受到某些机械刺激如硬枕压迫、无意触摸等，引起局部循环障碍所致。病理观察可见从皮肤到囊壁的组织层次为皮肤、皮下组织、软骨膜及与其紧密相连的软骨层，该软骨层的厚薄依囊肿不同。积液在软骨内，而非软骨膜与软骨之间。

【临床表现】　常为单侧，逐渐增大。大者有胀感、灼热感或痒感，常无痛感，小者可无症状。囊肿多位于耳廓腹侧，呈半球形隆起，常位于舟状窝、三角窝或波及耳甲腔。界限清楚，皮肤色泽正常，有弹性感，大者可有波动感。穿刺可抽出淡黄色或血水样液体，培养无细菌生长，易复发。

【诊断依据】

1. 多见于成年男性，常为单侧耳廓胀满感。

2. 囊肿多发生于耳廓腹侧面，呈半球形隆起，界限清楚，皮肤色泽正常，硬或有波动感。

3. 穿刺可抽出淡黄色或血水样液体，抽后不久又复发。

【治疗原则】

1. 理疗　早期可行超短波、热敷等物理治疗，以减少渗出及促进吸收。

2. 于无菌操作下多次穿刺抽液，加压包扎，局部压迫防止复发，或于抽液后注射硬化剂于腔内促使囊壁机化。

3. 抽液后注入 15% 高渗盐水（含 50% 葡萄糖）约 0.5ml（或 1% 碘酊），不加压包扎，24 小时后抽出注入液体若为血红色即不再注药，否则可重复注射。

4. 手术治疗　在严格无菌操作下，在隆起突出部位切除全层囊壁，开一小窗，清除积液，通畅引流，轻压包扎，以促进囊壁塌陷、紧贴，直至伤口愈合。

第二节　耳廓化脓性软骨膜炎

耳廓化脓性软骨膜炎为耳廓软骨膜化脓性炎症，多为耳廓损伤（外伤、手术、耳针治疗或耳廓穿刺）继发感染所致。致病菌以铜绿假单胞菌及金黄色葡萄球菌居多。脓液积聚于软骨膜与软骨之间，因供血障碍可致软骨坏死，呈"菜花耳"样畸形，应予重视。

【临床表现】　耳廓局部红、肿、热、痛，伴体温升高、全身不适。脓肿形成后，皮肤表面为淡黄色，触之有波动感。破溃后形成瘘管、软骨坏死，致耳廓萎缩、变形。

【诊断依据】

1．耳廓有因外伤、手术等操作后继发感染病史。

2．耳廓局部发热、剧痛，可伴体温上升，血常规检查发现中性粒细胞及分类增高。

3．耳廓局部红肿，触痛明显。脓肿形成后可有波动感。脓肿破溃时，则形成局部脓瘘。

4．耳后、颌下可有淋巴结肿大，有压痛。

5．脓液培养致病菌多为铜绿假单胞菌，其次为金黄色葡萄球菌。

6．如感染不能控制，软骨坏死，耳廓可皱缩变形。

【治疗原则】

1．早期未形成脓肿时，应予足量有效抗生素控制感染，如多黏菌素B、庆大霉素，或根据药敏试验选用。

2．脓肿形成后切开引流，清除坏死软骨及肉芽，术中以敏感抗生素液反复冲洗术腔，置引流条，加压包扎，勿留无效腔。隔日或每日换药。拔除引流后，仍应继续加压包扎一段时间。

3．耳廓畸形影响外貌者，可行整形术。

案例 1-3-1

患者，男性，25岁，因左耳冻伤后耳廓红肿、剧烈疼痛2天就诊。体检：体温38.6℃，左耳廓明显充血肿胀，触痛明显，有波动感，耳后可触及数个肿大的淋巴结。实验室检查：白细胞$11.3×10^9$/L，中性粒细胞百分比82%。

初步诊断：耳廓化脓性软骨膜炎

思考题：

1．该患者耳廓化脓性软骨膜炎的病因是什么？如何预防其向耳廓软骨膜炎转化？

2．耳廓化脓性软骨膜炎与耳廓假性囊肿如何鉴别？

第三节　耵聍栓塞

外耳道软骨部皮肤具有耵聍腺，分泌淡黄色黏稠液体，称耵聍。有的耵聍状如黏液，俗称"油耳"。正常情况下耵聍可借咀嚼、张口等下颌运动自行排出。当耵聍腺分泌过多或排出受阻（如耳道狭窄、耳道异物、骨疣），耵聍逐渐聚成团，阻塞外耳道，称为耵聍栓塞。

【临床表现】　患者可出现听力减退、耳鸣、耳痛，甚至眩晕。耵聍遇水后膨胀，可完全阻塞耳道，使听力明显减退，并引起外耳道炎。若压迫鼓膜，可致耳鸣，偶有因压迫中耳引起眩晕者。刺激耳道迷走神经可引起咳嗽。检查可见棕黑色或黄褐色块状物堵塞耳道内（彩图1-3-1）。

【治疗原则】　未完全阻塞外耳道且可活动者，用耳镊或耵聍钩取出，较大团块可分次取出。若坚硬难以取出者，先滴入5%碳酸氢钠或1%～3%酚甘油，4～6次／日，待软化后取出或冲洗清除。已有外耳道炎者，应先控制炎症，再取耵聍。

　　附：**外耳道冲洗法**

患者或助手扶弯盘于耳垂下，拉直耳道，用20～50ml注射器接钝针头或用特制耳道冲洗器吸温冲洗液，将冲洗器头放入耳道内近后上壁，轻轻加压冲洗，使水流冲向耳道后上壁，进入深部并借回流力量将耵聍冲出。冲洗完后用干棉签拭净外耳道。

知识链接

耵聍的组成与作用

耵聍通常为呈淡黄色蜡样干片状物质，味苦，不溶于水、酒精或乙醚，溶于过氧化氢溶液产生气泡。化学分析表明：耵聍含有油、硬脂、脂肪酸、蛋白质和黄色素，还有0.1%的水以及少许白垩和钾、钠等元素。

因富含油脂，耵聍可以滋润耳道皮肤上的细毛，以阻挡外界的尘埃颗粒。耵聍和细毛还能防止昆虫等微生物的侵害，挡住偶然闯入的小虫。此外，富含油脂的耵聍能使耳道保持一定的温度和湿度，使鼓膜不至于干涸，从而处于最佳运动状态。有人证明，耵聍里的化学成分可以使外耳道处于酸性环境，能抑制细菌的生长、繁殖。耵聍和外耳道皮肤的细毛，不仅能吸附进入耳道的灰尘和微生物，保持耳道的清洁，而且还能使耳道空腔稍稍变窄，对传入的声波起到一定的滤波和缓冲作用。

由此可见，正常的耵聍并不是废物。

第四节　外耳道湿疹

湿疹是一种常见的皮肤病，与变态反应有关。发生于外耳道者称为外耳道湿疹，通常分为急性和慢性两类。好发于耳甲腔、耳后沟，也可蔓延到耳道深部或耳周皮肤。过敏性物质及湿热、毛织品、化妆用品、发胶、动植物蛋白质等理化刺激是重要诱因。

【临床表现】　急性湿疹奇痒，伴烧灼感，多见于婴幼儿。局部有红斑和米粒大小的丘疹，随后出现小水疱，如继发感染则形成脓疱。如破溃则流出黄水样分泌物，形成黄褐色痂皮，脱落后有溃疡。转为慢性则表现为皲裂、脱屑、结痂、皮肤增厚，严重者耳道变窄，出现耳鸣及听力障碍。有时鼓膜也可充血增厚。

【治疗原则】

1．病因治疗。避免接触致敏因素。局部忌用肥皂或热水清洗。

2．较干燥无渗出者，可用10%～15%氧化锌软膏、抗生素与可的松软膏外涂。有少量渗液者，可用甲紫（龙胆紫）溶液或氧化锌糊剂外用。

3．渗液较多者用硼酸水或生理盐水、依沙吖啶（雷夫努尔）液湿敷，或用中药煎水湿敷。待渗液减少后，可用上述药物涂布。渗液过多时，可同时静脉注射葡萄糖酸钙。合并感染时要使用抗生素。

4. 保持外耳道清洁干燥，给病儿勤剪指甲，以防搔抓皮肤引起继发性感染。化脓性中耳炎要清除脓液，减少对耳道皮肤刺激，以免诱发湿疹。

第五节　外耳道炎

临床分为两类：局限性外耳道炎（外耳道疖）和弥漫性外耳道炎。前者是外耳道毛囊或皮脂腺化脓性感染，耳道皮肤外伤或局部抵抗力降低时易发，主要致病菌是葡萄球菌，挖耳是常见诱因。弥漫性外耳道炎则以挖耳、进水、中耳炎脓液刺激为诱因。常见致病菌为金黄色葡萄球菌、链球菌、铜绿假单胞菌和变形杆菌等。

【临床表现】外耳道疖早期即有剧烈耳痛，张口受限，并可放射至同侧头部。患者伴有全身不适或体温升高，可有耳鸣及听力下降。检查有耳廓牵拉痛、耳屏压痛，伴外耳道软骨部皮肤红肿。脓肿成熟切开引流或自然破溃后，外耳道内有脓液流出，耳痛减轻。

发生于耳道后壁的疖肿严重时可引起耳后沟及乳突区红肿，应注意与急性乳突炎鉴别。后者多有急性或慢性化脓性中耳炎病史，发热明显，无耳廓牵拉痛，有乳突部压痛；鼓膜穿孔或鼓膜明显充血，脓液较多；乳突摄片示气房混浊或有骨质破坏。

弥漫性外耳道炎急性期表现为耳痛、耳廓牵拉痛及耳屏压痛，耳道皮肤弥漫性红肿，可积聚脓性分泌物，耳道变窄，常伴耳周淋巴结肿大、有压痛。慢性者可有耳痒及少量渗出物。外耳道皮肤增厚、皲裂、脱屑，分泌物积存，重者可致耳道狭窄。

坏死性外耳道炎是弥漫性外耳道炎的特殊类型，多见于老年人和糖尿病患者，常见致病菌是绿脓杆菌。临床症状极重，常有耳道骨髓炎和进行性坏死，导致颞骨和颅骨骨髓炎，严重者可引起脑部并发症并导致死亡。

【治疗原则】

1. 理疗：早期局部热敷或作超短波透热等理疗。

2. 严重者应用抗生素控制感染。服用镇静、止痛剂。

3. 未化脓者可用 1%～3% 酚甘油或 10% 鱼石脂甘油滴耳，或用上述液纱条敷于患处，每日更换纱条 2 次。慢性者可用抗生素与类固醇激素类（如泼尼松龙、地塞米松等）合剂、糊剂或霜剂局部涂敷。外耳道脓液及分泌物可用 3% 过氧化氢溶液清洗。

4. 疖肿成熟后及时挑破脓头或切开引流。

5. 积极治疗感染病灶如化脓性中耳炎，诊治全身某些有关疾病如糖尿病等。

第六节　外耳道胆脂瘤

外耳道胆脂瘤是阻塞于外耳道的含有胆固醇结晶的脱落上皮团块，又称外耳道阻塞性角化病。病因不明，可能与外耳道皮肤受病变长期刺激（如耵聍栓塞、炎症、异物、真菌感染等）而产生慢性充血，致皮肤生发层中基底细胞生长活跃，角化上皮脱落增多有关，若其排出受阻而堆积于外耳道内，则形成团块，久之分解、变性，产生胆固醇结晶。组织学结构同中耳胆脂瘤，但常混有耵聍碎屑。

【临床表现】成人多见，表现为单耳慢性钝痛，可伴耳漏，分泌物有特殊臭味，个别可侵犯双耳。肉芽形成时可有脓血性耳漏，听力多无明显减退。检查可见典型的灰白色角蛋白碎屑，外耳道皮肤糜烂，可有骨质暴露，或伴死骨形成，骨性外耳道壁有骨质缺损。病变部位可见肉芽组织和恶臭的脓性分泌物。病变扩大可侵犯中耳乳突。

【治疗原则】

1．无合并感染的小胆脂瘤可直接取出，或用耵聍滴耳液软化后取出。

2．合并感染者，需要控制感染。

3．手术治疗　局部麻醉或全身麻醉下彻底去除胆脂瘤，刮除肉芽组织，清除死骨。术后应用2%硼酸乙醇溶液滴耳，可以溶化角质，防止复发。骨性外耳道呈囊腔状扩大的病例，腔内易存上皮脱屑，应定期复查和清理。外耳道胆脂瘤如侵入乳突，应行乳突手术。

案例 1-3-2

　　患者，女性，42岁，右耳疼痛伴少量流水2周就诊。查体：右侧外耳道内可见大量灰黑色物质阻塞，鼓膜不能窥及，外耳道皮肤可见肉芽组织增生，外耳道有异味，尝试以耵聍钩取出阻塞的物质，但其与外耳道粘连较紧，难以取出。CT检查：外耳道后壁可见骨质破坏，乳突腔未见感染。

初步诊断：外耳道胆脂瘤

思考题：1．本病应该如何治疗？

　　　　2．如何与耵聍栓塞鉴别？

　　　　3．外耳道胆脂瘤是否会侵及鼓室和乳突？

第七节　外耳道异物

外耳道异物常见于儿童，多因将豆类、小珠粒、火柴棒头等各种小物塞入外耳道所致。成人可因外伤致弹片、泥土、木块等遗留耳内，或治疗时误将棉花、小纱条遗留至外耳道。此外，夏季昆虫可爬入或飞入外耳道内形成异物。

【临床表现】　因异物种类、大小和部位而异。小而无阻塞、无刺激的异物，可长期存留而无任何症状。较大异物或植物性异物可遇潮湿而膨胀，阻塞外耳道，影响听力及引起耳鸣等。个别可致外耳道炎，出现耳痛。当异物接近或压迫鼓膜时，可有耳鸣、眩晕。活昆虫骚扰可引起难以忍受的不适、疼痛、耳鸣，甚至损伤鼓膜。检查可见不同大小的异物存留于外耳道不同的位置。

【治疗原则】

根据异物大小、性质和部位，采用不同方法取出。

1．活动而不膨胀的小异物，如果位置不深，可直接用耵聍钩取出，或可用生理盐水将异物冲出，但外耳道、鼓膜有损伤或穿孔者禁用（如图1-3-2）。

2．植物性异物可在直视下用异物钩或耳刮匙取出，不宜用水冲洗，以免膨胀而取出困难。

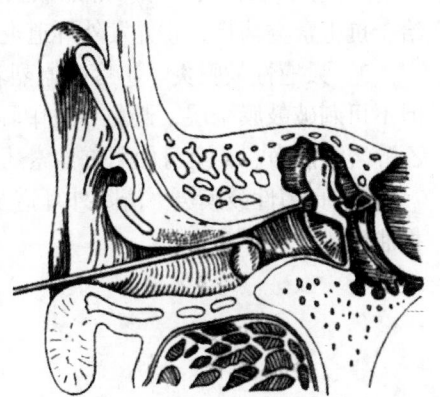

图1-3-2　外耳道异物取出术

3．活动昆虫类异物可先滴入油剂、乙醇或乙醚，待其窒息后钩取或冲洗取出。

4．如果异物较大并与外耳道发生嵌顿，可在麻醉后手术取出。小儿耳内异物宜在全麻下取出，防止将异物推入深部或误伤耳内结构。

第八节　外耳道真菌病

外耳道真菌病为外耳道真菌感染性疾病。真菌易在温暖、潮湿环境生长繁殖，故此病在我国南方更常见。当耳道进水或分泌物积存、不正确使用抗生素液时易受感染，常见病原体有青霉菌、曲霉菌及白念珠菌等。

【临床表现】　轻者常无症状，偶在查体时发现。通常有耳内发痒，有时感奇痒，夜间为甚。可见外耳道和鼓膜覆盖有黄色或白色粉末状或绒毛状苔膜，分泌物或痂皮呈筒状，除去后见患处略充血潮湿（彩图1-3-3）。合并细菌感染时，可有耳痛、流脓。

痂皮涂片于显微镜下可查见菌丝和孢子，亦可作培养检查。

【治疗】　清除外耳道内的所有痂皮和分泌物，用1%～2%水杨酸乙醇溶液或1%～2%麝香草酚乙醇或1:1000苯扎溴铵乙醇溶液涂耳。也可用制霉菌素喷于外耳道或涂用硝酸咪康唑霜剂，并尽量保持外耳道干燥。

第九节　鼓膜炎

鼓膜炎为鼓膜及其邻近外耳道的炎症，系细菌、病毒及真菌感染所致。包括急性鼓膜炎、大疱性鼓膜炎及真菌性鼓膜炎，多为单侧。可发生于上呼吸道病毒性感染之后。

【临床表现】　急性鼓膜炎可有较严重耳痛，放射到咽部，有轻微听力下降。可见鼓膜充血，标志不清。大疱性鼓膜炎可突感剧烈耳痛、耳闷胀感或轻度听力障碍。可见鼓膜及邻近外耳道皮肤充血，常于鼓膜后上方出现一个或多个红色或紫色的血疱。血疱破裂时可流出少许血性渗出液，形成薄痂而渐愈。轻者血疱内液体可被吸收而覆薄痂。真菌性鼓膜炎可有耳内痒感，检查可见鼓膜真菌生长。

【治疗原则】

1．一般治疗　①注意保持耳部卫生，忌用不干净的器物挖耳，洗头、游泳时避免污水入耳。②积极治疗流感，防止继发鼓膜炎。③忌食辛辣刺激食物。④可同时服用中药治疗。

2．急性鼓膜炎　①局部热敷及理疗。②用酚甘油或复方新霉素滴耳剂滴耳。③可全身给予抗生素类药物。④并发外耳道炎、中耳炎时，按外耳道炎、中耳炎给予相应治疗。

3．大疱性鼓膜炎　①疼痛剧烈者给予镇痛剂。②大疱未破裂者，可使用消毒针头挑破，但不可刺破鼓膜全层，避免导致中耳感染。③向外耳道滴入酚甘油；有分泌物者，使用硼酸乙醇溶液擦净。④全身使用抗生素药物预防继发感染。

4．真菌性鼓膜炎　清除外耳道及鼓膜分泌物，使用水杨酸乙醇溶液、麝草香乙醇溶液或甘油滴耳。

（孙建军　刘　亮）

第四章

中耳炎性疾病

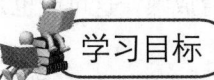

学习目标

1．掌握急、慢性中耳炎的病因、临床表现及治疗原则。
2．了解慢性中耳炎的手术方法。
3．掌握化脓性中耳乳突炎的颅外、颅内并发症的感染途径、临床表现及治疗原则。

第一节　分泌性中耳炎

分泌性中耳炎（secretory otitis media）是以鼓室积液及听力下降为主要特征的中耳非化脓性炎性疾病。此处的鼓室积液为浆液性分泌液或渗出液，也可为黏液、浆 - 黏液，但不包括血液和脑脊液。冬春季多发，小儿的发病率比成人高，是引起小儿听力下降最常见的原因之一。本病有急性、慢性之分，一般认为，病程长达 8 周以上者即为慢性。慢性分泌性中耳炎是因急性期未得到及时与恰当的治疗，或由急性分泌性中耳炎反复发作、迁延、转化而来。

【病因】病因复杂，目前认为主要与咽鼓管功能障碍、中耳局部感染和变态反应等有关。

1．咽鼓管功能障碍　咽鼓管具有保持中耳内、外气压平衡及清洁，防止逆行感染和隔声等功能。由各种原因引起的咽鼓管功能不良是本病的重要原因。

（1）咽鼓管阻塞　当咽鼓管因各种原因被阻塞时，中耳腔逐渐形成负压，经过一系列病理变化，可导致鼓室积液。

1）机械性阻塞：①腺样体肥大：肥大的腺样体可堵塞咽鼓管咽口；再者，腺样体作为致病菌的潜藏处，可致本病反复发作。②慢性鼻窦炎：其脓性分泌物堵塞咽口，刺激咽鼓管咽口周围的黏膜和淋巴组织增生，导致咽口狭窄。另外，此类患者鼻咽部 sIgA 活性较低，细菌得以在此繁殖，亦为引发本病原因之一。③鼻咽癌：鼻咽癌患者在放疗前后均常并发本病。除肿瘤的机械性压迫外，还与腭帆张肌、腭帆提肌、咽鼓管软骨及管腔上皮遭肿瘤破坏或放射性损伤，以及咽口的瘢痕性狭窄等因素有关。此外，长期鼻咽部填塞、鼻中隔偏曲、特殊性感染（如艾滋病等）等也可引发本病。

2）非机械性阻塞：①生理因素：小儿咽部肌肉薄弱，软骨弹性差，中耳容易产生负压。②咽鼓管内表面活性物质减少：表面活性物质可以维持正常管腔的表面张力，由于细菌蛋白溶解酶的破坏，使其减少，从而提高了管腔内的表面张力，影响了管腔的正常开放。

（2）咽鼓管的清洁和防御功能障碍　咽鼓管由假复层纤毛柱状上皮覆盖，纤毛细胞与其上方的黏液毯共同组成"黏液纤毛输送系统"，借此不断向鼻咽部排出病原体及分泌物。细菌的外毒素或先天性纤毛运动不良综合征（immobile cilia syndrome）可致纤毛运动瘫痪，曾因中耳炎而滞留于中耳及咽鼓管内的分泌物也可影响纤毛的输送功能。

2. 中耳局部感染　过去对分泌性中耳炎是否为细菌性炎症存在争议。目前认为细菌产物内毒素在病变迁延为慢性的过程中可能起到一定作用。近年有学者发现病毒也可能是本病的主要致病微生物之一。

3. 变态反应　随着中耳积液中炎性介质前列腺素、细菌的特异性抗体和免疫复合物，以及补体系统、溶酶体酶等在中耳积液中的检出，提示慢性分泌性中耳炎可能属于一种抗体介导的免疫复合物疾病，即Ⅲ型变态反应。小儿免疫系统尚未完全发育成熟，这可能也是小儿分泌性中耳炎发病率较高的原因之一。

【病理】　咽鼓管功能障碍时，外界空气不能正常进入中耳，原有气体逐渐被黏膜吸收，腔内形成相对负压，引起中耳黏膜静脉扩张、淤血，血管壁通透性增强，鼓室内出现漏出液。如负压持续存在，中耳黏膜出现上皮增厚，上皮细胞化生，杯状细胞增多，分泌亢进，上皮下病理性腺体组织形成，固有层血管周围出现以淋巴细胞及浆细胞为主的圆形细胞浸润。疾病恢复期，腺体逐渐退化，分泌物减少，黏膜逐渐恢复正常。若病变未能得到控制，晚期可出现积液机化，或形成包裹性积液，伴有肉芽组织形成等，可发展为粘连性中耳炎、胆固醇肉芽肿、鼓室硬化及胆脂瘤等后遗症。

中耳积液因病程不同而以其中某种成分为主。一般认为病程早期为浆液性，后期为黏液性。如中耳积液甚为黏稠，灰白或棕黄色，呈胶冻状，称之为胶耳。

【临床表现】

1. 症状

（1）听力减退：听力下降、自听增强。有时听力可出现一过性改善，是因头位变动时鼓室积液离开蜗窗所致（变位性听力改善）；但积液黏稠时，变位性听力改善消失。慢性者起病隐匿，患者主诉无确切发病时间。小儿患者常因对声音反应迟钝、注意力不集中而由家长带领就医。如一耳患病，另耳听力正常，可长期不被发觉。

（2）耳鸣：多为低调间歇性，如"噼啪"声、嗡嗡声及流水声等；当头部运动或打哈欠、擤鼻时，耳内可出现气过水声；如液体很黏稠或完全充满鼓室，此症状缺如。

（3）耳痛：急性者可有耳痛，可为持续性，也可为抽痛。慢性者耳痛不明显。

（4）耳内闭塞、闷胀感：为常见的主诉之一，按压耳屏后该症状可暂时减轻。

2. 检查

（1）鼓膜：急性期，鼓膜松弛部充血，或全鼓膜轻度弥漫性充血。鼓膜内陷，表现为光锥缩短、变形或消失，锤骨柄向后、上移位，锤骨短突明显外突。鼓室积液时，鼓膜失去正常光泽，呈淡黄、橙红或琥珀色，光锥变形或移位；慢性者鼓膜可呈灰蓝或乳白色，紧张部有扩张的微血管，短突显白垩色，锤骨柄呈浮雕状。若液体为浆液性且未充满鼓室，可透过鼓膜见到液平面。此液面状如弧形发丝，称发状线，凹面向上，头位变动时，其与地面平行的关系不变。有时尚可透过鼓膜见到气泡影，作咽鼓管吹张后气泡可增多、移位。积液甚多时，鼓膜向外隆凸。鼓气耳镜检查显示鼓膜活动受限。

（2）听力测试

1）音叉试验：Rinne 试验（－），Weber 试验偏向患侧。

2）纯音听阈测试：示传导性聋，听阈可随鼓室积液量的变动而变化。听力下降的程度不一，重者可达 40dB。听力损失一般以低频为主，但由于中耳传音结构及两窗阻抗的变化，高频气导及骨导听力也可下降；积液排出后听力即改善。

3）声导抗测试：平坦型（B 型）是分泌性中耳炎的典型曲线，负压型（C 型）示鼓室负压，咽鼓管功能不良，部分有中耳积液。声导抗对诊断有重要价值。

（3）小儿可作 X 线头部侧位片或腺样体触诊，了解腺样体是否增生；成人特别是单侧发病者应常规作详细的鼻咽部检查，注意排除鼻咽部肿瘤。

【诊断】 根据病史和临床表现，结合听力学检查结果，诊断一般不难。

【鉴别诊断】

1. 鼻咽癌 本病可为鼻咽癌患者的首诊症状，故对成年患者，特别是一侧分泌性中耳炎者应予警惕。仔细的后鼻孔镜或纤维鼻咽镜检查、血清中 EBV-VCA-IgA 的测定等应列为常规检查项目之一，必要时作鼻咽部 CT 扫描或 MRI。

2. 脑脊液耳漏 颞骨骨折并发脑脊液漏时，如鼓膜完整，脑脊液积聚于鼓室内，可产生类似分泌性中耳炎的临床表现。根据头部外伤史、鼓室积液的实验室检查结果及颞骨 CT 或 X 线片以资鉴别。

3. 外淋巴漏（瘘） 多继发于镫骨手术后，或有气压损伤史。瘘管好发于蜗窗及前庭窗，耳聋为感音性或混合性。内耳胚胎发育畸形与发育遗迹，可形成中耳系统顶壁与鼓室外侧壁上的先天性骨缺损、瘘孔或微裂，导致先天性外淋巴漏。CT 与同位素三维扫描多可确诊。

4. 胆固醇肉芽肿 也称特发性血鼓室。病因不明，中耳内有棕褐色液体，鼓室及乳突腔内有暗红色或棕褐色肉芽，内有含铁血黄素与胆固醇结晶溶解后形成的裂隙，伴有异物巨细胞反应。鼓膜呈蓝色或蓝黑色。颞骨 CT 示鼓室及乳突内有软组织影，少数有骨质破坏。可为分泌性中耳炎晚期的并发症。

5. 粘连性中耳炎 是慢性分泌性中耳炎的后遗症或终末期。两病症状相似，但粘连性中耳炎病程一般较长，咽鼓管吹张无效；鼓膜紧张部与鼓室内壁和（或）听骨链粘连，听力损失较重，声导抗图为"B"型、"C"型或"As"型。

【预防】 增强体质，防止感冒。进行卫生宣教，提高家长及教师对本病的认识，有条件者对 10 岁以下儿童定期行筛选性声导抗检测。预防并积极治疗鼻、咽部等疾病。

【治疗】 治疗原则为消除病因，改善中耳通气引流，清除中耳积液，控制感染。

1. 非手术治疗

（1）保持鼻腔及咽鼓管通畅：可用 1% 麻黄碱与二丙酸倍氯米松气雾剂交替滴（喷）鼻，每日 3～4 次。咽鼓管吹张（可采用捏鼻鼓气法、波氏球法或导管法）等。

（2）抗生素：急性期可选用青霉素类、红霉素、头孢呋辛、头孢噻肟、头孢哌酮、头孢唑肟、头孢拉啶等口服或静脉点滴。

（3）糖皮质激素：如地塞米松或泼尼松等口服作短期治疗。

（4）稀化黏素类药物：有利于纤毛的排泄功能，降低咽鼓管的表面张力和咽鼓管开放的压力。

2. 手术治疗

（1）鼓膜穿刺术：成人用局麻。以针尖斜面较短的 7 号针头，在无菌操作下从鼓膜前下方刺入鼓室，抽吸积液。必要时可于 1～2 周后重复穿刺，亦可于抽液后注入糖皮质激素类药物（图 1-4-1）。

（2）鼓膜切开术：液体较黏稠，鼓膜穿刺不能吸尽，以及小儿不合作，局麻下无法作鼓膜穿刺时，应作鼓膜切开术（图1-4-1）。用鼓膜切开刀在鼓膜前下象限作放射状或弧形切口，注意勿伤及鼓室内黏膜及听骨等结构，并将鼓室内液体全部吸除。

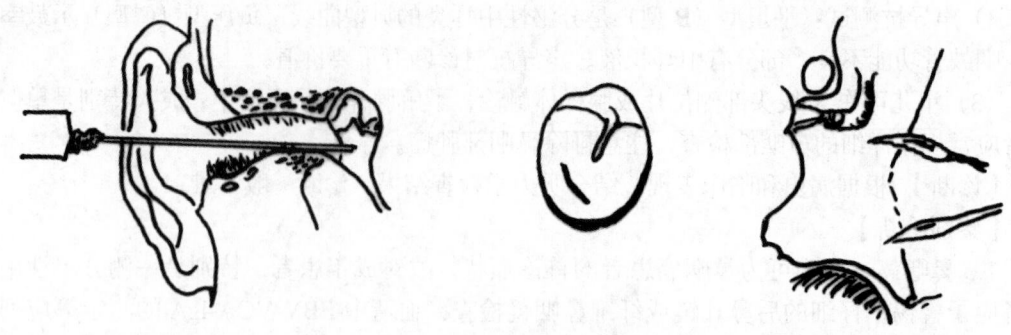

图 1-4-1 鼓膜穿刺术及切开位置示意图

（3）鼓室置管术：病情迁延不愈或反复发作者、中耳积液过于黏稠不易排出者、头部放疗后咽鼓管功能短期内难以恢复正常者等，均可考虑作鼓室置管术（图1-4-2）。通气管留置时间一般为 6 ～ 8 周，最长可达半年至 2 年，不超过 3 年。咽鼓管功能恢复后取出通气管，大部分可自行脱出。不提倡激光造口。

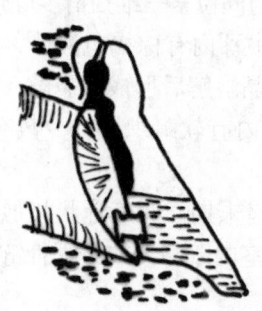
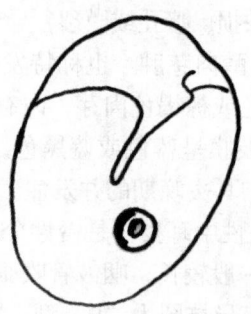

图 1-4-2 鼓室置管术

（4）鼓室探查术、上鼓室开放术或单纯乳突开放术等：慢性分泌性中耳炎，特别是成年人，经上述各种治疗无效，又未查出明显相关疾病时，宜作颞骨CT扫描，如发现鼓室或乳突内有肉芽或鼓室粘连，视不同情况行上述手术，彻底清除病变组织。

（5）其他：积极治疗鼻咽或鼻部疾病，如腺样体切除术、功能性鼻内镜手术等。

第二节　急性中耳炎

急性中耳炎是中耳黏膜的急性普通性炎性疾病。多数由细菌的急性感染引起。小儿多发。可分为急性非化脓性中耳炎和急性化脓性中耳炎两大类。儿童的急性中耳炎，无论其为化脓性还是非化脓性，绝大多数均与细菌的急性感染有关，在疾病的早期，两者的表现极其相似，故目前学者将两者通称为急性中耳炎。

一、急性化脓性中耳炎

急性化脓性中耳炎（acute suppurative otitis media）是细菌引起的中耳黏膜的急性化脓性

炎症，好发于儿童，冬春季多见，常继发于上呼吸道感染。由于抗生素的普遍应用，目前发病率有所下降。

【病因】 主要致病菌为肺炎链球菌、流感嗜血杆菌、溶血性链球菌、葡萄球菌等。常见的感染途径有：

1. 咽鼓管途径

（1）在急性上呼吸道感染、急性呼吸道传染病时不当地捏鼻鼓气或擤鼻，在污水中游泳或跳水，不适当的咽鼓管吹张或鼻腔治疗等，细菌循咽鼓管侵入中耳。

（2）小儿咽鼓管解剖特点：短、宽、直，咽部细菌或分泌物易经此途径侵入鼓室。

2. 鼓膜途径 无菌操作不严格的鼓膜穿刺、鼓室置管，鼓膜外伤穿孔后等，致病菌由外耳道直接进入中耳。

【病理】 感染初期，鼓膜、中耳黏膜及咽鼓管咽口充血；鼓室负压，黏膜增厚，纤毛脱落，炎性渗出物聚集，逐渐转为脓性；随积脓增多，鼓膜受压贫血，局限性膨出，终致溃破穿孔，出现耳流脓。

【临床表现】

1. 主要症状

（1）耳痛：鼓膜穿孔前多数患者疼痛剧烈、夜不能寐，跳痛或刺痛可向同侧头部或牙齿放射。鼓膜穿孔后疼痛减轻。

（2）听力减退及耳鸣：发病初期患者常有明显耳闷、低调耳鸣和听力减退。鼓膜穿孔后上述症状减轻。有的患者可伴眩晕。

（3）流脓：鼓膜穿孔后耳内有液体流出，初可表现为血水脓样，以后变为脓性分泌物。

（4）全身症状：可有畏寒、发热、倦怠、食欲差等症状，小儿较重。

2. 主要阳性体征

（1）耳镜检查：起病早期，鼓膜松弛部充血；继之呈弥漫性，鼓膜肿胀，向外膨出，正常标志消失；进一步发展，鼓膜局部破溃，脓液流出，表现为波动性亮点。

（2）耳部触诊：乳突部可有轻度压痛。

（3）听力检查：多为传导性聋，如耳蜗受累，可出现混合性聋或感音神经性聋。

（4）实验室检查：血常规示白细胞总数增多，多形核白细胞增加，鼓膜穿孔后血象渐趋正常。

【鉴别诊断】

1. 急性外耳道炎、疖肿 主要表现为耳内疼痛、耳屏按压或耳廓牵拉痛明显。外耳道口及耳道内肿胀，晚期局限成疖肿，鼓膜一般不受累或轻微累及。听力一般正常。

2. 急性鼓膜炎 大多并发于流感及耳带状疱疹，耳痛剧烈，无耳漏，可有轻度听力下降。鼓膜充血可形成大疱，一般无穿孔。

【预防】

1. 普及有关正确擤鼻及哺乳的卫生知识。

2. 积极防治上呼吸道感染和呼吸道传染病。

3. 有鼓膜穿孔或鼓室置管者注意保持外耳道和鼓室洁净，防止进水。

4. 在进行鼓膜手术操作时，严格无菌操作。

5. 预防鼓膜外伤穿孔。

【治疗】 治疗原则为控制感染，通畅引流，去除病因。

1. 非手术治疗

（1）全身治疗：及早应用足量抗生素控制感染。一般可用青霉素、头孢菌素类等药物。鼓膜穿孔后取脓液作细菌培养及药敏试验。全身症状重者应予补液等支持疗法。

（2）局部治疗：鼓膜穿孔前，可用2%酚甘油滴耳，消炎止痛，采用鼻腔黏膜收缩剂改善引流。鼓膜穿孔后，先以3%过氧化氢溶液彻底清洗外耳道脓液，之后用抗生素滴耳液等滴耳，不提倡使用粉剂，以免影响观察和引流。

2. 手术治疗 如疼痛较重，鼓膜明显膨出，或穿孔太小，引流不畅，应在无菌操作下行鼓膜切开术，以利通畅引流。如感染完全控制已干耳，但鼓膜穿孔长期不愈，可行鼓膜修补术。

3. 病因治疗 积极治疗鼻腔、鼻窦、咽部与鼻咽部慢性疾病，有助于防止中耳炎复发。

二、急性乳突炎

急性乳突炎（acute mastoiditis）是乳突气房黏膜及其骨壁的急性化脓性炎症。常见于儿童，多由急性化脓性中耳炎发展而来，故也称急性化脓性中耳乳突炎。

【病因及病理】 急性化脓性中耳炎时如感染未能控制，脓液蓄积于乳突气房，形成急性化脓性乳突炎；进一步发展，气房骨壁受压坏死，气房融合形成较大的脓腔，称急性融合性乳突炎（acute coalescent mastoiditis）。另外，板障性乳突可表现为乳突骨髓炎，临床症状不明显者称隐性乳突炎（masked mastoiditis）。急性乳突炎如未被控制，炎症继续发展，可穿破乳突骨壁，引起颅内外并发症。

【临床表现】

1. 主要症状

（1）耳痛：急性化脓性中耳炎鼓膜穿孔后耳痛不减轻，或耳痛一度减轻后又逐日加重并耳流脓增多。

（2）听力减退及耳鸣：一般不重。

（3）消化道症状：以儿童常见。

2. 主要阳性体征

（1）乳突部皮肤轻度肿胀，乳突压痛明显，耳后沟红肿、有压痛。

（2）骨性外耳道内段后上壁红肿、塌陷。鼓膜充血、松弛部膨出。鼓膜穿孔较小，可见脓液波动，量较多。

（3）乳突X线片表现为乳突气房模糊，脓腔形成后融合为一透亮区。CT扫面见中耳乳突腔密度均匀性增高。

（4）血常规示白细胞增多，多形核白细胞增加。

【鉴别诊断】 应注意和急性鼓膜炎、外耳道疖、耳廓或耳道先天瘘管感染相鉴别。

【治疗】 早期，全身及局部治疗同急性化脓性中耳炎。若引流不畅、感染未能控制，或出现可疑并发症如头痛严重或恶心、呕吐等时，应立即行乳突切开术。

第三节 慢性中耳炎

慢性中耳炎（chronic otitis media）系指发生在中耳的慢性炎症性疾病，包括慢性非化脓性中耳炎和慢性化脓性中耳炎。慢性非化脓性中耳炎主要是以慢性分泌性中耳炎为代表，在前面章节已单独阐述。2012 年中耳炎临床分类和手术分型指南对中耳炎分型做了较大的改动。本文也以此为指导做出相应的修改。

一、慢性化脓性中耳炎

慢性化脓性中耳炎（chronic suppurative otitis media）是中耳黏膜、骨膜或深达骨质的慢性化脓性炎症，常与慢性乳突炎合并存在。临床上常见，以耳内长期间断或持续性流脓、鼓膜穿孔和听力下降为特点，重者可以引起颅内、外并发症。

【病因】

1．急性化脓性中耳炎未获恰当而彻底的治疗，病程超过 8 周以上，或急性坏死性中耳炎，病变深达骨质者迁延为本病。

2．感染因素：常见致病菌为变形杆菌、绿脓杆菌、大肠埃希菌、金黄色葡萄球菌等，其中革兰阴性杆菌较多，可有两种以上细菌混合感染。

3．中耳系统的通气引流通道阻塞：在中耳炎病程中，中耳系统狭窄的通气引流通道（如鼓峡、鼓窦口等）很容易被水肿黏膜、包裹性积液、粘连或肉芽等炎性病变阻塞，使阻塞区域以上的结构如上鼓室、鼓窦、乳突气房等的炎性渗出液潴留，这是促使慢性化脓性中耳炎形成的一个重要病因。

4．腺样体肥大、慢性扁桃体炎、慢性化脓性鼻窦炎等鼻、咽部疾病可能与本病的发生、发展有关。

【病理及临床表现】　本病的主要病理变化为黏膜充血、增厚，有圆形细胞浸润，杯状细胞及腺体分泌活跃。病变可主要位于鼓室，也可侵犯中耳的其他部位。如黏膜上皮遭破坏，炎症侵入其下方的骨质，如听小骨、鼓室壁甚至面神经骨管，可发生慢性骨疡，局部有肉芽或息肉形成，少数有硬化灶或组织粘连并存。鼓膜边缘性穿孔或炎症持久不愈的大穿孔，黏膜破坏后可发生鳞状上皮化生，或继发中耳胆脂瘤。

临床特点：分为静止期和活动期。活动期间歇性或持续性耳流脓，量多少不等。上呼吸道感染时，脓量增多；脓液呈黏液性或黏脓性，一般无臭味；鼓膜穿孔位于紧张部，多呈中央性穿孔，大小不一（图 1-4-3A、B）。听觉损伤一般为轻中度传导性聋。静止期期间可以没有耳流脓，仅表现为听力下降。查体可以看到鼓膜穿孔，鼓室黏膜清洁。颞骨 CT 扫描可以没有特殊改变，也可以表现为上鼓室、鼓窦及乳突内有软组织阴影，可伴部分骨质破坏。

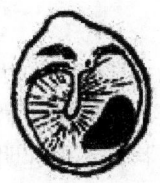 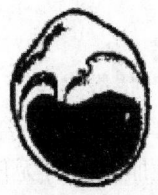 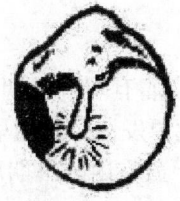 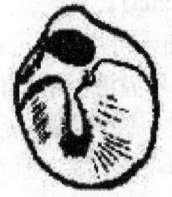

A. 紧张部前下　　　B. 紧张部大穿孔　　　C. 边缘性穿孔　　　D. 松弛部穿孔
方中央性穿孔

图 1-4-3　各种鼓膜穿孔示意图

二、中耳胆脂瘤

中耳胆脂瘤是复层鳞状上皮在中耳腔生长堆积形成的团块，其外层由纤维组织包围，内含脱落坏死上皮、角化物和胆固醇结晶，故称胆脂瘤，非真性肿瘤。胆脂瘤可对周围骨质产生破坏，炎症可由骨质破坏处向周围扩散，导致一系列颅内、外并发症。

1. 胆脂瘤形成的机制　确切机制尚不清楚，大致可分为原发性和继发性两类，主要的学说有：

（1）袋状内陷学说：由于咽鼓管通气功能不良，中耳腔长期处于负压状态，或中耳长期受到炎症的刺激，位于中、上鼓室间的鼓室隔处的黏膜、黏膜皱襞、韧带等组织增厚，甚至发生粘连，鼓前峡和鼓后峡因此而全部或部分闭锁，受上鼓室长期高负压的影响，鼓膜松弛部向鼓室内陷入，该处逐渐形成内陷囊袋。因囊袋的内壁系由鼓膜的表皮层组织组成，此表层上皮及角化物质可不断脱落，加之外耳道上皮因慢性炎症的影响而丧失其自洁能力，囊内角化物及上皮屑不能排出，囊腔的体积也逐渐扩大，最终形成胆脂瘤，即后天性原发性胆脂瘤（图1-4-4）。这种胆脂瘤早期大多沿锤骨头颈、砧骨外侧发展。

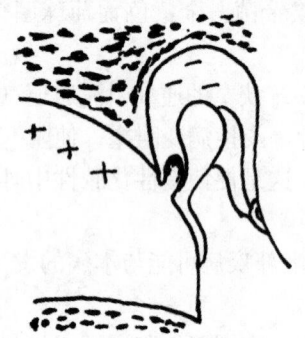 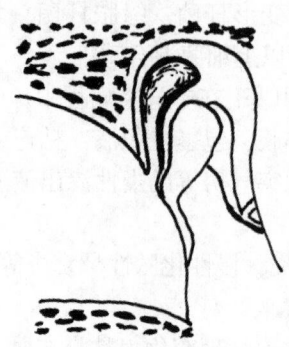 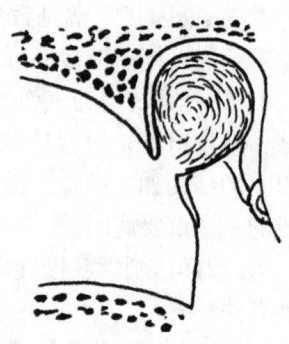

图1-4-4　袋状内陷学说

（2）上皮移行学说：具有鼓膜边缘性穿孔或大穿孔的慢性化脓性中耳炎，其外耳道及鼓膜的上皮沿边缘性穿孔的骨面向鼓室内移行生长，并逐渐伸达鼓室窦、鼓窦及乳突区，其上皮及角化物质脱落于该处而不能自洁，聚集成团，形成胆脂瘤，称为后天性继发性胆脂瘤。

（3）鳞状上皮化生学说：该学说认为，在慢性化脓性中耳炎时，听骨链区的炎性病变最严重，且多为顽固性病变，这些炎性病变长期浸润与刺激其相邻的鼓膜松弛部和鼓膜后上象限，引起外层鳞状上皮过度增生、角化、脱落而导致胆脂瘤形成。

（4）基底细胞增殖学说：有人认为，鼓膜松弛部的上皮细胞通过增殖而形成上皮小柱，后者破坏基底膜后伸入上皮下组织，在此基础上形成胆脂瘤，为原发性胆脂瘤（primary cholesteatoma）。

2. 临床特点

（1）耳溢液：继发性胆脂瘤有耳内长期流脓，脓量多少不等，由于腐败菌的继发感染，脓液常有特殊的恶臭。后天性原发性胆脂瘤早期无耳内流脓，合并感染时方有耳溢液。

（2）听力下降：原发性上鼓室内的早期局限性胆脂瘤可无任何症状，不引起明显的听力下降。如听骨链遭破坏，则患者可因听力下降而首诊。继发性胆脂瘤一般均有较重的传导性或混合性听力损失。

（3）耳鸣：可有高音调或低音调耳鸣。早期多不出现耳鸣。

3. 检查

（1）耳镜检查：鼓膜松弛部穿孔或紧张部后上方边缘性穿孔（图1-4-3D），或鼓膜大穿孔，从穿孔处可见鼓室内有灰白色鳞片状或豆渣样无定形物质，奇臭。穿孔处可伴有肉芽组织。早期原发性胆脂瘤，松弛部穿孔可被一层痂皮覆盖，如不除痂深究，常致误诊。大的胆脂瘤可致上鼓室外侧壁或外耳道后上骨壁破坏，或可见外耳道后上壁塌陷。

（2）纯音测听：听力损失可轻可重，可为传导性或混合性，少数为感音性聋。

（3）颞骨高分辨率CT扫描：示上鼓室、鼓窦或乳突内软组织影，可见骨质破坏区，其边缘浓密、整齐。

三、慢性中耳炎的诊断和鉴别诊断

【诊断】根据病史及检查结果，诊断不难。

慢性化脓性中耳炎和中耳胆脂瘤的鉴别要点见表1-4-1。

表1-4-1 慢性化脓性中耳炎和中耳胆脂瘤鉴别要点

	慢性化脓性中耳炎	中耳胆脂瘤
耳流脓	多为间歇性或持续性	持续性，如穿孔被痂皮所堵，则表现为间歇性；原发性者早期不流脓
分泌物性质	黏脓液可以伴有血性分泌物，可以无臭味	脓性，可含"豆渣样物"，恶臭
听力	一般为轻中度传导性听力损失	听力损失可轻可重，为传导性或混合性
鼓膜及鼓室	紧张部中央性穿孔或边缘性穿孔，鼓室黏膜光滑	松弛部穿孔或紧张部后上边缘性穿孔，鼓室内有灰白色鳞片状或无定形物质，亦可伴有肉芽
颞骨CT	无骨质破坏或有较少的骨质破坏	骨质破坏，边缘浓密、整齐
并发症	很少	常有
治疗原则	局部用药为主，可以手术治疗	尽早行乳突根治术

【鉴别诊断】 应与下列疾病相鉴别：

1. 慢性鼓膜炎 耳内长期流脓，鼓膜上有较多肉芽，而颞骨CT示鼓室及乳突均正常。

2. 中耳癌 多为鳞状细胞癌，好发于中年以上患者。耳内有血性分泌物及肉芽，伴耳痛，可出现同侧周围性面瘫及张口困难，晚期有Ⅵ、Ⅸ、Ⅹ、Ⅺ、Ⅻ脑神经症状。患者多有长期耳流脓史。检查见外耳道或鼓室内有新生物，触之易出血。影像学检查常可发现局部骨质破坏。新生物活检有助于确诊。

3. 结核性中耳乳突炎 多继发于肺结核或其他部位的结核。起病隐袭，耳内脓液稀薄，鼓膜可为紧张部中央性或边缘性穿孔，有时可见苍白肉芽。听力损失明显。乳突X线拍片提示骨质破坏或死骨形成。对肉芽组织进行病理学检查，或取分泌物涂片、培养、动物接种，多数可确诊。

四、慢性中耳炎的治疗

治疗原则为消除病因，控制感染，清除病灶，通畅引流，尽可能恢复听力。

1. 病因治疗 及时治愈急性化脓性中耳炎，并促使鼓膜愈合。积极治疗上呼吸道疾病，如慢性扁桃体炎、慢性腺样体炎、慢性鼻窦炎等。

2. 非手术治疗 引流通畅者，以局部用药为主，炎症急性发作时，宜全身应用抗生素。如有条件，用药前先取脓液作细菌培养及药敏试验，以指导用药。

（1）局部用药：通常用3%过氧化氢溶液洗耳，棉签拭干或用吸引器吸净，再滴入抗生素药水。按不同病变情况选择局部用药：①鼓室黏膜充血、水肿，有脓或黏液脓时，用抗生素水溶液或抗生素与糖皮质激素类药物混合液滴耳，如0.3%氧氟沙星滴耳液、0.25%氯霉素液、3% 林可霉素液、复方利福平滴耳液等，或根据中耳脓液的细菌培养及药物敏感试验结果，选择适当的抗生素药物。②对黏膜炎症逐渐消退、脓液减少、中耳潮湿者可用乙醇或甘油制剂，如 3% 硼酸乙醇、3% 硼酸甘油等。

（2）局部用药注意事项：忌用耳毒性抗生素，如氨基糖苷类。一般不主张用粉剂，有堵塞鼓膜穿孔，甚至引起严重并发症之嫌。尽量避免滴用有色药物，以免妨碍局部观察。中耳腔内忌用含酚类、砷类腐蚀剂。

（3）滴耳法：患者取坐位或卧位，病耳朝上。将耳廓向后上方轻轻牵拉，向外耳道内滴入药液 3 ~ 5 滴。然后以手指轻轻按压耳屏数次，促使药液经鼓膜穿孔处流入中耳，5 ~ 10 分钟后方可变换体位。使滴耳药液温度尽可能与体温接近，以免引起眩晕。抗生素水溶液不宜长期滴用。

3. 手术治疗

（1）中耳有肉芽或息肉，或耳镜下虽未见明显肉芽或息肉，而经正规药物治疗无效，CT 示乳突病变明显者，应作乳突开放＋鼓室成形术。

（2）中耳炎症已完全吸收，遗留鼓膜紧张部中央性穿孔者，可行单纯鼓室成形术。

（3）对于中耳胆脂瘤，应及早手术。手术治疗的目的：①彻底清除病变组织：对乳突和上、中、下、后鼓室、咽鼓管内的胆脂瘤、肉芽及病变骨质等，应完全、彻底地加以清除；②重建传音结构：在彻底清除病变组织的基础上，应尽可能地保留与传音结构有关的健康组织，如听小骨、残余鼓膜、咽鼓管黏膜、鼓室黏膜，乃至完整的外耳道及鼓沟等，并在此基础上同期或次期重建传音结构；③求得一干耳；④预防并发症。

五、慢性中耳炎的手术治疗

（一）耳显微外科简介

由于耳部解剖结构精细、复杂，位置深在，仅凭肉眼对这些特殊的结构进行手术操作受到很大的限制。20 世纪 40 年代初期，随着第一台手术显微镜的问世，开创了耳显微外科的先河。手术显微镜的应用使术者视野更清晰、操作更精细，病变清除更彻底，耳科手术从此得到了迅速发展。如今，耳显微外科技术不仅应用于中耳的病灶清除、鼓室成形术，而且还遍及其他的眩晕、面神经及颅底外科和人工耳蜗植入等精细度要求极高的手术中。

耳科手术显微镜、耳科电钻及相应的耳显微手术器械是耳显微外科的必备设置。手术显微镜应具备以下基本条件：①焦距≥20cm，耳科用手术显微镜的焦距为 22.5 ~ 25cm；②物像可放大 6 ~ 40 倍；③术者和助手的视线需与照明光轴重合良好；④无论放大倍数和投射方向如何，物像始终清晰明亮；⑤机械构件性能良好，操作方便。耳科电钻基本可分为气动钻和电动钻两种。气动钻的转速可超过 20 000r/min。除动力系统外，电钻手柄和钻头有各种型号，供使用时选择。电钻一般均有注水及吸水装置。手术者必须熟悉颞骨的详细解剖结构，具有双目手术显微镜下三维空间的定位能力，以及在显微镜下的狭小视野内熟练操作的技能。

（二）手术方式

慢性中耳炎的手术方式较多，几种手术方式可以相互结合，在一期或分期手术中并用，也可单独施行，介绍如下：

1. 以清理中耳病灶为目的的各种乳突手术 如上鼓室切开术、单纯乳突开放术、乳突根治术等。

（1）上鼓室切开术：上鼓室切开术是指磨开上鼓室外侧壁，必要时包括部分鼓窦外侧壁，清除病灶，重建听骨链，并用软骨或骨片重建上鼓室外侧壁的手术。本术适用于原发性上鼓室微小胆脂瘤而乳突正常者。

（2）乳突根治术：是通过开放乳突，切除外耳道后上骨壁，彻底清除中耳各部的病变组织，使鼓室、鼓窦、乳突腔和外耳道形成一永久向外开放的大腔的手术。其适应证为：①合并全聋或接近全聋的中耳胆脂瘤和保守治疗无效的伴肉芽或息肉的慢性化脓性中耳炎；②上述两种疾病和结核性中耳炎，因病变广泛已无条件作鼓室成形术者；③慢性中耳炎引起颅内并发症者；④局限于中耳的早期恶性肿瘤以及面神经瘤等良性肿瘤。

2. 乳突根治并一期鼓室成形的手术　包括关闭式和开放式手术。

（1）关闭式手术：又称外耳道壁完整式乳突切开鼓室成形术，是经乳突及后鼓室切开，清除中耳及乳突腔的胆脂瘤等病变组织，保持外耳道的完整性，并通过同期进行听骨链重建及鼓膜成形术而关闭鼓室的手术。其适应证为：具备鼓室成形条件的胆脂瘤型中耳乳突炎，保守治疗无效的骨疡型中耳炎及胆固醇肉芽肿。

（2）开放式手术：是一种经过改良的乳突根治术，术中既要彻底清除中耳各部的所有病灶，切除外耳道后上骨壁，使乳突腔、鼓窦向外耳道开放；同时又保留中耳的传音结构，并在此基础上作鼓室成形术。其适应证为：具备鼓室成形术条件的中耳胆脂瘤及伴肉芽或息肉的慢性化脓性中耳炎。

3. 以重建中耳传音结构为目的的鼓室成形术　鼓室成形术包括鼓膜成形和听骨链重建术。

（1）鼓膜成形术：又称鼓膜修补术，通过组织移植技术达到恢复鼓膜的完整性并提高听力的目的，是各种鼓室成形术的基本手术。修补鼓膜的材料很多，常用的有筋膜（多采用颞肌筋膜）、软骨膜、骨膜等。修补方法归纳有：内置法、夹层法、外置法。

（2）听骨链重建术：听骨链重建术是恢复鼓膜和外淋巴液之间的稳定连接，达到恢复或改善中耳传声系统功能的手术。听骨链的修复材料包括自体和同种异体骨（常用的有听小骨、乳突皮质骨等），以及异质材料（如金属丝、钛质听骨、多孔高分子聚乙烯或生物陶瓷听鼓赝复物等）。塑料或生物陶瓷赝复物有全听骨赝复物（total ossicular replacement prosthesis，TORP）和部分听骨赝复物（partial ossicular replacement prosthesis，PORP）。术中根据听小骨的不同缺损情况进行重建。应用骨质进行重建时，则可在术中视不同情况，对骨质研磨加工后应用之。

总之，对于每一位化脓性中耳炎患者，手术方法的选择应个体化，要根据其病变性质、病损范围、并发症的有无、咽鼓管功能情况、乳突气化情况、患耳和对侧耳的听力水平，以及患者对手术的耐受能力、术者的操作熟练度等综合考虑来决定。

第四节　慢性化脓性中耳炎并发症

一、概述

慢性化脓性中耳炎可产生多种颅内、外并发症，简称耳源性并发症（otogenic complication），重者危及生命，是耳鼻咽喉头颈外科常见的急重症之一。发病原因主要有中耳胆脂瘤或慢性化脓性中耳炎急性发作，导致乳突骨质破坏严重、脓液引流不畅；机体抵抗力差，致病菌毒力较强或对抗生素不敏感、具抗药性等因素。主要传播途径有（图1-4-5）：

1. 经破坏、缺损的骨壁　此途径最常见。脓液穿破乳突外侧壁骨质或乳突尖内侧骨壁，顺此进入耳后骨膜下或颈深部，在局部形成脓肿；半规管或面神经骨管遭到破坏，可导致迷路炎或面神经麻痹；胆脂瘤可破坏鼓室盖、乳突盖、乙状窦骨板，使中耳的化脓性炎症直接向颅内蔓延。

2. 经正常的解剖窗隙　化脓性中耳炎的感染物和毒素可经前庭窗、蜗窗侵犯内耳，化脓性迷路炎可循蜗小管、前庭小管、内耳道等途径向颅内播散。

3. 血行途径　中耳感染可直接通过血流或随血栓性静脉炎蔓延至颅内，或并发的脓毒败血症引起远离脏器的化脓感染，如肺炎、肺脓肿等。

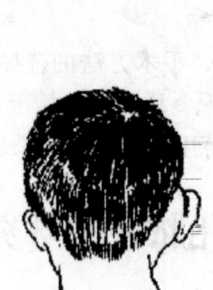

图1-4-5　耳源性并发症扩散示意图

1. 耳后骨膜下脓肿　2. 硬脑膜外脓肿　3. 颈深部脓肿（二腹肌外）

4. 乙状窦周围脓肿　5. 乙状窦血栓性静脉炎　6. 颞叶脓肿

7. 小脑脓肿　8. 硬脑膜　9. 骨膜　10. 颈深部脓肿（二腹肌内）

二、颅外并发症

（一）耳后骨膜下脓肿

慢性化脓性中耳乳突炎急性发作时，乳突腔内蓄积的脓液经乳突外侧骨皮质破坏处流入耳后骨膜下，形成耳后骨膜下脓肿（postauricular subperiosteal abscess）。脓肿穿破骨膜及耳后皮肤则形成耳后瘘管，可长期不愈。

【临床表现】

1. 耳后皮肤红、肿、疼痛，耳廓后沟消失，耳廓被推向前、外方；可伴同侧头痛及发热等全身症状（图1-4-6）。

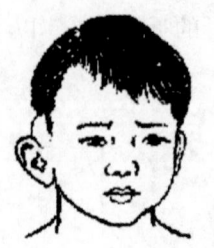

图1-4-6　耳后骨膜下脓肿

【临床表现】

2. 骨膜未穿破者，触诊时波动感不明显；脓肿诊断性穿刺，可抽出脓液。

【治疗】　在抗生素控制下，行乳突根治术、脓肿切开引流术。

（二）颈部贝佐尔德脓肿

乳突内蓄脓，可穿破乳突尖内侧的骨壁而流入胸锁乳突肌的内面，在耳下颈侧深部形成脓肿，称贝佐尔德脓肿（Bezold's abscess）。

1. 患侧乳突尖至下颌角水平处肿胀，压痛明显，颈部运动受限。

2. 由于脓肿位于胸锁乳突肌深面，故波动感不明显；穿刺抽脓，即可确诊。

48

【治疗】 在抗生素控制下，行乳突根治术的同时，颈部脓肿切开引流。

（三）迷路炎

迷路炎是化脓性中耳乳突炎较常见的并发症。按病变范围及病理变化可分为局限性迷路炎（circumscribed labyrinthitis）、浆液性迷路炎（serous labyrinthitis）及化脓性迷路炎（suppurative labyrinthitis）。

1. 局限性迷路炎　亦称迷路瘘管（fistula of labyrinth）。多因胆脂瘤或慢性骨炎破坏迷路骨壁，形成瘘管，使中耳与迷路骨内膜或外淋巴隙相通。

【临床表现】

（1）阵发性眩晕，多在头或体位变动、压迫耳屏或耳内操作（如挖耳、洗耳等）时发作。

（2）听力有不同程度减退，多为传导性聋。

（3）瘘管试验诱发出眩晕和眼球偏斜，为瘘管试验阳性；前庭功能一般正常。

【治疗】

（1）药物治疗：发作期给予抗生素加适量地塞米松，静脉滴注。

（2）手术治疗：在足量抗生素控制下行乳突手术。

2. 浆液性迷路炎　是以浆液或浆液纤维素渗出为主的内耳弥漫性非化脓性炎症疾病。

【临床表现】

（1）眩晕、恶心、呕吐、平衡失调。

（2）听力明显减退，为感音神经性聋。

（3）瘘试验可为阳性，前庭功能有不同程度减退。

【治疗】

（1）对症治疗：如镇静药物、糖皮质激素类药物等。

（2）并发于慢性中耳炎者，在足量抗生素控制下行乳突手术，迷路无须开放。

3. 化脓性迷路炎　化脓菌侵入内耳，引起迷路弥漫性化脓病变，称化脓性迷路炎。本病内耳终器全被破坏，其功能全部丧失。多因中耳感染扩散，或由浆液性迷路炎发展而来。

【临床表现】

（1）严重眩晕，呕吐频繁，头部及全身稍活动时加剧。

（2）听力完全丧失，可有耳深部疼痛。

（3）自发性眼震初期向患侧，迷路破坏后可转向健侧；前庭功能检查、冷热试验患侧可无反应。

【治疗】

（1）非手术治疗：足量抗生素控制感染，适当应用镇静剂如地西泮等，呕吐频繁者可适当输液。

（2）手术治疗：行乳突根治术，清除病变时，不宜扰动瘘管内的纤维结缔组织，瘘管口可覆盖颞肌筋膜。化脓性迷路炎疑有颅内并发症时，应立即行迷路切开术，以利通畅引流，防止感染向颅内扩展。

（四）耳源性面瘫

耳源性面瘫（otogenic facial paralysis）多由于急、慢性化脓性中耳炎或中耳胆脂瘤的炎症侵袭或直接压迫引起面神经水肿、损伤破坏所致。耳源性面瘫多为单侧性、周围性，一般为不完全性面瘫。

【临床表现】

1. 面瘫时，患侧面部运动障碍，致不能提额、皱眉，眼睑闭合不全，口歪向健侧，患侧口角下垂，鼻唇沟不显，不能作鼓腮及吹口哨等。

2．面神经电图及肌电图检查可了解面神经变性、病损程度。

3．X 线乳突摄片可见乳突骨质破坏。

【治疗】

1．非手术治疗　急性化脓性中耳炎引起的面瘫，一般经保守治疗，多能恢复。常用消炎药物、激素、神经营养药物、血管扩张药，配合理疗。

2．手术治疗　如属胆脂瘤或骨质破坏所引起者，应立即行乳突根治术，清除病变，并进行面神经探查、减压术或面神经移植术。

三、颅内并发症

（一）硬脑膜外脓肿

硬脑膜外脓肿（extradural abscess）是硬脑膜与颅骨之间或乙状窦与乙状窦骨板之间的感染化脓，后者又称乙状窦周围脓肿（peripheral abcess of sigmoid sinus）。

【临床表现】

1．脓肿较小者多无明显症状，常在乳突手术中发现。

2．脓肿增大后，出现低热、患侧头痛，局部可有叩痛。

3．如脓肿较大，可出现颅内压增高症状。

4．颞骨 CT 可见乳突骨质破坏。

【治疗】　行乳突根治术，如在术中发现鼓窦天盖或乙状窦骨板骨质破坏、脓液溢出，应除去骨板至暴露正常脑膜，以利引流。

（二）乙状窦血栓性静脉炎

乙状窦血栓性静脉炎（thrombophlebitis of sigmoid sinus）是伴有血栓形成的乙状窦静脉炎，右侧较多见，为常见的耳源性颅内并发症。

【临床表现】

1．全身症状　典型者先有畏寒、寒战，继之高热，体温可达 40℃ 以上，数小时后大量出汗，体温骤降至正常。上述症状每日发作 1～2 次。由于大量抗生素的应用，此种体温变化可变得不典型，表现为低热。

2．局部症状及体征　感染波及乳突导血管、颈内静脉及其周围淋巴结时，出现患侧耳后、枕后及颈部疼痛，乳突后方可有轻度水肿，同侧颈部可触及索状肿块，压痛明显。

3．实验室检查　白细胞明显增多，多形核白细胞增多；寒战及高热时抽血作细菌培养，可为阳性。脑脊液常规检查多属正常。

4．Tobey-Ayer 试验　腰椎穿刺，测脑脊液压力。压迫健侧颈内静脉，脑脊液压力迅速上升，可超出原压力的 1～2 倍。然后压迫患侧颈内静脉，若乙状窦内有闭塞性血栓形成，则脑脊液压力无明显改变或微升，此现象称 Tober-Ayer 试验阳性。

5．眼底检查　患侧视乳头可出现水肿，视网膜静脉扩张。压迫正常颈内静脉时，眼底静脉可有扩张，若压迫颈内静脉时眼底静脉无变化，表明颈内静脉有闭塞性血栓形成。此法称 Crowe 试验。

【治疗】

1．非手术治疗　及早足量应用抗生素控制感染。对贫血患者，予输血等支持疗法。

2．手术治疗　及时行乳突手术，探查乙状窦，清除病灶，通畅引流。窦内血栓一般不必取出。乳突术后症状不见减轻、患侧颈部压痛明显，或出现转移性脓肿时，应行患侧颈内静脉结扎术。

（三）耳源性脑膜炎

耳源性脑膜炎（otogenic meningitis）是急性或慢性化脓性中耳乳突炎所并发的软脑膜、蛛网膜急性化脓性炎症，是一种常见的颅内并发症。中耳感染可通过各种途径直接侵犯软脑膜和蛛网膜，亦可通过所引起的其他并发症而间接地引起软脑膜炎。

【临床表现】

1. 高热、头痛、呕吐 起病时可有寒战，继之发热，体温可高达40℃左右；头痛剧烈，为弥漫性全头痛，常以后枕部为重；呕吐呈喷射状，与饮食无关。

2. 可伴精神及神经症状 如烦躁不安、抽搐，重者谵妄、昏迷，以及出现相关的脑神经麻痹等。

3. 脑膜刺激征 颈项强直，甚者角弓反张。凯尔尼格（Kernig）征及布鲁津斯基（Brudzinskin）征阳性。

4. 实验室检查 脑脊液压力增高、混浊，细胞数增多，以多形核白细胞为主，蛋白质含量增高，糖含量降低，氯化物减少。细菌培养可为阳性。血中白细胞增多，多形核白细胞增加。

【治疗】

1. 非手术治疗 足量应用抗生素及磺胺类药物控制感染，注意支持疗法及水和电解质平衡。必要时腰椎穿刺，注入适量抗生素。

2. 手术治疗 在控制下行乳突探查、根治术；对骨质破坏者，除去骨板至正常脑膜暴露。

（四）耳源性脑脓肿

耳源性脑脓肿（otogenic brain abscess）为化脓性中耳乳突炎所并发的脑组织内的脓液积聚，约占脑脓肿发病率的80%，是一严重、危险的并发症。多见于青壮年。脓肿多位于大脑颞叶及小脑，多由于中耳胆脂瘤破坏鼓室盖、鼓窦盖、乳突盖或破坏乙状窦、窦脑膜角骨板，炎症直接侵入脑组织所致（图1-4-7）。

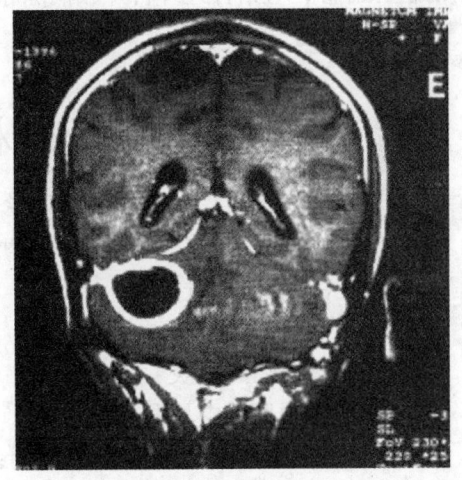

图1-4-7 颞叶脓肿 MRI

【临床表现】 脑脓肿的临床表现可分为四期：

1. 起病期 约数天。有畏寒、发热、头痛、呕吐及轻度脑膜刺激征等早期局限性脑炎或脑膜炎的表现。

2. 潜伏期 持续10天至数周不等。多无明显症状，或有不规则头痛、低热，以及嗜睡、抑郁、烦躁、少语等精神症状。

3. 显症期 历时长短不一，脓肿形成，出现各种症状。

（1）中毒性症状：如发热或体温正常或低于正常，食欲缺乏、全身无力等。

（2）颅内压增高症状：①头痛剧烈，多为持续性，常于夜间加剧。②意识障碍，如表情淡漠、嗜睡，甚至昏迷。③呕吐为喷射状，与饮食无关。④脉搏迟缓，与体温不一致。⑤可出现视盘（视乳头）水肿。⑥其他：如打呵欠、频繁的无意识动作（挖鼻、触弄睾丸等）、性格与行为改变等。

（3）局灶性症状：局灶性症状出现可早可晚，亦可不明显。

颞叶脓肿：①对侧肢体偏瘫；②对侧中枢性面瘫；③失语症；④对侧肢体强直性痉挛，同侧瞳孔散大或出现对侧锥体束征。

小脑脓肿：①中枢性眼震；②同侧肢体肌张力减弱或消失；③共济失调，如指鼻不准、错指物位、轮替运动障碍、步态蹒跚等。

4. 终期　常因脑疝形成或脑室炎、暴发性弥漫性脑膜炎死亡。

【诊断】　慢性化脓性中耳炎急性发作病程中，患者出现剧烈头痛、呕吐、神志迟钝、表情淡漠、嗜睡、脉缓等表现，虽尚无定位体征，应考虑到脑脓肿的可能，抓紧进一步检查确诊，必要时请神经外科协同诊治。

1. 头颅 CT 及 MRI 扫描　可显示脓肿大小、位置等情况，对脑脓肿早期定位诊断具有重要意义。

2. 经颈动脉脑血管造影　对大脑脓肿有诊断意义，但无助于小脑脓肿的诊断。

3. 脓肿诊断性穿刺　除颅底穿刺探查外，尚可经乳突腔作诊断性穿刺。

4. 颅内压增高者，腰椎穿刺要慎重，以防诱发脑疝。

【治疗】

1. 非手术治疗　开始可用大量广谱抗生素，以后参照细菌培养结果选用适当的抗生素。颅内压增高时，可用脱水疗法以降低颅内压，如用 20% 甘露醇与 50% 葡萄糖静脉交替注射，或用 25% 山梨醇、30% 尿素，酌情应用类固醇激素类药物等。注意支持疗法及水与电解质平衡。

2. 手术治疗　及时行乳突探查术，清除乳突病灶，除去破坏的骨板至暴露正常脑膜，自乳突腔穿刺、切开排脓。若病情重笃，出现脑疝或脑疝危象，应立即气管插管，给氧，紧急由神经外科行钻颅穿刺抽脓，或作侧脑室引流术，抢救生命。经反复穿刺抽脓无效或为多房性脓肿等，宜请神经外科开颅摘除脓肿。

（王宁宇　王　辉）

附　录：中耳炎临床分类和手术分型指南（2012）

中华医学会耳鼻咽喉头颈外科学分会耳科学组
《中华耳鼻咽喉头颈外科杂志》编辑委员会耳科组

一、中耳炎临床分类

（一）分泌性中耳炎

（二）化脓性中耳炎

1. 急性化脓性中耳炎

2. 慢性化脓性中耳炎：①静止期；②活动期

（三）中耳胆脂瘤

（四）特殊类型中耳炎

1. 结核性中耳炎

2. AIDS 中耳炎

3. 梅毒性中耳炎

4. 真菌性中耳炎

5. 坏死性中耳炎

6. 放射性中耳炎

7．气压性中耳炎

二、中耳炎并发症

（一）颅外并发症

1．颞骨外并发症：①耳周骨膜下脓肿；② Bezold 脓肿；③ Mouret 脓肿

2．颞骨内并发症：①周围性面神经麻痹；②迷路炎：a．迷路瘘管，b．化脓性迷路炎；③岩尖炎

（二）颅内并发症

1．硬脑膜外脓肿

2．硬脑膜下脓肿

3．脑膜炎

4．乙状窦血栓性静脉炎

5．脑脓肿：①大脑脓肿；②小脑脓肿

6．脑积水

三、中耳炎后遗疾病

（一）不张性／粘连性中耳炎

（二）鼓室硬化

（三）中耳胆固醇肉芽肿

（四）隐匿性中耳炎

四、中耳炎手术分型

（一）鼓室成形术

Ⅰ型：单纯鼓膜成形，不需要重建听骨链

Ⅱ型：底板活动，镫骨上结构存在

Ⅲ型：底板活动，镫骨上结构缺如

（二）中耳病变切除术

1．乳突切开术

2．乳突根治术

3．改良乳突根治术（Bondy 手术）

（三）中耳病变切除＋鼓室成形术

1．完璧式乳突切开＋鼓室成形术

2．开放式乳突切开＋鼓室成形术

3．完桥式乳突切开＋鼓室成形术

4．上鼓室切开＋鼓室成形术

（四）其他中耳炎相关手术

1．鼓室探查术

2．耳甲腔成形术

3．外耳道成形术

4．外耳道后壁重建术

5．乳突缩窄术

6．中耳封闭术

第五章

耳硬化症

 学习目标

了解耳硬化的临床特点。

耳硬化症（otosclerosis）是一种原发于内耳骨迷路的局灶性病变，原因不明。以内耳骨迷路密质骨出现灶性疏松、呈海绵状变性为特征，又称为耳海绵症。主要表现为双耳不对称性进行性传导性聋，晚期可出现感音神经性聋。

【发病率】 临床耳硬化症的发病率随不同种族和地区而不同。文献报道，白种人发病率最高，为 0.3% ～ 0.5%，黄种人为低发种族。

20 ～ 40 岁为高发年龄。性别差异报道不一，国外报道白种人男女比例约为 1：2，而我国男女比例约为 2：1。

【病因】 尚未明确，有以下学说：

1. 遗传学说 耳硬化症发病率存在种族及家系差异，有学者认为是常染色体显性或隐性遗传。近年分子生物学研究发现，半数以上病例存在异常基因。

2. 内分泌学说 本病多见于青春发育期，以女性发病率高，且妊娠、分娩与绝经都可使病情加重，因此推测与内分泌代谢紊乱有关。

3. 骨迷路成骨不全 前窗裂为正常成人骨迷路结构，终身存在，但在某种因素作用下，前窗裂内纤维结缔组织束及软骨组织可骨化成硬化病灶，临床及颞骨病理所见病灶多由此开始。

4. 自身免疫因素及其他 有学者发现耳硬化症病灶与类风湿性关节炎等病理变化相似，属于胶原性疾病或间质性疾病；还有人发现，酶代谢紊乱是使镫骨固定形成的原因；还有学者认为其与流行性腮腺炎病毒、麻疹病毒、风疹病毒感染有关。

【病理】 骨迷路的骨壁由骨外膜层、内生软骨层和骨内膜层构成。耳硬化病灶常始于中间的内生软骨层，可波及内、外层。70% ～ 90% 发生于前庭裂，侵犯环韧带及镫骨足板致声音传导障碍，40% 病例在蜗窗或蜗管上有病灶，少数尚可见于内听道壁中。

病理学可分为三个时期：①充血期：内生软骨层内的正常骨质由于多种酶的作用发生局灶性分解和吸收，血管形成增多、充血。②海绵化期：为活动期，正常骨质分解、吸收，代之以疏松的海绵状骨。病灶内充满大量血管腔隙和不成熟网状骨。腔隙内含有大量破骨细胞、成骨细胞和纤维组织。网状骨为疏松骨质，胶原纤维无规则穿行其间。③硬化期：血管间隙减少，骨质沉着，原纤维呈编织状，形成致密、硬化新骨。姜泗长将耳硬化病灶病理变化归纳为活动型、中间型、静止型和混合型。

耳硬化症病变呈局灶性发展缓慢者多，也有进展较快者。临床上常见的镫骨性耳硬化症，病灶侵犯前庭窗龛、环韧带及镫骨，使镫骨活动受限。耳蜗性或迷路性耳硬化症，病灶发生在蜗窗、蜗管、半规管及内听道骨壁，病灶侵及内骨膜和骨层，可直接影响基底膜活动及内耳供血，并向外淋巴液释放有毒物质，损伤血管纹及听觉毛细胞，产生眩晕及感音性听力下降。

【临床表现】

1. 耳聋　无诱因双耳同时或先后呈缓慢进行性听力减退，起病隐袭，发病时间常不明确。

2. 耳鸣　常与耳聋同时存在，持续性或间歇性；以低调耳鸣为主，高调耳鸣提示耳蜗受侵。

3. 威利斯误听（Willis paracusis）　临床耳硬化症主要为传导聋，患者在一般环境中听辨语言困难，在嘈杂环境中听觉反较安静环境为佳，此为威利斯误听，出现率为20%～80%。

4. 眩晕　若病灶侵犯前庭神经，可有眩晕，可能与半规管受累或迷路水肿有关。前庭功能检查正常，多数患者手术后眩晕可消失。

【检查】

1. 耳部检查　耳道较宽大，皮肤薄而毛稀。鼓膜完整，位置及活动良好，光泽正常或略显菲薄，部分患者可见 Schwartze 征，为鼓岬活动病灶区黏膜充血的反映。

2. 听功能检查

（1）音叉检查：呈 Bezold 三征，即低频听阈提高、骨导延长及 Rinne 试验阴性；常用256Hz 或 512Hz 音叉进行检查。

Gelle 试验：被用来检查镫骨是否固定。

Weber 试验：偏向听力差侧。

Rinne 试验：阴性，骨导大于气导（B.C ＞ A.C）。

Schwabach 试验：骨导延长。

Gelle 试验：阴性，但须注意假阴性。

（2）纯音听阈：典型分为上升型、平坦型和下降型。可出现特征性的卡哈切迹（Carhart notch），表现为 0.5～2kHz 不同程度下降，但 4kHz 接近正常（图 1-5-1、1-5-2、1-5-3）。

3. 声导抗测试

鼓室图：早期为 A 型，随镫骨固定程度加重，可出现 As 型；鼓膜萎缩者表现为 Ad 型曲线。

声顺值：正常。

镫骨肌反射：早期镫骨肌反射阈升高，呈"起止"双曲线；而后即消失，不能引出。

4. 影像学检查

CT 及多排螺旋 CT 多平面重建（MPR）检查：在 0.625mm 薄层 CT 片可见前庭窗、蜗窗、耳蜗骨迷路耳硬化症病灶，表现为前庭窗扩大或缩小，耳蜗骨迷路边缘不整，呈条状密度减低或双环状改变。MPR 可显示颞骨解剖及变异，有利于制订手术方案。但耳硬化症影像表现为非特异性征象，需与其他疾病鉴别。前庭窗型耳硬化症需与耳囊内局限性低密度鉴别，后者是耳囊的先天性变异或耳囊骨化延迟所致，儿童常见，临床亦无耳硬化症表现。耳蜗型耳硬化症海绵化期要与累及双侧耳囊的对称性、弥漫性脱钙疾病（如成骨不全、Paget 病、梅毒、颞骨溶骨性转移）相鉴别。

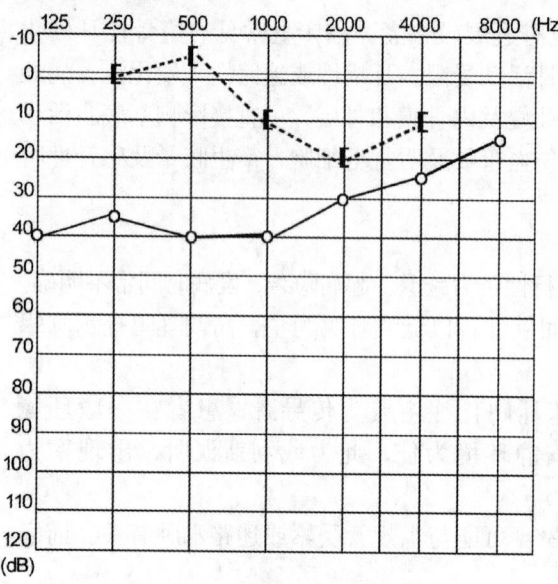

图 1-5-1 耳硬化症早期听力图

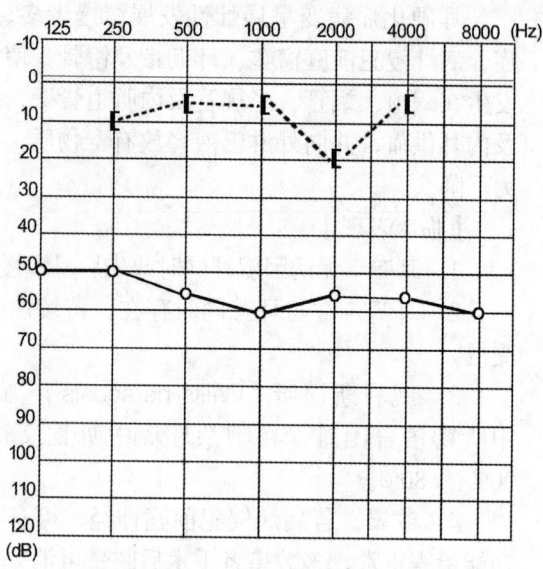

图 1-5-2 耳硬化症中期听力图

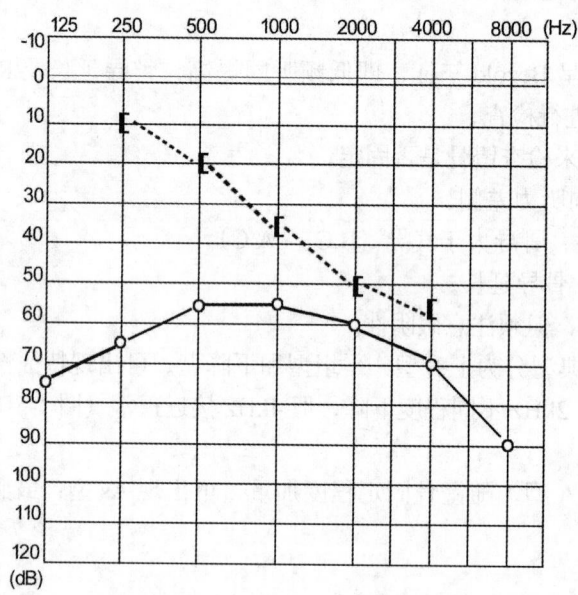

图 1-5-3 耳硬化症中晚期听力图

【诊断与鉴别诊断】

病史中无诱因出现两耳不对称进行性传导性聋及低频耳鸣，鼓膜正常，咽鼓管功能良好，音叉检查显示 Bezold 三征，Gelle 试验阴性，纯音骨导听力曲线有卡哈切迹，可诊断为镫骨型耳硬化症。需与中耳畸形、前庭窗闭锁、分泌性或粘连性中耳炎、鼓室硬化症、后天原发性上鼓室胆脂瘤、van der Hoeve 综合征、Paget 病鉴别。

无明显原因出现与年龄不一致的双耳进行性感音神经性聋，鼓膜完整，有 Schwartze 征，听力图气、骨导均下降但部分频率（主要是低频）骨、气导差＞20dB HL，有家族性耳硬化症病史者，应考虑耳蜗型或晚期耳硬化症；影像学检查发现骨迷路或内听道骨壁有骨质不均匀、骨腔变形等表现者，可确诊为迷路型耳硬化症。

迷路型耳硬化症需要与迟发性遗传性感音神经性聋、慢性耳中毒以及全身性疾病如糖尿病等因素所致的进行性耳聋相鉴别。

【治疗】

1. 保守治疗

（1）药物治疗：氟化钠 8.3mg、碳酸钠 364mg 口服，每日 3 次，持续半年后减量，维持量 2 年，同时使用维生素 D，据称可使病变进展停止。氟化钠对耳蜗型耳硬化症的疗效尚不确定。

（2）佩戴助听器：对有手术禁忌证或拒绝手术治疗的患者，可佩戴助听器。

2. 手术治疗　手术适应证是镫骨型耳硬化症，手术效果主要取决于临床分期、术式的选择。手术方式包括镫骨手术和内耳开窗术。

（1）镫骨手术：镫骨手术的原则是使固定的镫骨重新活动或使封闭的前庭窗重新开放，恢复前庭窗的传音功能。

1）镫骨撼动术：由 Rosen（1952）倡导，适用于早期耳硬化症，硬化病灶局限于镫骨足板前缘。近期有效率 80%，远期疗效差而很少采用。

2）镫骨切除术：适应证为：①耳硬化症患者，气导听力损失在 30 dB HL 以上，气、骨导差距在 15 dB HL 以上，言语识别率在 60% 以上者；②先天性镫骨畸形，或慢性中耳炎时出现镫骨固定。根据镫骨处理方式分为：①底板全切除术；②底板部分切除术；③底板钻孔活塞术。目前底板开小窗＋活塞法应用广泛。

（2）内耳开窗术：适用于镫骨手术困难患者，如中耳畸形；前庭窗广泛硬化灶；镫骨手术后前庭窗再度骨化。该术式不能消灭骨、气导差距，骨导听阈大于 30dB 者不宜选用。

（3）常见手术并发症

1）中耳炎：急性细菌感染发生在数天内，少见。术后应用抗生素可预防中耳炎发生。

2）眩晕：术中或术后眩晕说明手术刺激反应较重，应对症治疗。

3）修复性肉芽肿：通常出现在术后 5～15 天，表现为不稳感、耳鸣以及初期听力进步后又减退。可见外耳道皮片水肿、充血，鼓膜后部发红。听力呈混合性聋，高频更重，语言辨别记分下降。应紧急切除肉芽肿，术后有一半患者听力恢复，另一半遗留不同程度感音神经性聋。

4）鼓膜穿孔：通常因手术直接损伤，术后感染也是原因之一。病情稳定后可行鼓膜成形术。

5）迟发性面瘫：数天后发生，为面神经反应性水肿所致。用激素及神经营养剂可望在一至数周内痊愈。

6）感音神经性聋：原因有：①损伤膜迷路；②外淋巴污染；③修复性肉芽肿。

7）传导性聋：原因为：①假体不良；②纤维粘连；③锤骨固定未查出；④圆窗闭塞未查出。应行鼓室探查术。

8）外淋巴漏：是镫骨手术潜在的严重并发症，典型症状为轻至中度的波动性感音神经性聋和发作性不稳感，也可表现为突发性聋和严重眩晕，但少见。处理采用组织修复和重换假体。

9）砧骨吸收性骨炎原因：①对假体的异物反应；②钢丝过紧导致砧骨长脚吸收。导致大的骨、气导间距，应行鼓室探查，更换假体连接于砧骨长突残端或锤骨柄。

【预后】目前尚无有效药物，手术只能改善中耳传音功能，不能阻止病灶发展。部分进展较快、多病灶者，有可能发展为重度感音神经性聋。

知识链接

Gelle 试验：又名盖莱试验（Gelle test，GT），是检查镫骨有无固定的试验方法。将振动的 C256 音叉柄底放在鼓窦区，同时以鼓气耳镜向外耳道交替加压和减压，若声音强弱波动，亦即当加压时骨导听觉减低，减压时恢复，即为阳性。若加压、减压声音无变化，则为阴性。该法最初用来诊断耳硬化症，后来发现凡听骨链固定均可以出现阴性结果。

思考题：1. 为什么耳硬化症的患者会出现 Gelle 试验阴性？
2. 还有哪种疾病可以表现为 Gelle 试验阴性？

（孙建军　刘　亮）

第六章

眩 晕

学习目标

1. 掌握梅尼埃病的诊断和治疗原则。
2. 掌握耳源性眩晕的临床特点以及鉴别要点。

第一节 梅尼埃病

梅尼埃病（Meniere disease）是一种原因不明的、以特发性膜迷路积水为主要病理特征的内耳病，临床表现为反复发作的旋转性眩晕，波动性感音神经性听力损失，耳鸣和（或）耳胀满感。

文献报道该病发病率差异较大，为（7.5～218)/10万人。发病年龄差异较大，为4～90岁；多发于中年，发病高峰年龄为40～60岁；男女发病比例为（1～1.3）：1。一般单耳发病，随着病程延长，可出现双耳受累。

【病因】 迄今不明。内淋巴由耳蜗血管纹及前庭暗细胞产生后，通过局部环流（radial circulation）及纵流（longitudinal flow）方式达内淋巴囊被吸收，借以维持其容量的恒定。梅尼埃病发生机制主要是内淋巴产生和吸收失衡。主要学说如下：

1. 内淋巴管机械阻塞与内淋巴吸收障碍 内淋巴纵流任何部位的狭窄或梗阻，如内淋巴囊发育不良、炎性纤维变性增厚等，都可能引起内淋巴管机械性阻塞或内淋巴吸收障碍，是膜迷路积水的主要原因。

2. 免疫反应学说 研究证实，内耳能接受抗原刺激并产生免疫应答，以不同方式进入内耳或由其本身产生的抗原，能刺激聚集在血管、内淋巴管和内淋巴囊周围的免疫活性细胞产生抗体。内耳局部产生的抗体在血管纹中产生抗原－抗体反应，可引起膜迷路积水。

3. 内耳缺血学说 自主神经功能紊乱、内耳小血管痉挛可以导致内耳及内淋巴囊微循环障碍，引起组织缺氧、代谢紊乱、内淋巴渗透压增高，外淋巴及血液中的液体移入，造成容纳内淋巴液的膜迷路积水。

【病理】 基本病理表现为膜迷路积水膨大，膜蜗管和球囊较椭圆囊和壶腹明显。膜蜗管膨大，前庭膜被推向前庭阶，前庭膜内皮细胞增生。球囊膨大，充满前庭，向外抵达镫骨足板，向后上压挤椭圆囊使之扭曲移位。内淋巴压力极高时可使前庭膜破裂，内、外淋巴混合，尤其当膜迷路反复破裂或长期不愈时，血管纹、盖膜、耳蜗毛细胞及其支持细胞、传入神经纤维及其螺旋神经节细胞均可退变。前庭终器病变常较耳蜗为轻。

内、外淋巴交混导致离子平衡破坏、生化紊乱是梅尼埃病临床发病的病理基础。

【临床表现】 典型临床表现包括发作性眩晕（recurring attacks of vertigo），波动性、渐进性听力下降（fluctuating and progressive hearing loss），耳鸣（tinnitus）以及耳胀满感（aural fullness）。

1. 眩晕 突发旋转性眩晕伴有恶心、呕吐等自主神经症状。睁眼转头时加剧，闭目静卧时减轻。患者神志清醒。眩晕持续时间短暂，通常 2 ～ 3 小时转入缓解期，持续超过 24 小时者较少见。眩晕常反复发作。

2. 听力下降 初期可无自觉耳聋，多次发作后始感明显。一般为单侧，发作期加重，间歇期减轻，呈明显波动性听力下降。听力丧失的程度随发作次数的增加而加重，但极少全聋。

3. 耳鸣 多出现在眩晕发作之前。初为持续性低调吹风声或流水声，后转为高音调蝉鸣声或汽笛声。耳鸣在眩晕发作时加剧，间歇期自然缓解，但常不消失。

4. 耳胀满感 发作期患耳内或头部有胀满、沉重感，有时感耳周灼痛。

【检查】

1. 耳镜检查 鼓膜正常。鼓室导抗图正常。咽鼓管功能良好。

2. 前庭功能检查 冷热试验正常或异常，有优势偏向。镫骨足板与膨胀的球囊粘连时，增减外耳道气压时诱发眩晕与眼震，称 Henenbert 征（Henenbert sign）阳性。

3. 听力学检查 呈感音神经性聋表现，纯音听力图早期为上升型，晚期可呈平坦型或下降型。阈上功能检查有重振现象，音衰试验正常。耳蜗电图 –SP 增大、SP–AP 复合波增宽，–SP/AP 比值增加（–SP/AP > 0.4），AP 的振幅 - 声强函数曲线异常陡峭。

4. 甘油脱水剂试验 目的是通过减少异常增加的内淋巴而检测听觉功能的变化，协助诊断。阳性率为 57% ～ 75%。听力损害轻微或重度无波动者，结果可能为阴性；服用甘油后耳蜗电图中 –SP 幅值减小、耳声发射由无到有，均可作为阳性结果的客观依据。

5. 颞骨 CT 偶显示前庭导水管周围气化差，导水管短而直。

6. 膜迷路 MRI 成像 部分患者可显示前庭导水管变直、变细。

【诊断与鉴别诊断】 梅尼埃病诊断主要依靠翔实的病史、全面的检查和仔细的鉴别诊断，在排除其他可引起眩晕的疾病后作出临床诊断。中华医学会耳鼻咽喉科学分会及《中华耳鼻咽喉科杂志》编委会 2006 年贵阳会议制定出梅尼埃病的诊断依据如下：

1. 诊断依据

（1）发作性旋转性眩晕 2 次或 2 次以上，每次持续 20 分钟至数小时。常伴自主神经功能紊乱和平衡障碍。无意识丧失。

（2）波动性听力损失，早期多为低频听力损失，随病情进展听力损失逐渐加重。至少 2 次纯音测听为感音神经性听力损失，可出现听觉重振现象。伴有耳鸣和（或）耳胀满感。

（3）排除其他疾病引起的眩晕，如良性阵发性位置性眩晕、迷路炎、前庭神经元炎、药物中毒性眩晕、突发性聋、椎基底动脉供血不足和颅内占位性病变等。

2. 临床分期

（1）早期：间歇期听力正常或有轻度低频听力损失。

（2）中期：间歇期低、高频率均有听力损失。

（3）晚期：全频听力损失达中重度以上，无听力波动。

3. 可疑诊断（梅尼埃病待诊）

（1）仅有 1 次眩晕发作，纯音测听为感音神经性听力损失，伴有耳鸣和耳胀满感。

（2）发作性眩晕 2 次或 2 次以上，每次持续 20 分钟至数小时。听力正常，不伴有耳鸣和耳胀满感。

（3）波动性低频感音神经性听力损失。可出现重振现象。无明显眩晕发作。

符合以上任何一条为可疑诊断。

对于可疑诊断者根据条件可进一步行甘油试验、耳蜗电图、耳声发射及前庭功能检查。

4. 常见周围性眩晕疾病鉴别

（1）良性阵发性位置性眩晕（benign paroxysmal positional vertigo, BPPV）：系特定头位诱发的短暂（数秒钟）阵发性眩晕，伴有眼震。常由于内耳耳石器供血不足或头颅外伤、耳石微粒沉积于后半规管的嵴顶，称为嵴顶结石症。由于不具耳蜗症状而易与梅尼埃病相鉴别。

（2）前庭神经元炎（vestibular neuronitis）：常起于感冒后，病毒感染所致。临床上以突发眩晕，向健侧的自发性眼震，恶心、呕吐为特征。前庭功能减弱而无耳鸣和耳聋。数天后症状逐渐缓解，但可转变为持续数月的位置性眩晕。痊愈后极少复发。该病无耳蜗症状是与梅尼埃病的主要鉴别点。

（3）前庭药物中毒：有应用耳毒性药物的病史，眩晕起病慢、程度轻、持续时间长，非发作性，可因逐渐被代偿而缓解，伴耳聋和耳鸣。

（4）突发性聋：约半数突发性聋（sudden deafness）患者伴眩晕，但极少反复发作。听力损失快而重，以高频为主，无波动（参见本书相关章节）。

（5）迟发性膜迷路积水：此症先出现单耳或双耳听力下降，一至数年后出现发作性眩晕。头部外伤、迷路炎、乳突炎、中耳炎，甚至白喉等可为其病因。

（6）Hunt 综合征：有轻度眩晕、耳鸣和听力障碍，耳廓或其周围皮肤的带状疱疹及周围性面瘫有助于鉴别。

（7）Cogan 综合征：眩晕及双侧耳鸣、耳聋，非梅毒性角膜实质炎与脉管炎为其特点，糖皮质激素治疗效果显著，可资区别。

（8）外淋巴瘘（perilymph fistula）：蜗窗或前庭窗自发性或继发性（继手术、外伤等之后的）外淋巴瘘，除波动性听力减退外，可合并眩晕及平衡障碍。可疑者宜行窗膜探查证实并修补之。

（9）听神经瘤（acoustic neuroma）：早期可出现感音神经性耳聋、耳鸣和平衡障碍。听觉脑干诱发电位、前庭功能检查和内听道、小脑脑桥角影像学检查可以鉴别。

【治疗】目前多采用药物治疗、中耳压力治疗和手术治疗。

1. 药物治疗

（1）一般治疗：发作期应卧床休息、低盐饮食和心理精神治疗等。

（2）对症治疗药物：前庭神经抑制剂，如地西泮、地芬尼（diphenidol），仅在急性发作期使用。还可使用抗胆碱能药如山莨菪碱（anisodamine）和东莨菪碱（scopolamine），血管扩张药及钙离子拮抗剂如氟桂利嗪（flunarizine）、尼莫地平（nimodipine）等，利尿脱水药如氯噻酮（chlorthalidone）、70% 二硝酸异山梨醇（isosorbid）等。依他尼酸和呋塞米等因有耳毒性而不宜采用。

（3）中耳给药治疗：鼓室注射药物，利用圆窗膜的半渗透作用原理，使药物进入内耳达到治疗目的。常用药物为庆大霉素和地塞米松。

2. 中耳压力治疗 低压脉冲发生器是一种便携式装置，通过鼓膜通气管将低频、低振幅压力脉冲传输到鼓室并作用于圆窗，从而产生外淋巴液的位移运动，引起内淋巴液向内淋巴管、内淋巴囊的纵流和吸收以及局部环流和吸收，减少内淋巴液，改善膜迷路积水；同时使内耳淋巴液动态平衡，达到治疗梅尼埃病的目的。

3. 手术治疗 凡眩晕发作频繁、剧烈，长期治疗无效，耳鸣且耳聋严重者，可考虑手术治疗。手术方法较多，宜先选用破坏性较小又能保存听力的术式。

（1）听力保存手术：可按是否保存前庭功能而分两个亚类。

前庭功能保存类：①内淋巴囊减压术；②内淋巴分流术等。

前庭功能破坏类：①经过电凝、冷冻或超声破坏前庭或半规管的膜迷路；②化学药物前庭破坏术；③各种进路的前庭神经切除术等。

（2）非听力保存手术：即迷路切除术。

4. 前庭康复 迷路切除的患者具有进行前庭康复治疗的良好适应证。中华医学会耳鼻咽喉科学分会及《中华耳鼻咽喉科杂志》编委会 2006 年贵阳会议制定梅尼埃病疗效评定标准如下：

（1）眩晕的评定：采用治疗后 18～24 个月眩晕发作次数与治疗前 6 个月眩晕发作次数进行比较，按分值计。

分值 =（治疗后 18～24 个月间发作次数 / 治疗前 6 个月发作次数）×100

眩晕改善程度分为 5 级，即：

A 级：0 分（完全控制，不可理解为"治愈"）；

B 级：1～40 分（基本控制）；

C 级：41～80 分（部分控制）；

D 级：81～120 分（未控制）；

E 级：＞120 分（加重）。

（2）听力评定：以治疗前 6 个月内最差一次的 0.25、0.5、1、2 和 3kHz 听阈（听力级）平均值减去治疗后 18～24 个月最差的一次相应频率听阈平均值进行评定。

听力改善分为 4 级，即：

A 级：改善＞30 dB 或各频率听阈＜20 dB；

B 级：改善 15～30 dB；

C 级：改善 0～14 dB（无效）；

D 级：改善＜0 dB（恶化）。

如诊断为双侧梅尼埃病，应分别评定。

（3）活动能力评定：采用治疗后 18～24 个月活动受限日与治疗前 6 个月活动受限日进行比较，按所得分值计。

分值 =（治疗后 18～24 个月活动受限日 / 治疗前 6 个月活动受限日）×100

活动能力改善分为 5 级，即：

A 级：0 分（完全改善）；

B 级：1～40 分（基本改善）；

C 级：41～80 分（部分改善）；

D 级：81～120 分（未改善）；

E 级：＞120 分（加重）。

附：活动受限日是指当日活动评分为3分、4分的天数。

活动评分：①0分：任何活动不受影响；②1分：活动轻度受影响；③2分：活动中度受影响，但无活动受限；④3分：活动受限，无法工作，必须在家中休息；⑤4分：活动严重受限，整日卧床或绝大多数活动不能。

案例 1-6-1

患者，女性，41岁，反复发作阵发性眩晕10年，伴听力下降5年，加重1年就诊。患者10年前无明显诱因出现眩晕，视物旋转，伴有左耳鸣、耳闷感及恶心、呕吐，持续1～2小时后眩晕明显缓解，耳鸣、耳闷和头晕不适感持续3～5天后亦自行缓解，当时未行听力测试。10年来上述症状反复发作，每年1～2次，5年前出现左耳听力下降，耳鸣变为持续性。近一年发作频繁，左耳听力进一步下降。专科检查：双侧外耳道、鼓膜未见明显异常。纯音测听，左耳重度感音神经性耳聋，听力曲线为平坦型，前庭功能检查左耳半规管功能低下。

初步诊断：梅尼埃病。

问题：

1．该患者的诊断依据是什么？

2．为进一步明确诊断，还可进行哪些检查？

（许辉杰　黄魏宁）

第二节　良性阵发性位置性眩晕

良性阵发性位置性眩晕（benign paroxysmal positional vertigo，BPPV）是指头部运动到某一特定位置时诱发的短暂的眩晕，是一种具有自限性的周围性前庭疾病。由于征象是在头部运动过程中出现，故有变位性眩晕之称。本病是最常见的周围性眩晕疾病之一。

【流行病学】　眩晕患者中，BPPV占17%～22%，占周围性前庭疾病的20%～40%。女性多于男性，男女比例约为1：2，发病高峰期在40～50岁。多发生于后半规管，其次是外半规管，前半规管最少。

【发病原因】　BPPV的确切病因还不清楚，半数患者与头外伤、病毒性神经炎、椎基底动脉短暂缺血、内耳血液循环障碍，以及耳部其他疾病如中耳乳突炎症、耳部手术后等有关，或继发于这些疾病。

【发病机制】　有关BPPV的各种发病学说中有耳石移位活动学说、重力崤顶学说、黏滞性增加学说、双侧前庭不对称学说等，但以崤顶结石症（cupulolithiasis）和管结石症（canalithiasis）学说最受关注。崤顶结石症学说：Schuknecht在颞骨组织学观察中发现，有位觉砂样物质沉积于后半规管的壶腹崤终顶内，提出后半规管壶腹崤为位置性眩晕的病变部位。他认为变性脱落的耳石碎片沉积在后半规管的壶腹崤终顶内，使壶腹崤顶成为重力敏感区，比重超出了周围的内淋巴，头位变化即可导致位置反应增强，同时伴有朝向壶腹崤受刺激方向的眼震。管结石症学说：认为由于密度高于内淋巴的耳石碎片自由漂浮于半规管腔内，当头部沿半规管平面移动时，耳石受角加速度和重力的作用而沉积于半规管较低的部位，并同时引起内淋巴流动及终顶的倾斜，壶腹嵴感觉毛细胞受到刺激引发眩晕和眼震。两种学说主要区别在于耳石沉积的部位是黏附在嵴顶还是漂浮于半规管腔内，如有大量耳石微粒，则可能同时发生。

【临床分类】　最常见以下四种类型：①后半规管良性阵发性位置性眩晕（PC-BPPV）；②前半规管良性阵发性位置性眩晕（SC-BPPV）；③外半规管良性阵发性位置性眩晕（HC-BPPV）；④混合型良性阵发性位置性眩晕（MC-BPPV）。以上四种类型可单侧发病，也可双侧发病，其中后半规管发病率最高。

【临床表现】

1. 症状　患者因头位改变，如突然坐位躺下、躺卧位至坐位、抬头、低头、翻身，引起突发性剧烈旋转性眩晕，常持续 60 秒之内，伴眼震，可伴恶心及呕吐。发病急，发病前无任何先兆，重复诱发头位时眩晕再度出现。改变出现眩晕的头位后，眩晕会逐渐减轻或消失。患者常可察觉在呈某一头位或侧身时出现眩晕。病程可为数小时、数天，甚至数月、数年不等。本病症状可呈周期性加重或自发缓解，缓解期可无任何症状。因受累半规管不同，症状略有差异。

2. 检查

（1）变位试验

1）Dix-Hallpike 试验：本试验是 BPPV 诊断中最常用的检查方法之一。具体操作：①患者取正坐位于检查床上，直视前方，检查者位于患者斜前方，双手把持其头部，头转向右耳45°，使头位与矢状面呈 45°；②保持头位不变，同时迅速将体位改变成仰卧位，头向后悬垂于床外，头位低于床面 30° 并始终保持右侧 45° 不变，注意观察有无眩晕及眼震；③保持头位，迅速恢复坐位，再次观察有无眩晕及眼震。因考虑眩晕可能存在潜伏期，检查时每种体位应需观察 30 秒；稍休息后再重复头位检查，用以观察有无疲劳现象。随后依法检查对侧（如图1-6-1）。本检查方法可使后半规管处于垂直状态，使管石最大限度地下沉，前半规管也处于相对垂直的位置。后半规管 BPPV 表现为向地、扭转向上性眼震，前半规管 BPPV 出现离地、扭转向下性眼震。因此，该体位检查适用于前半规管和后半规管 BPPV 的诊断与鉴别。检查者也可用 Frenzel 眼镜或眼震电图（ENG）、视频眼震电图（VNG）记录监测眼震。

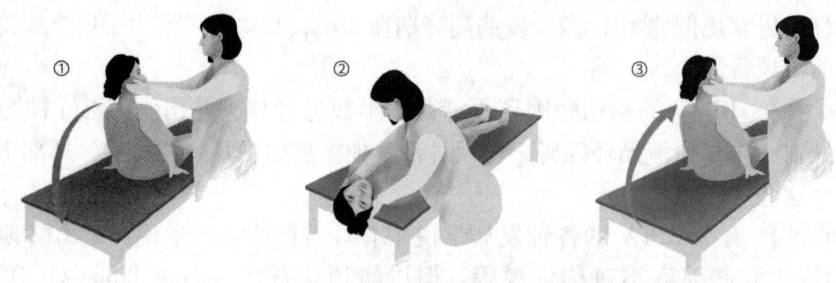

图 1-6-1　Dix-Hallpike 试验

2）滚转试验（roll maneuver）：本试验是检查和诊断水平半规管 BPPV 的经典方法。患者端坐于检查床上，检查者辅助其迅速仰卧，鼻尖向上，仰卧后快速向右转头使右耳向下，观察眼震及眩晕情况，1 分钟后转到仰卧位；回到仰卧位，快速将头向左侧转 90°，转向左耳向下 1 分钟，最后回到仰卧位，再以相反的转头顺序重复上述检查。滚转试验中头位前倾30°，使水平半规管处于最佳的悬垂位，耳石易受重力作用，刺激受累半规管而诱发特征性眼震（如图 1-6-2）。眼震表现为水平向地（或水平离地）眼震。

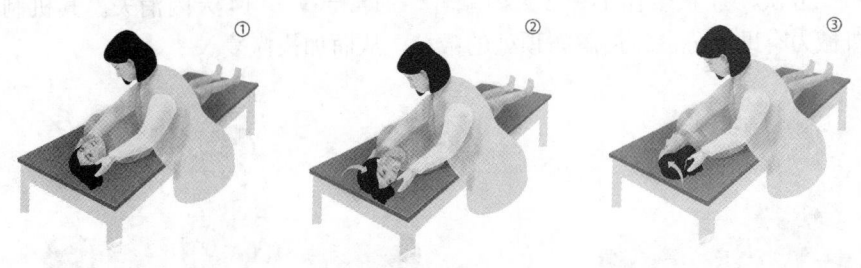

图 1-6-2　滚转试验

3）侧卧试验（sidelying maneuver）：用于检查前半规管。患者坐于检查床上，检查者面向患者，双手扶其头部，按以下姿势变位：坐位—右侧卧位，头左转 45°（第一头位）—坐位（第二头位）—左侧卧位，头右转 45°（次第一头位）—坐位（次第二头位）。每个体位持续 40 秒。试验在第一头位时检查上方耳的前半规管和向下耳的后半规管，原理同 Dix-Hallpike 试验。

（2）听力学检查：一般无听力学异常改变，如继发于耳科疾病，可出现患耳听力异常。

（3）其他：前庭功能检查、头部 CT 和 MRI 检查主要用于鉴别诊断或病因诊断。

【诊断】　我国于 2006 年制定了 BPPV 的诊断依据（中华医学会耳鼻咽喉科学分会及《中华耳鼻咽喉头颈外科杂志》编辑委员会），如下：

1．有头部运动到某一特定位置出现短暂眩晕的病史。

2．变位性眼震试验显示上述眼震特点，且具有短潜伏期（＜ 30 秒）和疲劳性。

【鉴别诊断】

应与中枢性位置性眩晕、梅尼埃病、前庭神经炎等相鉴别。详见本章第三节。

表 1-6-1　不同半规管受累所致 BPPV 的特点

鉴别点	PC-BPPV	HC-BPPV
发病体位	猛然平卧或平起、低头、抬头	平卧时突然翻身、向两侧转头仰卧
位置诱发试验	Dix-Hallpike 试验	滚转试验
眼震方向	旋转向地	水平方向转换
潜伏期	3 ～ 30 秒	1 ～ 5 秒
持续期	多数小于 45 秒	小于 2 分钟
疲劳现象	有	有
恢复所需时间	数天至数月	数天至数月

【治疗】　对 BPPV 的治疗有药物治疗、体位训练治疗、前庭习服治疗等。绝大多数患者采用保守疗法，少数顽固性 BPPV 可进行手术治疗。

1．药物治疗　血管扩张剂、神经营养剂、抗眩晕药及抗胆碱药。

2．体位训练治疗　Brandt-Daroff 报道的一种体位训练方法（图 1-6-3）。患者坐位头向左转 45°，向右侧卧至枕部接触检查床，保持该位置直至眩晕消失后坐起头左转，头向右转，

30 秒后再向左侧侧卧，最后坐起，两侧交替进行直至眩晕症状消失。可由患者在家练习，早晚各做 10 ~ 20 次，症状多在 1 ~ 2 天内减轻，通常于 7 ~ 14 天内消失。其机制可能为体位变换的机械力有助于分散、溶解嵴顶处的微粒，从而加快恢复。

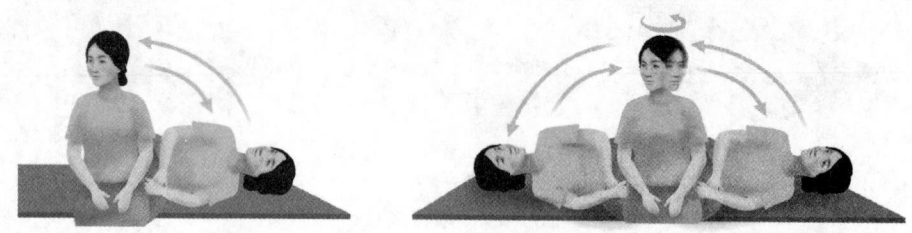

图 1-6-3　体位训练治疗

3. 体位复位手法或称耳石手法复位法　常用的治疗方法有管石解脱法（liberatory maneuver，Semont 法）、半规管耳石复位法（canal reposition procedures，CRP）、Barbecue 翻滚法三种。由于具有简单易行、经济及无创性等特点，为许多临床医生和患者所接受。

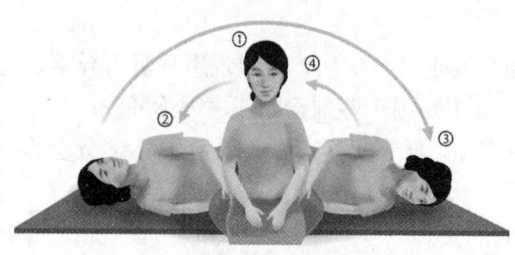

图 1-6-4　管石解脱法

（1）管石解脱法：右 PC-BPPV 的具体操作是：①让患者端坐于检查台上，头向左（向健侧）转 45°；②迅速向右侧卧位，观察眼震直至消失；③1 ~ 2 分钟后扶患者快速坐起，头及身体快速由右侧卧转向左侧卧，头下转 45° 并且面部朝下，保持 1 ~ 2 分钟；④缓慢回到坐位（见图 1-6-4）。操作完成后眼震若仍存在，应立刻再做一轮。

（2）垂直管石复位法（CRT）：由 Epley 于 1992 年提出，目的是借助定向的头位活动及摆动，使管石依靠自身重力作用从后半规管重新回到椭圆囊，而不再影响半规管的动力学作用。若诊断为左 PC-BPPV，可用左 CRT（图 1-6-5）。具体方法：①患者取坐位于治疗台上；②在治疗者帮助下迅速取仰卧悬头位，并向患侧扭转 45°；③头逐渐转正，然后继续向

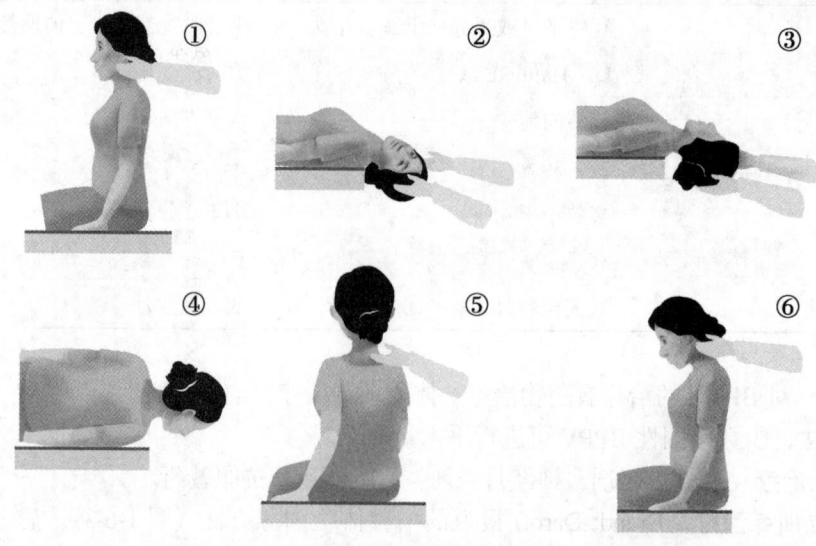

图 1-6-5　垂直管石复位法

健侧偏 45°；④将患者头部连同身体向健侧翻转，使其侧卧于治疗台上，头部偏离仰卧位达 135°；⑤坐起；⑥头前倾 20°。完成上述 6 个步骤为一个治疗循环，每个体位待眼震消失后再保持 1 分钟。

（3）Barbecue 翻滚法：①患者坐于治疗台上，在治疗者帮助下迅速平卧，头向健侧扭转 90°；②身体向健侧翻转，使面部朝下；③继续朝健侧方向翻转，至侧卧于患侧；④坐起。完成上述 4 个步骤为一个治疗循环，每一个体位待眼震消失后再保持 1 分钟。用于水平半规管性 BPPV 的治疗。

4. 外科治疗　手术治疗适用于保守治疗无效之顽固性（intractable）位置性眩晕，BPPV 病程 1 年以上，保守治疗经久不愈，生活、工作受到严重影响的患者。目前常用的治疗方式有后壶腹神经切断术和前庭神经切断术、半规管阻塞术等。

（夏　菲）

第三节　眩晕的鉴别诊断

眩晕（vertigo）是因机体对空间定位障碍而产生的一种运动性或位置性错觉。

人体的平衡是由前庭系统、本体感觉系统（包括皮肤浅感受器和颈、躯体的深部感受器）和视觉系统这三个系统互相作用，以及周围与中枢神经系统之间的复杂联系和整合而维持的。前庭系统在维持机体平衡中起主导作用。前庭系统及其与中枢联系过程中的任何部位受生理性刺激或病理性因素的影响，都可能使这种信息发送的两侧对称性或均衡性遭到破坏，其结果在客观上将表现为平衡障碍，主观感觉则为眩晕。因此，除耳鼻咽喉科疾病可致眩晕外，其与内科、神经内科、骨科、眼科及精神病科的关系都极为密切。

【分类】　眩晕的分类包括耳源性与非耳源性眩晕、真性（旋转性）与假性（非旋转性）眩晕、外周性与中枢性眩晕等。

按病变部位及病因分类如下：

（一）前庭性眩晕

1. 前庭周围性眩晕

（1）耳蜗前庭疾患：①迷路内：如梅尼埃病；②迷路外：如氨基糖苷类耳中毒。

（2）前庭疾患：①迷路内：如良性阵发性位置性眩晕；②迷路外：如前庭神经元炎。

2. 前庭中枢性眩晕　①血管性；②肿瘤、外伤。

（二）非前庭性眩晕

包括：①眼性眩晕；②颈性眩晕；③循环系统疾病；④血液病；⑤内分泌及代谢性疾病；⑥精神性眩晕。此外，某些外耳和中耳疾病亦可引起眩晕症状。

【检查】　应进行下列各项检查，以明确眩晕的病因及病变部位。

1. 全身一般检查。

2. 耳鼻咽喉专科检查。

3. 神经系统检查　包括：①脑神经功能检查；②感觉系统检查；③运动系统检查。

4. 精神心理状态评估　包括精神状态及心理应激状态的评估。

5. 听力学检查　可协助对眩晕进行定位诊断。

6. 前庭功能检查　眼震电图和姿势描记图是诊断的主要客观依据。

7. 眼科检查 有助于判断是否为眼性眩晕。

8. 颈部检查 对疑为颈性眩晕者，应进行颈部检查。

9. 影像学检查 有助于了解中耳、内耳道及颅内情况，如 CT、MRI、TCD、SPECT 等检查。

【诊断】 眩晕的诊断应做到定位、定性、定因，方可有利于指导治疗。

（一）病史的采集与分析

1. 发作的形式

（1）运动错觉性眩晕：①旋转性眩晕（rotatory vertigo）；②移位性眩晕（translational vertigo）。

（2）平衡失调或平衡障碍：表现为姿势及步态平衡障碍。

（3）头晕、头沉重压迫感、眼前发黑等多为中枢性前庭疾患如脑血管缺血性脑病所致，或为过度换气综合征、全身性疾患累及前庭系统等所致。

2. 眩晕发作的时间与发作频率

（1）眩晕持续数分钟至数小时，如梅尼埃病、迟发性膜迷路积水。

（2）眩晕持续数秒，如良性阵发性位置性眩晕。

（3）眩晕持续数天至数周，如前庭神经炎。

（4）眩晕病程不定：①迷路瘘管；②内耳损伤：如迷路震荡、颞骨横行骨折波及内耳；③双侧前庭缺损。

3. 眩晕发作时情况 眩晕在何种情况下或体位下发生。

4. 眩晕的伴发症状 如耳蜗症状、神经系统症状、自主神经症状。

5. 发病前的诱因 应了解眩晕发作前一天或数天内有无上呼吸道感染史、情绪激动史及重体力活动史。

6. 既往史 包括各系统病史。

（二）眩晕患者的精神心理学评价

利于分析症状及制订治疗方案。

（三）眩晕的临床检查评价

周围性眩晕与中枢性眩晕的一般特性如下：

1. 周围性眩晕的一般特征

（1）眩晕为突发性、旋转性，持续时间短暂，可自然缓解或恢复，常反复发作。

（2）眩晕程度剧烈，伴耳聋、耳鸣以及恶心、呕吐等自主神经症状，无意识障碍和其他神经系统症状。

（3）自发性眼震为旋转性或旋转水平性，Ⅰ～Ⅱ度，发病初期眼震向患侧，稍后转向健侧。各项前庭反应协调，眼震与眩晕的方向一致，倾倒与自示偏斜方向一致，前、后两者方向相反。自发反应与诱发反应以及自主神经反应的程度大体相仿。

（4）变温试验可出现前庭重振现象（一侧前庭功能减弱，增强刺激则反应正常）。

2. 中枢性眩晕的一般特征

（1）眩晕可为非旋转性，持续时间较长（数天、数周或数月），程度不定，一般较轻，有时可进行性加重，与头和身体的位置变动无关。

（2）可无耳部症状。自主神经反应的程度与眩晕不相协调。

（3）多伴有其他脑神经、大脑或小脑症状。眩晕发作时有意识丧失。

（4）自发性眼震粗大，为垂直性或斜行性，也可为无快慢相的摆动性，持续久，程度不一，方向多变，甚至呈双相性。

（5）前庭反应分离现象，自发与诱发不一致，可出现前庭减振现象（弱刺激引起强反应，强刺激引起弱反应）。

（6）变温试验有向患侧的优势偏向。

【眩晕的鉴别诊断】 根据周围性眩晕与中枢性眩晕的一般特征鉴别。

表 1-6-2 眩晕的鉴别诊断

鉴别要点	周围性眩晕	中枢性眩晕
眩晕类型	突发性、旋转性	旋转或非旋转性
眩晕程度	较剧烈	程度不定
伴发耳部症状	伴耳胀满感、耳鸣、耳聋	多无耳部症状
伴发前庭神经症状	常与前庭反应协调	常与前庭反应分离
体位及头位影响	头位或体位变动时眩晕加重	与变动体位或头位无关
发作持续时间	持续数小时到数天，可自然缓解或恢复	持续时间长，数天到数月
意识状态	无意识障碍	可有意识丧失
中枢神经系统症状	无	常有
自发性眼震	水平旋转或与旋转性眩晕方向一致	粗大，垂直或斜行，方向多变
冷热试验	可出现前庭重振现象	可出现前庭减振或反应分离

（许辉杰 黄魏宁）

第七章

耳 聋

1．掌握突发性耳聋的临床特点。
2．熟悉耳聋的分类。
3．了解耳聋治疗的新进展。

第一节 概 述

耳聋指人耳听觉功能不同程度的损失。听觉是人类获取外部信息的重要渠道之一，在言语形成中起着接受语声刺激、进行模仿以及监测和校正自身发声的双重作用，在生活与生产活动中具有不可替代的作用。耳聋不仅阻碍患者学习和社交，还伴有精神心理创伤。

据世界卫生组织（WHO）2001 年统计，全世界约 2.5 亿听力残疾人。我国原卫生部（现为卫生计生委）2000 年公布的调查结果显示：我国听力言语残疾人口已达到 2057 万，居我国五类残疾人之首。虽然，助听器、人工听骨、人工耳蜗和脑干植入装置等听力辅助装置可以改善听觉，但大部分耳聋患者因各种原因未能及时诊治，我国的防聋和治聋问题任重道远。

【耳聋分级】 标准正常人耳能听到频率为 20 ~ 20 000Hz 的声音，人类言语频率通常在 500 ~ 2000Hz 之间。临床上常以纯音测听所得言语频率听阈的平均值为标准。我国法定以 500Hz、1000Hz、2000Hz 三个频率为准，有的国家还将 3000Hz 或 4000Hz 列入统计范围。

耳聋分级以单耳听力损失为准，分为五级：①轻度耳聋：听低声谈话有困难，语频平均听阈 26 ~ 40dB；②中度耳聋：听一般谈话有困难，语频平均听阈 41 ~ 55 dB；③中重度耳聋：要大声说话才能听清，语频平均听阈 56 ~ 70 dB；④重度耳聋：需要在耳旁大声说话才能听到，语频平均听阈 71 ~ 90 dB；⑤极度耳聋：在耳旁大声呼唤都听不清，语频平均听阈 > 90 dB。我国 1986 年公布了听力"残疾标准"，与 WHO/ISO 标准对照如表 1-7-1。

表 1-7-1　中国听力"残疾标准"（1986）与国际标准（1980）对照表

国际标准		我国标准		
听力损失程度等级	等级	等级	类别	等级
≤ 25	A			轻度聋
26 ～ 40	轻度听力损失	B		
41 ～ 55	中度听力损失	C	重听	2级重听	中度聋
56 ～ 70	中重度听力损失	D		1级重听	中重度聋
71 ～ 90	重度听力损失	E	聋	2级聋	重度聋
> 90	极度听力损失	F		1级聋	极度聋

注：①聋与重听均指双耳，若两耳听力损失程度不同，则以听力损失较轻的一耳为准。②如一耳听力 ≤ 40dB，另一耳听力损失虽严重，亦不属听力残疾。

【耳聋分类】

1. **按病变性质和部位分类**　分为器质性聋和功能性聋两大类。器质性聋可按病变部位分为传导性聋、感音神经性聋和混合聋三种。感音神经性聋可分为感音性聋（病变部位在耳蜗，又称耳蜗性聋）、神经性聋（病变部位在耳蜗以后的部位，又称蜗后性聋）。功能性聋无明显器质性变化，又称精神性聋或癔症性聋。

2. **按发病时间分类**　按出生前后分为先天性聋和后天性聋。按语言功能发育程度划分为语前聋和语后聋。先天性聋按病因不同可分为遗传性聋和非遗传性聋两类。

【耳聋概述】

1. **传导性耳聋分类**　耳传音结构和功能障碍，使声波到达内耳的声能减弱，导致不同程度的听力减退。病因包括发育畸形（先天性耳畸形、听骨链畸形、鼓膜缺失、前庭窗和蜗窗发育不全）、炎性疾病（外耳道炎和疖肿、慢性化脓性中耳炎、分泌性中耳炎）、外伤（耳廓外伤、颞骨骨折等）、肿瘤（耳廓、外耳道、中耳、颅底和侧颅底肿瘤）。

2. **感音神经性聋**　指内耳毛细胞、血管纹、螺旋神经节、听神经或听觉中枢的器质性病变阻碍声音的感受与分析或影响声音信息的传递而引起的听力减退或丧失。分为以下三部分：

（1）先天性遗传性聋：包括综合征性聋和非综合征性聋，指由于染色体或基因异常等遗传缺陷导致听觉器官发育缺陷而形成的听力障碍。

（2）先天性非遗传性聋：指由于妊娠期母体因素或分娩因素引起的听力障碍。主要因素有妊娠期母亲病毒感染或大量应用耳毒性药物、产伤、新生儿核黄疸等。

（3）后天非遗传性获得性聋：占临床确诊感音神经性聋的 90% 以上，常见有突发性聋、药物性聋、老年性聋、噪声性聋、创伤性聋、病毒或细菌感染性聋、全身疾病相关性聋等。

1）噪声性聋：由于急性或慢性强声刺激损伤听觉器官而引起的听力障碍。患者有噪声接触史，表现为双耳持续性高调耳鸣、渐进性听力减退症状。

2）创伤性聋：由头颅外伤、耳气压伤等损伤内耳而引起。患者多有头颅创伤，伤及颞骨和内耳、中枢神经系统等，引起创伤性聋。

3）病毒或细菌感染性聋：各种病毒或细菌感染性疾病可累及听觉系统，引起单侧或双侧非波动性感音神经性聋。常见致聋性感染有流行性脑脊髓膜炎、流行性腮腺炎、流行性感冒、耳带状疱疹、艾滋病、梅毒等。

4) 全身疾病相关性聋：高血压病、糖尿病、系统性红斑狼疮、多发性硬化、血液系统疾病等皆可损伤内耳，导致感音神经性聋。

【耳聋诊断】

1. 病史　详细询问病史，耳聋、耳鸣和眩晕是耳科疾病的常见症状，常伴随出现。

2. 查体　包括必要的全身查体和专科查体。注意器官 - 结构 - 功能和症状的关联性。

3. 听力学检查　包括纯音测听、声导抗测试、耳声发射、听觉脑干诱发电位检查（ABR）等。

4. 前庭功能检查和咽鼓管功能检查。

5. 影像学检查　包括颞骨 CT 和 MRI。

【耳聋的治疗】

1. 传导性聋的外科治疗　包括耳整形外科和听觉重建。适应证包括先天性耳畸形（包括小耳畸形、外耳道闭锁及中耳畸形）、慢性化脓性中耳炎。

2. 感音神经性聋　主要是应用听力辅助装置，包括助听器、人工听骨、人工耳蜗和脑干植入装置等。助听器有气导式、骨导式和振动式助听器。人工耳蜗植入术已成为双耳极重度感音神经性聋听觉康复的有效手段。听觉脑干植入适用于双侧听神经瘤、听神经发育不全病例。

随着耳聋基因不断被发现及分子生物学技术的迅速发展，基因治疗和细胞治疗成为另外一个重要的手段。目前尚处于研究阶段。

【耳聋的预防】　要贯彻预防为主、早期发现、早期干预的方针。需要多方参与，群防群治。耳科学、听力学、儿科学、产科学、遗传学多学科通力协作，不断提高耳聋防治水平。

第二节　突发性聋

突发性耳聋（sudden hearing loss）指在数分钟、数小时或 3 天内突然发生原因不明的感音神经性听力损失，听力至少在相连的 2 个频率下降 20dB 以上。年发病率为（5 ~ 20）/10 万，无明显性别差异，任何年龄都可能患病，但高峰患病年龄为 50 ~ 60 岁，近年来有年轻化趋势。

【病因】

1. 病毒感染学说　临床上观察到 1/5 ~ 1/3 的患者在发病前 1 个月内有上呼吸道感染史，致病病毒种类甚多，其中腮腺炎病毒是最重要的致病因素。

2. 供血障碍学说　内耳血管功能障碍与突发性聋关系密切。实验证实，内耳迷路动脉为终末动脉，痉挛、硬化或栓塞可以引起突发性聋。

【临床表现】

1. 听力下降　听力可在数分钟或数小时内下降至最低点，少数听力下降较为缓慢，在 3 天内方达到最低点。听力损失为感音神经性。

2. 耳鸣　可为首发症状。突然发生，音调很高，同时或相继出现听力迅速下降。

3. 眩晕　约半数患者在听力下降前或听力下降发生后出现眩晕。

4. 其他症状　部分患者有患侧耳内堵塞、压迫感，或耳周麻木、沉重感。

【诊断】

1. 突然发生，可在数分钟、数小时或 3 天以内发生。

2. 非波动性感音神经性听力损失，可为轻、中或重度，甚至全聋。至少在相连的 2 个频率听力下降 20dB 以上。多为单侧，偶有双侧同时或先后发生。

3．病因不明。

4．伴耳鸣、耳堵塞感。

5．伴眩晕、恶心、呕吐，但不反复发作。

6．除第Ⅷ脑神经外，无其他脑神经受损症状。

【治疗】　由于病因未明，突发性聋的治疗乃经验治疗。

1．一般治疗　注意休息，适当镇静，积极治疗相关疾病，如高血压、糖尿病等。

2．改善内耳微循环药物。

3．糖皮质激素类药物。

4．降低血液黏稠度和抗凝药物。

5．神经营养类药物。

6．气体治疗，如混合氧、高压氧。

【疗效分级】

1．痊愈　受损频率听阈恢复至正常，或达健耳水平，或达此次患病前水平。

2．显效　受损频率平均听力提高 30dB 以上。

3．有效　受损频率平均听力提高 15～30dB。

4．无效　受损频率平均听力改善不足 15dB。

第三节　药物性聋

　　某些药物和化学物质对听觉感受器或听神经通路有毒性作用，超过一定剂量可导致听力障碍，称为药物中毒性聋。某些敏感个体在耳毒性药物安全剂量范围内用药也会导致药物性聋。

　　已知的耳毒性药物近百种，常见有氨基糖苷类抗生素（链霉素、卡那霉素、新霉素、庆大霉素、小诺霉素、阿霉素等）、非氨基糖苷类抗生素（万古霉素、多黏菌素 B 等）、抗肿瘤药（长春新碱、2-硝基咪唑、顺铂等）、水杨酸盐类、髓襻利尿剂（依他尼酸、呋塞米）、重金属类、抗疟药（奎宁、卡铂、氯喹）、化学物质（铅、磷、砷、苯、一氧化碳、四氯化碳）。

　　【发病机制】　尚不明确，不同药物及化学物质选择性损伤内耳或听觉通路的机制不同。

　　1．途径　可通过血液循环、脑脊液、鼓室圆窗膜进入内耳，蓄积引起内耳损伤或听觉通路中毒。孕妇可经胎盘影响胎儿造成听觉受损。

　　2．机制　耳毒性药物均经肾排出，肾功能不良时更容易造成药物聋。药物进入内耳后，有的作用于听觉感受器，有的作用于前庭感受器。一般认为药物直接作用于毛细胞膜结构，与膜蛋白和磷脂类蛋白结合，破坏线粒体 DNA 结构等。化学物质中毒致聋机制各不相同，受损部位多为听觉神经通路。

　　【临床表现】

　　1．双耳听力受损。

　　2．早期听力曲线为下降型，之后为平坦型，有重振现象。

　　3．眩晕，为前庭功能下降症状。

　　4．常伴耳鸣和重振现象。

【治疗】

1. 预防为主　一旦发病，应早期诊断、早期治疗。对孕妇、婴幼儿、肾病患者、噪声工作环境的人慎用一切耳毒性药物。

2. 治疗原则　停用耳毒性药物，促进药物从内耳排出，应用改善微循环、营养神经及毛细胞代谢的药物。耳聋不能恢复者可选配助听器或人工耳蜗植入。

知识链接

　　耳毒性药物在梅尼埃病治疗中的应用提示，某些氨基糖苷类抗生素在内耳的毒性作用中对前庭的毒性较对耳蜗的毒性更大（如链霉素、庆大霉素），因此目前认为耳毒性与药物对前庭感受器的选择性结合有关。早在 1948 年 Fowler 就首先采用肌内注射链霉素治疗双侧梅尼埃病（MD），Schunecht（1957）改用该药鼓室内注射治疗单侧致残性 MD，Beck（1978）改用庆大霉素鼓室内注射取得良好效果。据报道，鼓室注射庆大霉素的眩晕控制率达 90%，疗效仅次于前庭神经切断术，此种方法简单、安全、创伤小，可在门诊进行，是控制眩晕较好的治疗方法，现统称为"化学性迷路切除术"。庆大霉素治疗的另一优点是多数患者感觉耳鸣减轻。

　　思考题：1. 为什么后来大多使用鼓室注射而不是静脉注射来给药？
　　　　　　2. 哪些氨基糖苷类抗生素以前庭毒性为主？

第四节　老年性聋

　　老年性聋是伴随衰老过程的听觉系统退行性改变引起的听力损失。一般 50 岁开始出现症状，60～70 岁老年人听力减退者占 30%～40%。老年性聋是老年人群中最常见的慢性疾病。

【病因】

1. 外部环境因素　人体中各种噪声长期损伤积累所致。

2. 体内稳态的改变

（1）血管病变：动脉硬化会影响听觉系统的血管，进而影响氧交换，引起代谢障碍。

（2）血液流变学：血液黏滞性、红细胞僵硬度和红细胞滤过能力改变。

（3）机械性原因：听骨链变性，基底膜僵硬，螺旋孔骨质增生，耳蜗导水管阻塞。

3. 分子生物学机制

（1）神经递质和活性物质异常：表现为谷氨酸盐过度释放和 γ- 氨基丁酸（GABA）含量下降。谷氨酸盐是中枢兴奋性突触递质，可直接或间接作用于突触后神经元受体，致细胞凋亡。

（2）基因水平机制：目前已发现部分与老年性聋相关的致病基因，包括常染色体基因、线粒体基因组。这对寻求有效的早期干预方法有重要意义。

【病理】

外耳：随年龄增长，耵聍腺萎缩，耵聍变干，外耳道自洁功能下降。

中耳：最常受累的部位是听骨链，表现为关节囊内炎性改变，关节囊钙化，关节腔融合或消失。其次，中耳结缔组织退行性改变，引起肌肉萎缩，韧带弹性减退，影响听骨链的活动。

内耳：累及所有耳蜗结构，表现为基底膜增厚、钙化、透明变性；内、外毛细胞变性、萎缩，支持细胞变性；螺旋韧带和血管纹萎缩；螺旋神经节细胞与耳蜗神经纤维变性。

听觉中枢：听觉中枢通路和核团细胞萎缩、减少，核团体积减小等。

Schuknecht 根据发病机制不同将老年性聋分为四型：Ⅰ型：感音性老年性聋，以 Corti 器外毛细胞损失为主。Ⅱ型：神经性老年性聋，耳蜗神经通路及听觉系统神经元变性。Ⅲ型：代谢性或血管纹性老年性聋，以血管纹萎缩为主，引起内淋巴代谢和生化特性紊乱。Ⅳ型：机械性老年性聋，基底膜物理结构和特性改变。

【症状】

1. 隐袭性、渐进性的双耳听力下降，多以高频为主，言语识别能力明显降低。

2. 耳鸣　多数人有高调耳鸣，呈间歇性或持续性。

【检查】

1. 耳镜检查　鼓膜无特征性改变，可有钙化斑。

2. 纯音测听　纯音测听为感音神经性听力损失，多先有高频听力下降，纯音听力图多为高频缓降型、高频陡降型或平坦型。

3. 阈上功能测试　约 1/2 患者有重振现象。

4. 耳声发射　耳声发射有助于鉴别耳蜗性聋和蜗后性聋。

5. 言语测听　老年性聋患者言语识别率多降低。

【诊断和鉴别诊断】　根据病史、体征和听力学检查，对 60 岁以上老年人双耳渐进性听力损失可初步诊断为本病。需与噪声性聋、药物中毒性聋、梅尼埃病、全身疾病相关性聋鉴别。

【治疗】　迄今尚无法治本。治疗包括佩戴助听器、人工耳蜗植入，改善交流能力，提高生活质量。

知识链接

早期的助听器

人类最早、最实用的"助听器"可能是听障者自己的手掌。将手掌放在耳朵边形成半圆形喇叭状，可以很好地收集声音，也可以阻挡部分来自耳后的声音，虽然这种方法的增益效果在中高频仅为 5 ~ 10dB，而且也不是现代意义上的助听器，但这是最自然的助听方法。仍然可以看到一些老年人在倾听别人讲话时用手掌来集音的情况。许多哺乳动物都有硕大的耳朵，所以它们的听力比人要好得多。

受到手掌集音的启发，一些有心人先后发明了各种形状、简单的机械装置，如像喇叭或螺号一样的"耳喇叭"，木制的"听板"、"听管"，像帽子和瓶子一样的"听帽"、"听瓶"，像扇子和动物翅膀一样的"耳扇翼"，以及很长的、像听诊器一样的"讲话管"等。由于人们认为听管越长集音效果越好，所以有的听管竟长达几十厘米，甚至一米多。听别人讲话时用手拿着听管伸到别人的嘴边，样子滑稽可笑，但却使聋人提高了听力。同时，也提醒讲话者尽量大声讲话。这种简单的机械助听装置一直使用了几百年，直到 19 世纪，才逐渐被炭精电话式助听器取代。

思考题：1. 目前的助听器都有哪些种类？

2. 助听器不能让全聋患者听见声音，什么样的装置可以？

（孙建军　刘　亮）

第八章

耳外伤

学习目标

1. 熟悉耳外伤的诊断和处理原则。
2. 了解脑脊液耳瘘的鉴别诊断。

第一节 外耳外伤

耳廓为头部的显露部位，易单独遭受各种直接外伤，在外耳外伤中最为常见；而外耳道位置深在，单独受伤机会较少，常伴发于颜面或颅脑外伤。

一、耳廓外伤

耳廓外伤（auricle trauma）可单独发生，亦可伴发于头面部的外伤。其中以挫伤及撕裂伤多见。

1. 挫伤（contusion） 多因钝物撞击所致，常见于交通事故、跌伤、挫伤、钝器击打伤等。因暴力使耳部血管破裂，血液淤积在软骨与软骨膜之间。患者主要表现为耳部疼痛。轻者仅耳廓皮肤擦伤或局部红肿，多可自愈。重者软骨膜下或皮下积血形成半圆形紫红色血肿，触之柔软，有波动感，血肿可波及外耳道。因耳廓皮下组织少，软骨无内在营养血管，其营养主要来自软骨膜，故血肿不易自行吸收，如未及时处理，血肿机化可致耳廓增厚变形。若血肿继发感染，可引起软骨坏死，导致耳廓畸形。耳廓血肿小者，应在严格无菌操作下用粗针头抽出积血，加压包扎48小时，必要时可再抽吸。如仍有渗血或血肿较大，应行手术切开，吸净积血，清除血凝块，视情况局部用碘仿纱条填塞或缝合切口后加压包扎。同时应用抗生素等药物，严防感染。

2. 撕裂伤（laceration） 常见于交通事故、跌伤、割伤、刺伤、咬伤、火器伤等。轻者受伤耳廓仅为一裂口，重者有组织缺损，甚至耳廓部分或完全断离。可继发感染导致耳廓增厚、瘘管或畸形。外伤后未发生感染者应早期清创缝合，认真清除伤口内的异物，尽量保留皮肤，对位准确后用小针细线缝合，缝合时不应贯穿软骨，缝线采用无创伤性缝线更佳。术后不需要加压包扎，应用抗生素及破伤风抗毒素防治感染，可配合理疗及高压氧治疗以促进局部血液循环。如皮肤大块缺损，软骨尚完整，可用耳后带蒂皮瓣或游离皮瓣修复。如皮肤及软骨同时小面积缺损，可作边缘楔形切除再对位缝合。局部已感染者，伤口处可用生理盐水稀释后的抗生素溶液、1% 的过氧化氢溶液等清洗后再作对位缝合。对完全断离的耳廓应及时将其浸泡于含适量肝素的生理盐水中，再在抗生素溶液中浸泡15分钟，尽早对位缝合。术中用肝素溶液冲洗断裂的耳动脉后，在手术显微镜下吻合颞浅动脉耳前支或耳后动脉，术后若发现水肿或血疱，及时切开排液，可望断耳再植成功。术后应用抗生素等药物，严防感染。

二、耳廓化脓性软骨膜炎

耳廓化脓性软骨膜炎（suppurative perichondritis of auricle）是耳廓损伤后在软骨和软骨膜间有脓液形成，常引起较严重的疼痛，并能造成耳廓软骨坏死、瘘管及畸形。

【病因】 常因外伤、手术、冻伤、烧伤、耳针感染以及耳廓血肿继发感染所致。铜绿甲单胞菌为最多见的致病菌，其次为金黄色葡萄球菌。感染化脓后，脓液积聚于软骨膜与软骨之间，软骨因血供障碍而逐渐坏死，影响耳廓正常形态和生理功能。

【临床表现】 先有耳廓肿痛感，继而红、肿、热、痛加重，范围增大，患者疼痛不安。检查可见整个耳廓除耳垂外明显红肿、触痛，若有脓肿形成则有波动感，有的破溃出脓。

【治疗】 早期尚未形成脓肿时，全身应用足量有效抗生素控制感染。早期可做局部理疗，外用抗生素软膏或鱼石脂软膏，促进局部炎症消退。如已形成脓肿，应彻底行清创手术。可在局麻或全麻下，沿耳轮内侧的舟状窝作半圆形切开，或者在脓肿下缘作半圆形切口，充分暴露脓腔，清除脓液，用大量生理盐水及过氧化氢溶液冲洗术腔，刮除肉芽组织，切除坏死软骨，尽量保存耳轮部位的软骨。用敏感的抗生素（多种）反复冲洗、浸泡。重新消毒术野，重新铺无菌单，用2.5%碘酊涂抹暴露的软骨面，同时可用敏感的抗生素粉放置于术腔内，缝合伤口（缝针不要太致密），用乙醇溶液棉块将耳廓塑形包扎。术后全身应用抗生素，一周后打开包扎换药、拆线，切口一期愈合。本清创手术的关键是彻底清创，同时切忌放置引流条（放置引流条会阻碍切口一期愈合），否则若术后感染未得到控制，需要再次清创，容易导致耳廓畸形。

【预防】 在耳廓处进行如耳针治疗、耳部手术等操作时，应严格消毒，避免损伤软骨。应及时处理耳廓外伤，彻底清创，严防感染。

（赵守琴）

第二节　中耳外伤

中耳外伤分为鼓膜外伤和听骨链中断，其中前者最为常见。常见原因有：①直接外伤：如外耳道异物或取异物时的外伤、挖耳、冲洗外耳道耵聍时用力过猛，或矿渣溅入外耳道或误滴腐蚀剂等。颞骨骨折累及中耳者，也可引起中耳外伤。②间接外伤：多发生于空气压力急剧改变之时，如炮震、爆炸、掌击耳部，均可使中耳外伤。咽鼓管吹张或擤鼻时用力过猛、分娩时用力屏气、跳水时耳部先着水面也能引起中耳外伤。

一、鼓膜外伤

案例 1-8-1

患者，青年男性，骑摩托车摔伤后就诊。主诉头痛，右耳闷，听力下降。查体：神志清晰，四肢运动正常。外耳道完整，鼓膜完整，右耳鼓室内可见淡红色液体。听力检查：右耳传导性听力下降，气、骨导间距为30dB。

问题：1. 对此患者可能的诊断是什么？
　　　2. 下一步应进行哪些检查？

【临床表现】

1. 出血　单纯鼓膜外伤一般出血不多，片刻即止，外耳道有或无鲜血流出。如并有外耳道皮肤裂伤或颞骨骨折、颅底骨折脑脊液漏，则血样液量较多。血液也可经咽鼓管流入鼻咽部而从口中吐出。

2. 耳聋　耳聋程度与鼓膜破裂大小、是否并发听骨链损伤、是否并发内耳损伤等有关。直接外伤引起的单纯鼓膜破裂，听力损失较轻；间接外伤（如爆炸）常招致内耳受损而呈混合性聋。

3. 耳鸣　程度不一，持续时间不一，偶伴短暂眩晕。

4. 耳痛　各种原因引起的鼓膜破裂，伤时或伤后常感耳痛，但一般不剧烈。如并有外耳道皮肤损伤或感染，疼痛会较明显。

【检查】　外耳道可有血迹或血痂，无感染时鼓膜多呈不规则形或裂隙状穿孔，边缘锐利，上皮卷曲，穿孔边缘可见少量血迹。若出血量多或有水样液流出，提示有颞骨骨折或颅底骨折所致脑脊液耳漏。听力学检查显示耳聋呈轻中度传导性耳聋，合并内耳损伤时呈混合性耳聋。

【治疗】

1. 保持外耳道清洁和干燥，禁用外耳道冲洗或滴药。清除外耳道内存留的异物、泥土、血凝块等，用乙醇溶液消毒外耳道及耳廓，外耳道口可用消毒棉球堵塞。

2. 避免感冒，切勿用力擤鼻，以防来自鼻咽的感染。如无感染征象，不必应用抗生素。

绝大多数的外伤性穿孔可于 3～4 周内自愈。较大而 3 个月内不能自愈的穿孔或并发感染者，感染得到控制后可行鼓膜修补术。

二、听骨链中断

听骨链位置深在，单独受伤的机会不多，常与鼓膜外伤或颞骨骨折并发。最常见的是砧镫关节分离。

【临床表现】

1. 鼓膜有或没有外伤的表现。

2. 听力学检查示中度传导性耳聋，骨、气导差大于 50dB；鼓膜完整者鼓室图呈 Ad 型，镫骨肌反射消失。

3. 利用高分辨率 CT 对听骨链进行三维重建，可获得听骨链的损伤情况。

【治疗】　可在耳内镜或耳显微镜下行听骨链重建术。

第三节　内耳外伤

内耳外伤最常见于颞骨外伤所致的颞骨骨折，并可伴有不同程度的颅内或胸、腹部等组织和器官损伤，约 1/3 的颅底骨折侵及颞骨岩部。根据骨折线与颞骨岩部长轴的关系，将颞骨骨折分为纵行骨折、横行骨折、混合型骨折、岩尖骨折四种类型（图 1-8-1）。此外，剧烈的压力变化，先天性蜗水管发育不良也是内耳外伤的重要原因。

【临床表现】

1. 纵行骨折（longitudinal fracture）　最常见，占 70%～80%，多由颞部和顶部受到撞击所致。骨折线与岩部长轴平行，常起自颞骨鳞部，通过外耳道后上壁、鼓室天盖，沿颈动脉管到颅中窝底的棘孔或破裂孔附近。因骨折线多从骨迷路前方或外侧穿过，故极少伤及内耳。常伴有中耳结构受损。可表现为耳出血、传导性聋或混合性聋，偶有低频耳鸣。约 20% 的病例发生面瘫，多可逐渐恢复。纵行骨折可两侧同时发生。偶可累及颞颌关节。

2. 横行骨折（transverse fracture） 较少见，占15%～20%，主要由枕部受到暴力所致。骨折线与岩骨长轴垂直，常起自颅后窝的枕骨大孔，横过岩锥到颅中窝。有的经过舌下神经孔及岩部的管孔（如颈静脉孔），个别可经内耳道和迷路到破裂孔或棘孔附近。因其骨折线可通过内耳道或骨迷路，可将鼓室内壁、前庭窗、蜗窗折裂，故常有耳蜗、前庭及面神经受损症状，如感音性聋、眩晕、自发性眼震、面瘫和血鼓室等。面瘫发生率约占50%，且不易恢复。

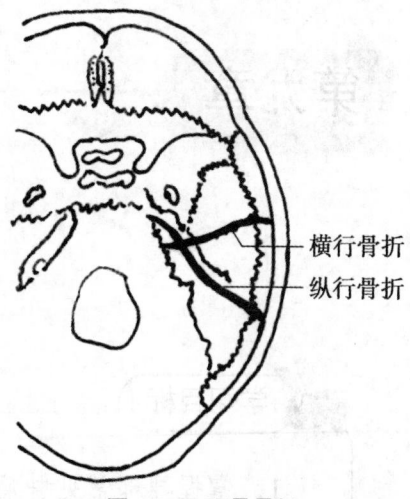

图 1-8-1 颞骨骨折

横行骨折
纵行骨折

3. 混合型骨折（mixed fracture） 更少见，常由于颅骨多发性骨折，可同时发生颞骨纵行与横行骨折，引起鼓室、迷路骨折（tympano-labyrinthine fracture），出现中耳与内耳症状。

4. 岩尖骨折（petrous apex fracture） 很少见，可损伤第Ⅱ～Ⅵ脑神经，发生视力减退、眼裂变小、上睑下垂、瞳孔扩大、眼球运动障碍、复视、斜视等眼部症状以及三叉神经痛或面部感觉障碍。岩尖骨折可损伤颈内动脉，导致致命性大出血。

上述各型颞骨骨折可同时伴有脑膜损伤，发生脑脊液漏。脑脊液从上鼓室经破裂的鼓膜从外耳道流出称脑脊液耳漏；如鼓膜完整，脑脊液经咽鼓管从鼻部流出，则可出现脑脊液鼻漏；如脑脊液同时从外耳道、鼻腔流出，称脑脊液耳鼻漏。脑脊液漏初期因混有血液呈浅红色，以后逐渐变为清亮液体，化验检查为含糖液体即可确诊。颞骨骨折后第1～2天内危险性较大，持续昏迷者危险性更大。病情许可时，可行颅底影像学检查。

此外，在发生颞骨骨折时往往伴有不同程度的颅脑外伤（脑挫伤、脑水肿、颅内出血）等神经系统症状，严重者可出现昏迷、休克等。

【预后】 纵行骨折预后最好，传导性耳聋多可经鼓室成形术或鼓膜修补术等得到恢复。横行骨折预后差，感音神经性聋常难改善。前庭功能丧失者尚可逐渐代偿。头颅外伤愈合后，骨折缝隙仍可存在，日后中耳感染时，有引起脑膜炎的危险。儿童患者的预后较成人为佳。

【治疗】

1. 颞骨骨折常发生于颅脑外伤，如出现颅内压增高症状、脑神经受累症状或耳、鼻大出血等，应与神经外科医生协作，共同抢救患者。首先应注意危及患者生命的主要问题。例如保持呼吸道通畅，必要时应行气管切开术，以改善颅内缺氧状态；控制出血，及时补液或输血，以防止失血性休克，维持循环系统的正常功能。如病情允许，应作详细检查，包括头颅CT、神经系统检查等。

2. 及时应用抗生素等药物，严防颅内或耳部感染，注意耳部消毒。若患者全身情况允许，应在严格无菌操作下清除外耳道积血或污物。若有脑脊液耳漏，不可作外耳道填塞，仅于外耳道口放置消毒棉球。如有可能，患者宜取坐位或半坐位，以降低脑脊液的压力，适当限制入水量。多数脑脊液漏可自行停止。如超过2～3周仍未停止，在无颅内感染的前提下，可经耳部径路采用额肌或筋膜覆盖硬脑膜缺损处，以控制脑脊液漏。

3. 对于颞骨横行骨折引起的周围性面瘫，只要病情许可，手术减压越早越好。病情完全稳定后，对后遗鼓膜穿孔、听骨断离、传导性聋或面神经麻痹等症状者，可于后期行鼓室成形术或面神经手术。

（赵守琴）

第九章

耳部肿瘤

学习目标

1. 掌握耳部常见肿瘤的临床症状。
2. 了解耳部常见肿瘤的治疗方法。
3. 了解中耳癌的病因、诊断依据及临床分期。

第一节　外耳良性肿瘤

一、乳头状瘤

【临床表现】　乳头状瘤（papilloma）好发于外耳道，青年男性多见。常见病因为外耳道炎症、反复挖耳等造成的人乳头瘤病毒感染。早期症状为挖耳时易出血，当肿瘤充满外耳道时，可有耳内发痒、阻塞感或听力减退。查体可见外耳道有单发或多发、无蒂或有蒂、大小不等、棕褐色、桑葚样实质肿物。

【治疗】

1. 手术治疗　切除范围包括肿瘤边缘 1mm 以上正常皮肤，应切除肿瘤所在部位骨膜以防止肿瘤复发。

2. 激光治疗　在局麻下应用 YAG 激光气化肿瘤。

3. 冷冻治疗　应用液氮冷冻切除肿瘤。

二、血管瘤

【临床表现】　多见于耳廓，少见于外耳道。

1. 毛细血管瘤（capillary hemangioma）　由毛细血管网组成，扁平，色如红葡萄酒或似蜘蛛痣状，皮温高。

2. 海绵状血管瘤（cavernous hemangioma）　又名草莓瘤，毛细血管排列紊乱，为含血内皮腔隆起肿物，表面呈结节状，微红或紫红色，有搏动。

3. 蔓状血管瘤（racemosum hemangioma）　耳廓变形、增大，局部温度高，有搏动，可蔓延至头皮。

【治疗】

1. 非手术治疗　冷冻、放射、激光、局部注射硬化剂（如 5% 鱼肝油酸钠、平阳霉素等）。

2. 手术治疗　对于局限性的血管瘤，局部切除并植皮；对有动静脉瘘的血管瘤，先将瘤体外围作环形缝扎，阻断血供，同时分段环形缝扎，分区切除。

三、囊肿

【临床表现】多见于耳廓。

1. 皮脂囊肿（cyst）　最常见，好发于耳垂背面、乳突或外耳道软骨后下方。囊肿内衬上皮，柔软、张力不大。

2. 耳前囊肿（或瘘管）　属先天性，表现为耳轮脚前方皮肤瘘口。瘘口内有分支管道循入耳轮脚和耳屏之间。管道常呈囊性扩大，易感染。

3. 鳃裂囊肿　与耳前囊肿的鉴别主要是除了耳轮脚前有瘘口外，常常在外耳道、耳后、颈部有第二瘘口，瘘口阻塞也可出现囊性变。

【治疗原则】　感染期抗感染治疗，控制感染后手术切除。

四、耵聍腺瘤

【临床表现】　耵聍腺瘤（ceruminoma）好发于外耳道软骨部，常见腺瘤和混合瘤。生长缓慢，肿瘤较大时阻塞外耳道可引起听力障碍。耳部检查可见外耳道后下方局限性隆起，表面皮肤正常，无压痛，质韧。X线检查显示外耳道骨质无破坏。

【治疗】　易恶变，应作手术彻底摘除。切除范围包括肿瘤周边至少 0.5cm，切除肿瘤区骨膜，并予植皮。

案例 1-9-1

　　患者，女性，49岁，门诊就诊。自诉左耳痛、耳鸣伴听力下降7个月余，无面瘫，无眩晕，无张口、咀嚼困难。查体：左外耳道通畅，鼓膜完整。

　　问题：1. 列举患者需要完善的辅助检查项目。

　　　　　2. 若患者行颞骨CT显示左中鼓室见软组织密度影，乳突骨质未见异常，请结合案例给出你的诊断，并试着说出其临床分期及治疗方式。

第二节　外耳道恶性肿瘤

外耳恶性肿瘤中囊性腺样癌最常见，腺癌和恶性耵聍腺瘤均少见。在此着重介绍耵聍腺癌。

【临床表现】　反复挖耳等刺激情况下，耵聍腺瘤容易恶变。耵聍腺癌的主要临床表现是无痛性外耳道少量出血或者挖耳易出血，有时耳痛。查体可见外耳道肿块呈肉芽形、红色，肿块突破皮肤，表面粗糙不平。耵聍腺癌可突破外耳道软骨部侵犯腮腺，表现为腮腺区肿块；也可侵犯颞颌关节，导致张口困难。CT可显示外耳道或者乳突部骨质破坏，MRI可显示肿块侵犯腮腺。耵聍腺癌发病缓慢，无论是手术还是放疗均容易复发，其复发率达到

40% ～ 70%。

【治疗】　手术切除为主，辅以放疗。肿瘤侵犯腮腺者应作腮腺浅叶或全腮腺切除，术中应保护面神经。术后放疗可以减少肿瘤复发率。

第三节　中耳癌

中耳癌（carcinoma of middle ear）占全身肿瘤的 0.06%，耳部肿瘤的 1.5%。中耳癌以鳞状上皮癌最多见，40 ～ 60 岁为好发年龄，与性别无关。

【病因】　约 80% 的中耳癌患者有长期、慢性化脓性中耳炎病史，故认为其发生可能与炎症有关。中耳乳头状瘤亦可发生癌变。外耳道癌可以侵犯中耳、乳突腔，但临床上不易分辨原发部位。

【临床表现】

1. 耳部疼痛　早期无明显疼痛，晚期可出现明显耳痛，以夜间疼痛为主，表现为耳部的刺痛或跳痛，可向耳后及咽部放射。

2. 外耳道出血　外耳道自发性出血或挖耳后外耳道出血，慢性化脓性中耳炎伴有血性分泌物时应考虑中耳癌的可能。

3. 听力障碍　多数患者表现为传导性聋。

4. 面神经麻痹　肿瘤侵犯面神经可出现周围性面神经麻痹。

5. 张口困难　晚期中耳癌侵犯到颞颌关节或翼肌，可造成张口困难。

6. 眩晕　内耳受到侵犯时可出现眩晕。

7. 其他脑神经受累症状　除第 V、VII 脑神经易受累外，第 VI、IX、X、XI、XII 脑神经也可受累出现相应症状。

8. 查体　可见外耳道或中耳腔新生物，多有鼓膜穿孔，新生物触之易出血。

【诊断】

1. 影像学检查

（1）CT：表现为中耳或乳突腔不规则软组织影，大面积、不规则骨质破坏。尤其当中耳炎伴外耳道骨壁破坏，形成外耳道软组织肿块时，要高度怀疑中耳癌。

（2）MRI：中耳癌的组织含水量与脑组织相仿，其信号与脑组织近似。

2. 病理检查　外耳道或中耳肉芽摘除后作病理检查可以明确诊断，但取材需慎重，防止误伤面神经。

【中耳癌临床分期】　国际抗癌协会（UICC）对中耳癌并无明确的分期标准，目前临床采用的是 Stell 等（1985）制定的初步方案：

T_1：肿瘤局限于中耳、乳突腔，无面神经麻痹和骨质破坏。

T_2：肿瘤破坏中耳、乳突腔骨质，出现面神经麻痹，但病变未超出颞骨范围。

T_3：肿瘤突破颞骨范围，侵犯周围结构，如硬脑膜、腮腺、颞颌关节等。

T_x：无法进行分期。

【治疗原则】　中耳癌起病隐袭，早期多采用先手术、后放疗，对晚期患者则采用先放疗缩小病灶，再进行手术切除等综合治疗。

1. 手术治疗

（1）乳突切除术：适用于病灶局限在中耳或乳突腔，无面神经管、内耳、颞骨外侵犯者。

（2）颞骨次全切除术：肿瘤累及中耳、乳突诸壁。切除岩骨颈内动脉以外部分。

（3）颞骨全切除术：颞骨次全切除术加上颈内动脉切除。

2．放射治疗　由于中耳肿瘤位于颞骨，放疗难以彻底根治，因此手术加放疗可以明显提高疗效。对肿瘤侵犯到颈动脉管，无法清除者，可考虑先行放疗，缩小肿瘤范围，再行手术治疗。

3．化学治疗　仅作为手术和放射治疗的辅助方法，对于无手术指征的晚期病例具有缓解症状的作用。

案例 1-9-2

患者，男性，45岁，右耳持续性肿痛伴听力下降、耳鸣2年，自诉起病前曾有挖耳习惯。查体：右外耳道一红色肉芽形肿物，鼓膜看不清。颞骨CT显示：右外耳道可见软组织密度影，双侧颈部可见大淋巴结影。既往史、家族史略。

问题：1．结合案例，给出你的诊断及诊断依据。
　　　2．说出本病大致的治疗原则。

（夏　寅）

第十章

面神经疾病

学习目标

1. 掌握面神经分支的解剖特点，了解常见面神经外伤的原因。
2. 熟悉常见的面神经疾病。

面神经是第Ⅶ对脑神经，它起自脑干，其主干穿过桥小脑角、颞骨、腮腺直达面肌，主司面部表情肌运动。因此面神经的疾病涉及多个学科，包括神经内科、神经外科、耳鼻咽喉头颈外科以及颌面外科等。从病因学分类上有不下60种疾病可引起面神经受损，主要表现是面肌运动障碍，大多数疾病表现为各种面肌瘫痪，少数几种疾病表现为面肌痉挛。由于这类疾病大多数发生在颞骨内，加之耳科向颅底外科领域的成功延伸，面神经疾病逐渐成为耳鼻咽喉头颈外科的一个重要领域。本章将重点介绍面神经的颞骨段解剖，以及来源于颞骨内病变的最常见的几种面神经疾病的诊断和治疗原则。

第一节　面神经应用解剖

一、面神经的组成

面神经是人体内走行于骨管中最长的脑神经，与中耳、内耳有着密切的关系。它由运动神经纤维、副交感神经纤维、味觉纤维以及少数感觉神经纤维共同组成。其中运动神经纤维可以支配除提上睑肌以外的所有面部表情肌，以及颈阔肌、耳外肌、茎突舌骨肌、二腹肌后腹和镫骨肌等。副交感神经纤维支配泪腺、鼻腔黏液腺、下颌下腺和舌下腺的分泌。味觉纤维接受同侧舌前2/3的味觉。感觉纤维司耳甲腔、耳廓后沟和一部分外耳道的皮肤感觉。

1. 按面神经运动信号的行程，临床中可以把面神经分8段（图1-10-1）。

（1）运动神经核上段：运动神经核上段（supranuclear segment）实为面神经中枢传导径路，起自额叶中央前回下部的面神经皮层中枢，下达脑桥下部的面神经运动核。其纤维经放射冠、内囊膝部、大脑脚内侧部分而到达脑桥，大部分交叉到对侧，支配对侧面神经核下部；也有一小部分不交叉而支配同侧面神经核上半部。下面部的肌肉只接受对侧交叉过来的皮质延髓束纤维，而上面部肌肉如额肌受双侧皮质支配。脑出血经常发生在内囊，当出血使一侧面神经的核上性通路受损害时，只发生对侧下面部肌肉瘫痪，而患者抬眉动作是正常的，耳科医生必须学会鉴别。

面神经核也接受皮质锥体外系运动区与基底节，可能还有丘脑下部的支配，这些支配与

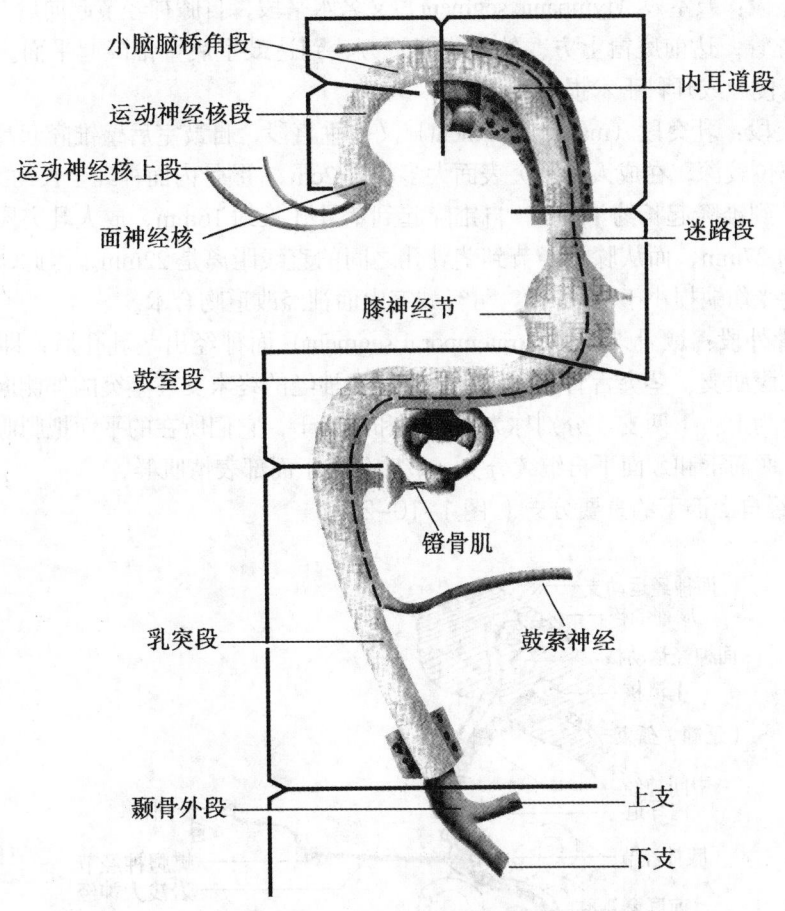

小脑脑桥角段
运动神经核段
运动神经核上段
面神经核
鼓室段
乳突段
颞骨外段
内耳道段
迷路段
膝神经节
镫骨肌
鼓索神经
上支
下支

图 1-10-1 面神经分段示意图

面部肌肉张力的维持及情感运动有关。因此，皮质运动区发生病变时，引起面部随意运动麻痹，而情感反应的面部运动仍可存在；丘脑下部及锥体外系病变时，面部的随意运动正常而对侧情感反应性肌肉运动则发生障碍。如为面神经的核性或核下性损害，则随意运动和情感运动均麻痹。帕金森病的僵硬表情、听到噪声后的皱眉反应、声光刺激引发的眨眼反射等与此有关。脑干的肿瘤、炎症和血管性疾病常引起包括面神经在内的多发性脑神经功能障碍。

（2）运动神经核段：运动神经核段（nuclear segment）面神经根在脑桥中离开面神经核后，绕过展神经核至脑桥下缘穿出。一侧核性或核下性的面神经损害将引起同侧全部肌肉麻痹。

（3）小脑脑桥角段：小脑脑桥角段（cerebellopontine segment）面神经离开脑桥后，跨过小脑脑桥角，会同听神经抵达内耳门。此段虽不长，但可被迫扩展到 5cm 而不发生面瘫。

（4）内耳道段：内耳道段（internal auditory canal segment）面神经由内耳门进入内耳道，连同听神经到达内耳道底。

（5）迷路段：迷路段（labyrinthine segment）面神经由内耳道底的前上方进入面神经管，向前外经过前庭的上方到达膝神经节（genicu1ate ganglion）。此段为面神经各段最短的一部分，长 2.25 ~ 3mm。膝神经节是迷路段与鼓室段之间的一个膨大区域，是副交感神经的神经节所在之地，也是颞骨骨折和面神经肿瘤好发的部位。

（6）鼓室段：鼓室段（tympanic segment）又名水平段，自膝神经节起向后并微向下，经鼓室内壁的骨管，达前庭窗上方、外半规管下方，到达鼓室后壁锥隆起平面。此处骨管最薄，易遭病变侵蚀或耳科手术损伤。

（7）乳突段：乳突段（mastoid segment）又称垂直段，自鼓室后壁锥隆起高度向下达茎乳孔。此段部位较深，在成人距乳突表面大多超过2cm。颞骨内面神经全长约为30mm，其中自膝神经节到锥隆起长约11mm，自锥隆起到茎乳孔长约16mm。成人乳突段加鼓室段面神经平均长约27mm，而从膝神经节到茎乳孔之间的直线距离是22mm。因此，当面神经鼓室段和乳突段受伤缺损小于3mm时，可行鼓室内面神经改道吻合术。

（8）颞骨外段：颞骨外段（extratemporal segment）面神经出茎乳孔后，即发出耳后神经、面神经二腹肌支、茎突舌骨肌支等小分支。面神经的终末支在茎突的外侧向外、前走行进入腮腺，分为上、下两支，分别称为颞面干和颈面干，它们所在的平面把腮腺分成浅叶和深叶两部分。颞面干和颈面干再继续分支，最后分布于面部表情肌群。

2. 面神经自上而下的重要分支（图1-10-2）

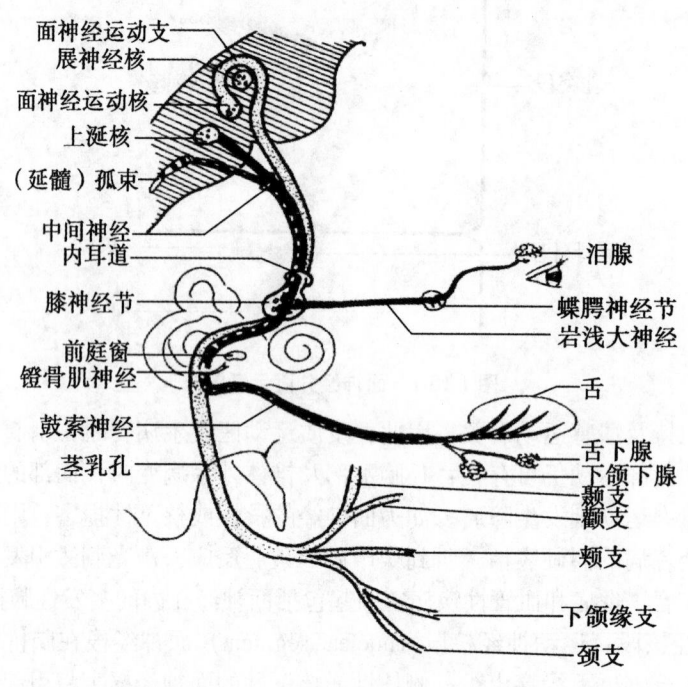

图1-10-2　面神经走行和分支

（1）岩浅大神经：岩浅大神经（greater superficial petrosal nerve）自膝神经节的前方分出，经翼管神经到蝶腭神经节，分布到泪腺及鼻腔腺体，掌管它们的分泌。

（2）镫骨肌神经：镫骨肌神经（stapedial nerve）自锥隆起后方由面神经分出一支，经锥隆起内之小管到镫骨肌。

（3）鼓索神经：鼓索神经（chorda tympani nerve）从镫骨肌神经以下到茎乳孔之间的面神经任一部位分出，向上进入并穿过鼓室，然后并入舌神经中。其感觉纤维司舌前2/3的味觉；其副交感纤维达下颌下神经节，节后纤维司下颌下腺与舌下腺的分泌。

（4）面神经出茎乳孔后发出分支，分别支配茎突舌骨肌（茎突舌骨肌支）、二腹肌后腹、耳后肌、部分耳上肌、耳廓内肌以及枕肌（耳后神经枕支）。

（5）面部分支：从面神经的上干（颞面干）与下干（颈面干）一般分出5支。上支发出：①颞支，支配额肌、耳前肌、耳上肌、眼轮匝肌及皱眉肌；②颧支，支配上唇方肌、鼻部肌肉与颧肌。下支发出：①颊支，支配口轮匝肌、笑肌与颊肌；②下颌缘支，支配下唇方肌、降口角肌与颏肌；③颈支，支配颈阔肌。

二、面神经的血液供应

面神经的血液供应丰富。颞骨面神经骨管内的血液供应主要来自骨管两端，分别来源于颈外动脉的分支脑膜中动脉和茎乳动脉，它们进入骨管后，在神经鞘膜表面形成血管网，由于骨管细长，骨管中段的面神经还需依靠中耳骨和黏膜血管的交通支供血。这种情况使骨管内面神经对微循环的依赖程度很大，容易受到缺血的影响。

第二节　面神经功能检查法

面神经包含多种纤维成分，因此面神经功能的检查也包括多种功能的测试，包括运动、味觉、分泌以及多种反射的测试。通过这些测试可以明确面神经病变发生的部位和病变程度，对于指导治疗有重要的意义。

一、面肌运动功能检查

观察受试者在静止、言语和作面部表情时面肌的运动能力和对称程度，常用闭眼、抬眉、耸鼻、微笑、示齿、撅嘴等动作来衡量面肌的运动能力。学者们建立了很多评分系统，目前临床最常以 House-Brackmann 面肌评分标准作为评价面肌麻痹的标准。

二、味觉检查

用具有酸、甜、咸味觉的化学物质涂于舌前 2/3 处，对比双侧的差异。为了提高检查的精确性，可以用电味觉测试仪检查，当患侧较健侧阈值高 50% 以上时为阳性。通过味觉试验可以判断鼓索神经的功能。

三、分泌检查

包括唾液腺和泪液分泌试验，其中 Schirmer 检测法是临床中常用的泪液分泌试验。用标准化的滤纸挂吊于双侧下睑内侧缘，5 分钟后比较两侧潮湿区的长短，患侧泪液分泌较健侧减少 50% 以上为阳性。通过流泪试验可以判断岩浅大神经的功能。

四、镫骨肌反射

利用听觉通路和面神经之间的联系，判断面神经镫骨肌支的功能（见听功能检查法）。镫骨肌反射是客观检查，但前提是患侧耳的鼓膜和中耳必须是正常的。

五、电生理检查

神经冲动的本质是电信号的传导，因此电生理技术可以用来评价面神经功能。面神经的电生理检查种类繁多，进展和更新速度很快，目前常用的主要有肌电图、F 波、瞬目反射、神经传导速度、面神经电图等检查。在疾病不同的发展过程中选取不同的电生理检查可以对面神经的变性以及再生情况作出相对准确的评价，指导治疗。

　　在耳科、颌面外科和颅底手术中，目前广泛应用面神经监测技术，大大提高了手术的安全性，减少了面神经损伤并发症的发生。

第三节　贝尔麻痹

　　贝尔麻痹（Bell's palsy）又称特发性面瘫，是一种原因不明的急性周围性面神经麻痹，是面神经疾病中最多见的一种。国内外文献报道，贝尔麻痹的年发病率为（10 ~ 40）/100 000。

　　【病因】　贝尔麻痹病因未明。一种假说认为是营养面神经的微血管痉挛，引起神经缺血、缺氧，导致水肿，骨管限制了水肿的进展并对其内的面神经产生压力，引起神经传导障碍，出现面瘫。还有人在部分贝尔麻痹患者的面神经中检测出了单纯疱疹病毒，所以另一种假说认为贝尔麻痹与单纯疱疹病毒感染有关。此外还有自身免疫致病学说。

　　【病理生理】　病变初期，面神经主要表现为缺血、水肿，肿胀的面神经在骨管的压迫下逐渐出现静脉和淋巴回流障碍，加重缺血并形成恶性循环。早期面神经病变为传导阻滞，随着病情的加重，逐渐出现神经变性。组织切片可见面神经肿胀，不同程度的脱髓鞘病变伴有炎性细胞浸润。

　　【症状】　本病表现为一侧急性的完全性或不完全性周围性面瘫。本病可见于任何年龄，无性别差异，多为单侧。通常急性起病，可于数小时内达到高峰，面部表情肌呈迟缓性瘫痪。有的患者发病前 1 ~ 3 天患侧外耳道耳后乳突区疼痛，数日后消失。部分患者夜间发病，常于清晨洗漱时发现或被他人发现口角歪斜。若病变波及鼓索神经，除上述症状外，尚可有同侧舌前 2/3 味觉减退或消失。镫骨肌支以上部位受累时，因镫骨肌瘫痪，同时还可出现同侧听觉过敏。膝神经节受累时还有同侧泪腺分泌障碍，患者会主诉眼干不适。除此之外，还有患者主诉面部麻木、进食困难、溢泪、发音不清等症状。

　　【诊断和鉴别诊断】　由于本病的症状典型，根据患者症状大多可以确诊。但是，有很多疾病也可以表现为突发面瘫，如胆脂瘤型中耳炎、面神经肿瘤、腮腺肿瘤等，甚至有报道面瘫可以是白血病的初发症状。因此，贝尔面瘫的诊断需要在排除外伤、肿瘤、代谢、感染、先天性疾病的前提下才能确诊。另外，经过 6 个月的恢复仍然没有好转的面瘫应该警惕面神经肿瘤的可能。

　　【预后】　贝尔麻痹一般预后良好。大约有 71% 的患者不经过任何治疗可以达到完全恢复，他们通常于起病 1 ~ 2 周后开始恢复，2 ~ 3 个月内痊愈，另外 29% 的患者均达不到痊愈，但只有 16% 的患者对自己的恢复结果不满意。发病 2 个月以上仍无面肌运动恢复者预后较差，可遗有面肌萎缩、口眼连带运动、面肌痉挛抽搐等后遗症。少数患者还可出现"鳄鱼泪征"，即进食时病侧眼流泪。肌电图、F 波等电生理检查对判断面神经受损的程度及其可能恢复的程度有很高价值，可在起病两周后进行检查。

　　【治疗】　贝尔麻痹的治疗早期以控制疾病进展、改善局部血液循环、消除面神经的炎症和水肿为主，后期则以促进神经功能恢复和康复为主。

知识链接

预后是对疾病发生、发展结果的一种预判断。如病毒性感冒，会在 7 ~ 10 日内自愈，属于预后良好的疾病；而心肌梗死如果任其发展，会造成心肌坏死、心脏停搏导致患者死亡，就属于预后差的疾病。人体大多数疾病介于两者之间，可依据医生以往的经验及相应的检查手段来判断病情的走势并给予及时的处理。

1. 非手术治疗

（1）药物治疗：药物治疗应尽早实施，其中皮质类固醇激素治疗是贝尔麻痹早期首选治疗方法。其次有抗病毒药物、消肿药物、自由基清除剂、B 族维生素和其他促进神经再生和髓鞘形成的药物等。

（2）物理治疗：He/Ne 激光、超短波、红外线照射可以改善局部微循环，促进炎症消散。

（3）保护角膜：因眼睑不能闭合，局部用药以及使用眼罩等可以防止继发性角膜损伤。

2. 手术治疗　如患者经过一段保守治疗后仍为完全性面瘫，而且电生理检查证实面神经病变严重者，可以考虑行面神经减压术。手术经耳后乳突入路，打开颞骨内的面神经骨管，释放面神经的压力，改善面神经微循环，促进神经再生。对于病程较长而且已出现后遗症的患者，一般不再建议行面神经减压治疗。

第四节　Hunt 综合征

Hunt 综合征是一种急性面瘫，发病前后伴有同侧耳痛和耳部带状疱疹。1907 年由 Ramsay Hunt 最先描述，故被称为 Hunt 综合征，是周围性面神经麻痹的常见原因之一。

【病因】　本病由水痘 - 带状疱疹病毒（varicella-zoster virus，VZV）复活导致。在儿童期患者初次感染水痘病毒后，病毒会潜伏在体内的膝神经节等处，在成人期由于某些尚不明确的原因，病毒再度复活而引起耳部带状疱疹和面神经损伤。因此，本病又称为耳带状疱疹。

【病理生理】　除了病毒感染引起的炎症免疫反应引起面神经水肿，进而在面神经骨管的压迫下形成恶性循环导致面瘫外，病毒复制过程可以对膝神经节和面神经纤维直接产生破坏，因此此病预后较差。病毒可播散到相邻的脑神经，引起相应的临床表现。

【临床表现】　本病表现为一侧急性周围性面瘫，发病前后出现明显的耳部疼痛，伴有耳部疱疹形成。疱疹最常出现的部位为耳甲腔和外耳道，也可出现在患侧舌和软腭。如病毒侵犯听神经，患者会诉耳鸣和听力下降；如病毒侵犯前庭神经，患者会出现眩晕以及平衡障碍。

【诊断和鉴别诊断】　根据病史和局部检查，多数患者容易诊断。但是对于疱疹不典型者，由于贝尔面瘫也常有耳部疼痛的表现，此时两者很难鉴别。

【治疗】　早期足量使用无环鸟苷类抗病毒药物，抑制病毒复制。其他治疗原则基本同贝尔麻痹。目前对是否采用面神经减压术来治疗 Hunt 综合征仍有争议，反对方认为手术对病毒无效，支持方认为手术释放了骨管内压力，恢复了面神经微循环，可帮助神经修复再生。

Hunt 综合征的预后较贝尔麻痹差，约有 40% 的患者遗留有较严重的后遗症。

案例 1-10-1

患者，男性，45岁，因右耳痛、面瘫5天就诊。体检：右周围性面瘫，右耳廓红肿，耳甲腔内皮肤可见4个小水疱。颞骨CT检查：右膝神经节肿胀，余未见明显异常。血常规检查除白细胞略低外，其余均正常。

初步诊断：Hunt综合征

问题讨论

1. 诊断依据是什么？

2. 发病原因是什么？

第五节　半面痉挛

半面痉挛又称偏侧面肌阵挛，为半侧面部肌肉阵发性的不自主抽搐。中年以上女性好发。

【病因】　迄今不明。一般认为系面神经在脑桥小脑角附近受动脉压迫导致异常放电所致，也有面神经根处蛛网膜粘连致病等假说。

【病理】　通常没有明显的组织学改变，偶尔可见面神经水肿及脱髓鞘改变。

【临床表现】　患者表现为阵发性一侧面部肌肉不自主地抽搐。常始发于一侧眼部或口角，随病情的缓慢发展，逐渐扩展到同侧半面肌肉，但额肌较少受累。每次抽搐时间由数秒至数分钟不等。精神紧张、疲劳、情绪激动可诱发或使之加重，频繁发作可影响视力、言语或咀嚼功能。若镫骨肌受累，可以产生类似耳鸣样感觉。

【诊断和鉴别诊断】　根据临床表现本病诊断较易，但应进行 MRI 等影像学检查排除面神经肿瘤、脑膜瘤等疾病。此外，还应与特发性眼睑痉挛、面瘫后遗症等相鉴别。

【治疗】　缺乏特效疗法。目前临床常用的方法有：

1. 药物治疗　卡马西平等抗癫痫药可抑制神经核异常放电，对部分轻症患者有效。

2. 局部注射治疗　面肌局部注射肉毒素可以阻断突触传导，使面肌痉挛消失。但是3～5个月后，随着新的突触结构再生成功，面肌痉挛将再次出现，需要重复注射治疗。适用于痉挛较重但不接受手术的患者。

3. 针灸、理疗对此病无效。

4. 面神经微血管减压术　适合重症面肌痉挛患者，一般采取耳后切口，经乙状窦后入路到达桥小脑角，识别责任血管，并将其与面神经根游离，两者之间垫上高分子海绵片。

5. 面神经梳理术　适合微血管减压术失败的患者及影像学检查未发现桥小脑角责任血管的患者。采取耳后乳突入路，暴露并打开面神经垂直段骨管，切开鞘膜，用纤维刀纵行反复梳理面神经束。

第六节　外伤性面神经麻痹

面神经周围支较表浅，分布在头面部的侧面，易遭受各种损害。而日益增多的颞骨骨折也往往会伤及面神经，造成面瘫。因此，外伤性面神经麻痹是周围性面瘫的一大病因。

【病因】　常见病因主要有：

1. 颞骨骨折　头颅的一侧接受撞击导致，最常见于车祸，其次还有摔伤、砸伤、钝器伤、挤压伤等。骨折线经过面神经骨管，骨管的变形和骨折碎片造成面神经被挤压、嵌顿甚至撕裂、中断。

2. 颌面部外伤　最常见的是锐器切割伤，其次还有撞击伤、踢伤、钝器伤、咬伤、撕裂伤等。

3. 产钳夹伤　胎儿乳突尖未发育时，茎乳孔位置浅且没有骨质保护，面神经干直接位于皮下软组织内，可被产钳夹伤。

4. 其他医源性损伤　腮腺、中耳、内耳及桥小脑角的手术都可以对面神经造成伤害。目前陆续推广术中面神经监护技术，以及医生的解剖训练制度，使这一类损伤已逐渐减少。

【面神经损伤的临床表现】　表现为不同程度的周围性面瘫，发病前有明确的外伤史。部分患者有严重的全身损伤，容易造成诊断延迟。双侧外伤性面瘫时，患者呈面具脸，但没有明显的面部不对称，容易出现漏诊。

【创伤性面神经损伤的诊断】　根据面神经损伤的临床表现及病史询问，临床不难作出面瘫的诊断。电生理检查有助于判断面神经损伤的程度和预后。颞骨 CT 可以协助确定骨折位置。流泪试验、镫骨肌反射和味觉检查可帮助确定面神经损伤的平面。

【治疗】　颞骨骨折出现的外伤性面神经麻痹应常规进行电生理检查，根据结果进行患者甄选。轻症患者可以保守治疗。重症患者应及时采取面神经探查、减压治疗。如果在术中发现面神经损伤较重或者中断，应马上进行神经断端吻合或耳大神经移植。

颌面部切割伤导致的即发性的面瘫意味着面神经被切断，应该马上探查伤口，寻找神经断端，一般都能做到无张力吻合。如果是迟发性面瘫或者其他颌面部外伤，应根据电生理结果进行甄别处理。

产钳夹伤者应立即采取保守治疗，使用神经生长因子促进神经再生，一般预后良好。如果 14 天没有好转，可行电生理检查进行甄别处理。

其他医源性面神经损伤，发现面瘫后应马上进行神经损伤程度和功能评估。如果手术还没有结束，应该在手术中及时修复；当手术中术者发现面神经断伤时，应立即进行吻合；当面神经无法利用时，可行神经移植或舌下神经 - 面神经吻合术。如果手术已经结束，应该马上行电生理检查，根据面神经损伤的轻重决定治疗原则。

（李健东）

第二篇 鼻科学

第一章

鼻科学基础

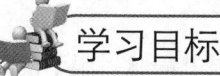

学习目标

1. 掌握外鼻、鼻腔、鼻窦的应用解剖及生理功能。
2. 了解鼻眼、鼻颅相关解剖。

第一节　鼻及鼻窦的应用解剖

鼻（nose）由外鼻、鼻腔、鼻窦三部分构成。外鼻位于面部中央。鼻腔是位于两侧面颅之间的腔隙。鼻窦是两侧面颅骨内的空腔，共四对，分别居于鼻腔的上方、后方和两侧。鼻窦开口于鼻腔，两者黏膜互相移行连为一整体。

鼻及鼻窦与颅前凹、颅中凹、口腔和眼眶紧密相邻，仅由一层薄骨板相互隔开，故严重的鼻外伤可伴发其周围结构的损伤，鼻疾病亦可向邻近器官扩散。

一、外鼻

外鼻（external nose）由骨、软骨构成支架，外覆软组织和皮肤，略似锥形，有鼻根（nasal root）、鼻尖（nasal apex）、鼻梁（nasal bridge）、鼻翼（nasal alae）、前鼻孔（anterior nares，nostril）、鼻小柱（nasal columella）等几个部分。鼻翼和面颊相交处为鼻唇沟（图2-1-1）。

（一）外鼻支架

由骨性支架和软骨支架构成。

骨性支架由鼻骨、额骨鼻突、上颌骨额突和腭突组成。鼻骨左右成对，中线相接，上接额骨鼻突，两侧与上颌骨额突相连。鼻骨下缘、上颌骨额突内缘及上颌骨腭突游离缘共同构成梨状孔（图2-1-2）。

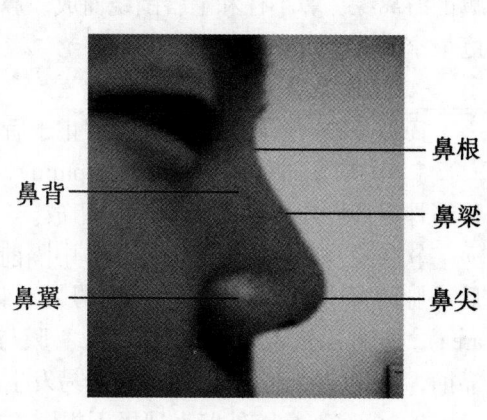

鼻背

鼻翼

鼻根

鼻梁

鼻尖

图2-1-1　外鼻

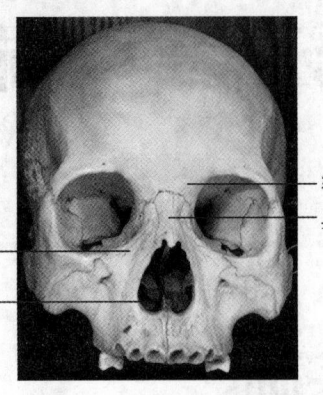

额骨鼻突
鼻骨
上颌骨额突
上颌骨腭突

图 2-1-2 外鼻的骨性支架

外鼻软骨性支架由鼻中隔软骨（septal cartilage）、侧鼻软骨（lateral nasal cartilage）、大翼软骨（alar cartilage）等组成。各软骨之间为结缔组织所联系。大翼软骨左右各一，底面呈马蹄形，各有内、外两脚，外侧脚构成鼻翼的支架，两内侧脚夹鼻中隔软骨的前下构成鼻小柱的主要支架。

（二）皮肤

鼻尖、鼻翼及鼻前庭皮肤较厚，且与皮下组织及软骨膜粘连紧密，并富有皮脂腺、汗腺，为粉刺、痤疮和酒渣鼻的好发部位，当疖肿炎症时，稍有肿胀，疼痛即较剧烈。

（三）静脉

外鼻的静脉经内眦静脉及面静脉汇入颈内、颈外静脉，内眦静脉与眼上静脉、眼下静脉相通，最后汇入颅内海绵窦。面静脉无瓣膜，血液可以正、逆向流动，当鼻或上唇（称危险三角区）患疖肿处理不当或随意挤压时，则有可能引起海绵窦血栓性静脉炎等严重颅内并发症。

（四）淋巴

主要汇入下颌下淋巴结和腮腺淋巴结。

（五）神经

运动神经为面神经。感觉神经为筛前神经、滑车上神经、滑车下神经和眶下神经，来自眼神经和上颌神经。

二、鼻腔

鼻腔（nasal cavity）为一顶窄底宽的狭长腔隙，前起前鼻孔，后止于后鼻孔，与鼻咽部相通。鼻腔被鼻中隔分隔为左右两侧，每侧鼻腔包括位于最前部的鼻前庭及位于其后占鼻腔绝大部分的固有鼻腔。

（一）鼻前庭（ nasal vestibule ）

位于鼻腔最前部，由皮肤覆盖，富有皮脂腺和汗腺，并长有鼻毛，前界为前鼻孔，由鼻翼的游离缘、鼻小柱和上唇围绕而成。鼻前庭皮肤与固有鼻腔黏膜交界处称为鼻阈，是鼻前庭最窄处。

（二）固有鼻腔

简称鼻腔，前起自于鼻阈，后止于后鼻孔，有内、外、顶、底四壁。

1. 内壁 即鼻中隔（nasal septum），由鼻中隔软骨（septal cartilage）、筛骨正中板（又称筛骨垂直板）及犁骨（vomer）组成。

软骨膜及骨膜外覆有黏膜，鼻中隔前下部黏膜内血管丰富，由鼻腭动脉、筛前动脉与筛后动脉的鼻中隔支、上唇动脉及腭大动脉密切吻合形成毛细血管网，称为利特尔区（Little area）。此处黏膜较薄，血管表浅，黏膜与软骨膜相接紧密，血管破裂后不易收缩，且位置又靠前，易受外界刺激，是鼻出血最易发生的部位。

2. 外壁 鼻腔外壁表现极不规则，有突出于鼻腔的三个骨质鼻甲（conchae turbinate），分别称为上、中、下鼻甲。各鼻甲下方的空隙称为鼻道，即上、中、下鼻道。中鼻甲游离缘水平以下的空间称为总鼻道（common meatus）。中鼻甲与鼻中隔之间的腔隙称为嗅裂或嗅沟（图2-1-3）。

（1）上鼻甲（superior turbinate）：位于鼻腔外壁的后上部，位置最高、最小，因前下方有中鼻甲遮挡，前鼻镜检查不易窥见。上鼻甲后上方为蝶筛隐窝（sphenoethmoid recess），蝶窦开口于此。

（2）上鼻道（superior meatus）：内有后组筛窦开口。

（3）中鼻甲（middle turbinate）：是筛骨的一个结构，分为水平部（附着部）和垂直部（悬垂于鼻腔）。水平部前翼附着于筛窦顶壁和筛骨水平板之连接处，水平部后翼向外侧行走附着于纸样板，即中鼻甲基板，是前、后筛窦的分界。中鼻甲尾端的鼻腔外侧壁上有蝶腭孔，是蝶腭神经及同名血管出入鼻腔之处，向后通向翼腭窝（图2-1-4）。

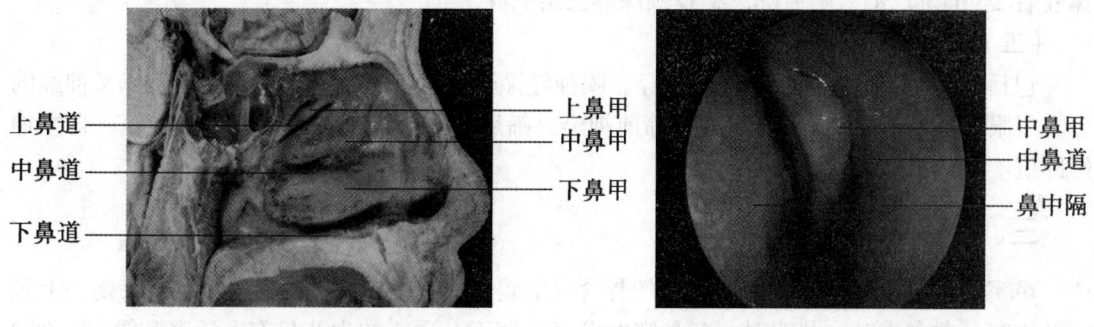

图2-1-3　鼻腔外侧壁　　　　　　　　　图2-1-4　鼻内镜下观察中鼻甲与中鼻道

（4）中鼻道（middle meatus）：外壁上有两个隆起，后上方为筛窦的大气房名筛泡（ethmoid bulla），筛泡前下方有一弧形嵴状隆起名钩突（uncinate process），筛泡与钩突之间有一半月形裂隙，称为半月裂孔（semilunar hiatus），其外方有一弧形沟称筛漏斗（ethmoid infundibulum）。额窦多开口于半月裂孔的前上部，其后为前组筛窦开口，最后为上颌窦开口。以中鼻甲为中心的邻近区域结构如钩突、筛泡、筛漏斗、上颌窦自然口等被称为"窦口鼻道复合体"（ostiomeatal complex，OMC），窦口鼻道复合体是慢性鼻窦炎鼻内镜外科技术中的重要概念。

（5）下鼻甲（inferior turbinate）：为一独立骨片，附着于上颌骨内壁，前端接近鼻前庭，后端距咽鼓管口1～1.5cm，为鼻甲中最大者，约与鼻底同长，故下鼻甲肿大时易致鼻塞或影响咽鼓管的通气引流。

（6）下鼻道（inferior meatus）：下鼻道前上方有鼻泪管开口，前部外侧近下鼻甲附着处骨壁较薄，是上颌窦穿刺的最佳进针部位。老年人下鼻道外侧壁后部近鼻咽处有表浅扩张的鼻后侧静脉丛，称为吴氏鼻-鼻咽静脉丛。

3. 顶壁　呈狭小的拱形，前部为额骨鼻突及鼻骨构成，中部是分隔颅前窝与鼻腔的筛骨水平板（cribriform plate），后部倾斜向下，即蝶窦前壁。筛骨水平板薄而脆，并有多数细孔，呈筛状，嗅神经经此穿过进入颅前窝，外伤或手术时易骨折致脑脊液鼻漏，成为感染入颅的途径。

4. 底壁　即硬腭，与口腔相隔，前3/4由上颌骨腭突构成，后1/4由腭骨水平部构成。两侧部于中线相接，形成上颌骨鼻嵴，与犁骨下缘相接。底壁前方近鼻中隔处各有一切牙管开口，腭大动、静脉及腭前神经由此通过。

（三）血管

1. **筛前动脉和筛后动脉**　均来自眼动脉。前者供应鼻腔外侧壁和鼻中隔的前上部，后者则供应鼻腔外侧壁和鼻中隔的后上部。

2. **蝶腭动脉**　是鼻腔血供的主要动脉。来自于颌内动脉，经蝶腭孔进入鼻腔后分为鼻后外侧动脉和鼻后中隔动脉。前者供应鼻腔外侧壁后部、下部和鼻腔底，后者供应鼻中隔后部、下部。

3. **眶下动脉和腭大动脉**　均来自于颌内动脉，前者经眶底的眶下管出眶下孔后供应鼻腔外侧壁前段，后者出腭大孔后经硬腭向前进入切牙管供应鼻中隔的前下部。

（四）淋巴

鼻腔前 1/3 的淋巴管与外鼻淋巴管相接，汇入耳前淋巴结、腮腺淋巴结及下颌下淋巴结。鼻腔后 2/3 的淋巴汇入咽后淋巴结及颈深淋巴结上群。

（五）神经

包括嗅神经、感觉神经和自主神经。嗅神经穿筛孔达嗅球。感觉神经来自于三叉神经的分支（眼神经和上颌神经），主要有筛前神经、筛后神经、蝶腭神经、眶下神经等。自主神经即位于翼腭管内的翼管神经。

三、鼻窦

鼻窦（nasal sinuses）为鼻腔周围颅骨含气空腔，按其所在颅骨命名为额窦、筛窦、上颌窦及蝶窦，左右成对，共四对。各鼻窦的发育进度不一致，初生儿只有上颌窦和筛窦，到 3 岁时额窦和蝶窦才开始出现，各鼻窦形状、大小随着年龄、性别和发育状况而有所不同。

临床上按其解剖部位及窦口所在位置，将鼻窦分为前、后两组。前组鼻窦包括上颌窦、前组筛窦和额窦，其窦口均在中鼻道。后组鼻窦包括后组筛窦和蝶窦，前者窦口在上鼻道，后者窦口在蝶筛隐窝。

（一）上颌窦（maxillary sinus）

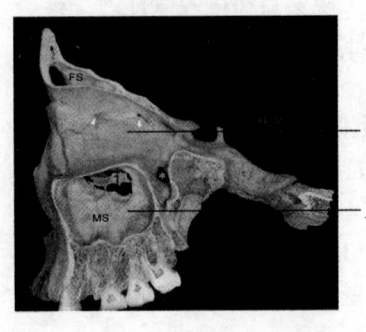

眶内侧壁

上颌窦

图 2-1-5　上颌窦

在上颌骨体内，为鼻窦中最大者，窦腔容积 15 ~ 30ml，15 岁时上颌窦的大小几乎与成人相同。上颌窦形似横置的锥体，锥体之底即鼻腔外侧壁，锥体尖部在上颌骨颧突处，有 5 个壁（图 2-1-5）。

1. **顶壁**　即眶底，毗邻眶内容物，故眶内与窦内疾病可相互影响。

2. **前壁**　即面壁，中央最薄并略凹陷称"尖牙窝"，上颌窦手术多经此进入。尖牙窝上方有眶下孔，为眶下神经及血管通过之处。

3. **后外壁**　与翼腭窝相隔，上颌窦肿瘤破坏此壁侵及翼内肌时可致张口困难。

4. **内壁**　为鼻腔外侧壁的一部分，后上方有上颌窦窦口通入中鼻道，下鼻甲附着处骨质薄，经此行上颌窦穿刺术。

5. **底壁**　为牙槽突，常低于鼻腔底部，与上颌第二前磨牙及第一、二磨牙根部以菲薄骨板相隔，有的磨牙牙根直接埋藏于窦内黏膜下，故牙根感染可引起牙源性上颌窦炎，上颌窦炎症或肿瘤的侵犯亦常引起牙痛、牙松动等症状。

（二）筛窦（ethmoid sinus）

位于鼻腔外上方和眼眶内壁之间的筛骨内，蝶窦之前和前颅窝之下。筛窦呈蜂房状结构，成人筛窦约含有 4～17 个气房，多数含有 7～11 个气房，发育良好者可达 18～30 个，气房大小、排列及伸展范围极不规则，两侧常不对称，有筛迷路（ethmoid labyrinth）之称。筛窦以中鼻甲基板为界，位于其前下者为前组筛窦（anterior ethmoid sinus），开口于中鼻道，中鼻甲基板后上者为后组筛窦（posterior ethmoid sinus），开口于上鼻道。筛窦前窄后宽，有 6 个壁（图 2-1-6）：

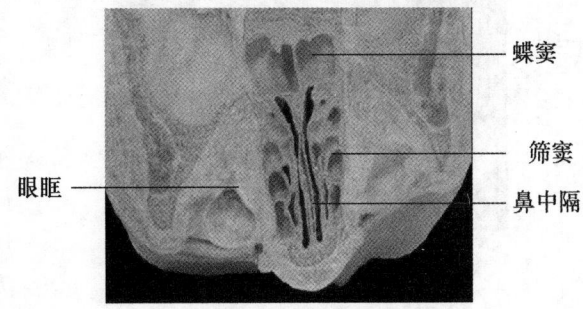

图 2-1-6　筛窦及其毗邻

1. **外侧壁**　即眼眶内侧壁，由泪骨和纸样板构成。外侧壁与眼眶内结构毗邻，特别是与视神经和眼内直肌关系密切。当后筛气化良好时，视神经管可突出于筛房内形成隆凸或压迹，筛窦手术中应避免损伤。

2. **内侧壁**　鼻腔外侧壁的上部，有上鼻甲和中鼻甲附着。

3. **顶壁**　即额骨眶板的内侧部分，参与构成前颅底，其内侧与筛骨水平板相连，外侧与额骨眶板的外侧部分相接。顶壁毗邻前颅窝，是脑脊液鼻漏和颅鼻交界肿瘤的好发部位。

4. **下壁**　即中鼻道外侧壁的结构，包括钩突、筛泡和筛漏斗等。

5. **前壁**　与上颌骨额突和额窦相接。

6. **后壁**　为蝶筛板，与后方的蝶窦毗邻。

（三）额窦（frontal sinus）

位于额骨内，出生时尚未形成，一般至 3 岁开始出现，成年后发育完成，但其大小、形状极不一致，有时可一侧或两侧未发育。额窦形似横置的三棱锥体，锥体的基底即两侧额窦的隔板，锥顶朝向外侧。分为 4 个壁（图 2-1-7）：

1. **前（外）壁**　为额骨外板，较坚厚，内含骨髓。

2. **后（内）壁**　为额骨内板，较薄，与额叶硬脑膜相邻，有导血管穿过此壁入硬脑膜下腔，故额窦感染可经此引起鼻源性颅内并发症。

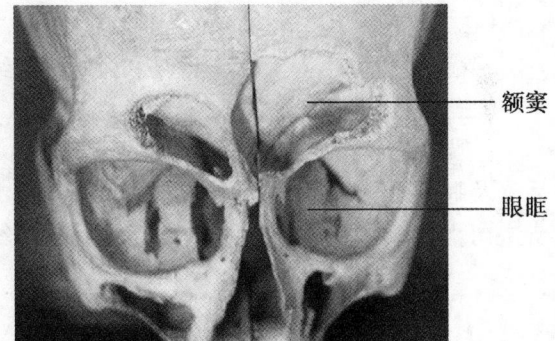

图 2-1-7　额窦及其毗邻

3. **底壁**　为眶顶及前组筛窦之顶，其内侧相当于眶顶的内上角，骨质甚薄，急性额窦炎时该处有明显压痛，额窦囊肿破坏此壁可使眼球向外、向下方移位。额窦开口于窦底内侧，经鼻额管（nasofrontal duct）通入中鼻道前端。

4. **内壁**　为分隔两侧额窦的额窦中隔，此中隔常偏曲向一侧。

（四）蝶窦（sphenoid sinus）

位于蝶骨体内，一般 3 岁才出现，成年发育完成，形状、大小不一。由蝶窦中隔分为左右两侧，两侧常不对称。蝶窦开口于蝶筛隐窝，引流于上鼻道。蝶窦有 6 个壁（图 2-1-8）：

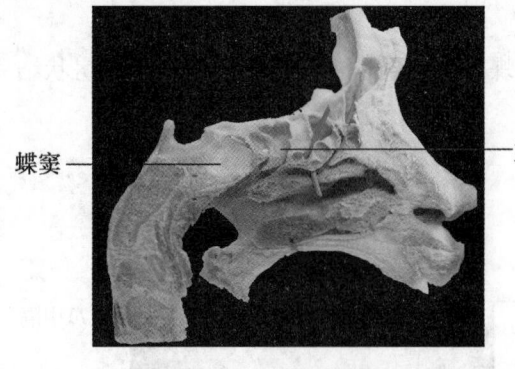

蝶窦———————————筛窦

图 2-1-8　蝶窦及其毗邻

1. 顶壁　与颅中窝相隔，蝶窦发育良好时，其顶壁凹陷形成蝶鞍底部，故可通过蝶窦行垂体肿瘤摘除术。

2. 下壁　即后鼻孔上缘与鼻咽顶，翼管神经孔位于下壁外侧的翼突根部。

3. 外侧壁　与颅中窝、颈内动脉、视神经和海绵窦关系密切。气化良好的蝶窦外侧壁较薄，视神经管和颈内动脉管可能形成压迹或隆凸，视神经管压迹或隆凸位于前上方，颈内动脉管压迹或隆凸位于其后下方。

4. 内壁　为蝶窦中隔，其变异较大。

5. 前壁　与筛骨垂直板及犁骨后缘相接，参与构成鼻腔顶壁之后段，骨质较薄。

6. 后壁　骨质较厚，其后为枕骨斜坡，毗邻脑桥。

四、鼻窦血管、淋巴及神经

（一）血管

上颌窦由鼻后外侧动脉、上颌牙槽后动脉和眶下动脉等供应，静脉回流至蝶腭静脉。筛窦由筛前动脉、筛后动脉、眶上动脉和鼻后外侧动脉等供应，静脉回流入筛前和筛后静脉，也可回流到硬脑膜的静脉和嗅球、额叶的静脉丛。额窦由筛前动脉、眶下动脉、鼻后外侧动脉等供应，静脉回流入筛前静脉，也可经板障静脉、硬脑膜静脉入矢状窦。蝶窦由颈外动脉的咽升动脉、上颌动脉咽支和蝶腭动脉的小分支等供应，静脉回流入蝶腭静脉，并有静脉与海绵窦相通。

（二）淋巴

鼻窦淋巴可能汇入咽后淋巴结和颈深淋巴结上群。

（三）感觉神经

主要来自三叉神经的第一支（眼神经）和第二支（上颌神经）的分支。上颌窦由上牙槽后支及眶下神经主司。筛窦由筛前、筛后、眶上等神经以及蝶腭神经的鼻后上外侧支和眼眶支主司。额窦由筛前神经主司。蝶窦由筛后神经和蝶腭神经眼眶支主司。

（王向东）

第二节　鼻生理学

一、外鼻的生理

外鼻位于颅面的中央，其形状随着人种或种族的不同而有一定的差异。外鼻的形态和轮廓均衡，及其与面部各器官和结构之间的匀称关系，不但影响容貌，而且对人的情绪和性格产生不同程度的影响。此外，鼻翼的运动有助于面部表情和鼻阻力的调控。

二、鼻腔的生理

鼻腔主要有呼吸、嗅觉功能，另外还有共鸣、反射、吸收和排泄泪液等功能。外界空气经过鼻腔处理后，才适合人体的生理需求，否则引起呼吸道不适。

（一）呼吸功能

鼻腔为呼吸道的首要门户，在机体与外界环境的接触中起着重要的作用。正常的鼻呼吸依赖于鼻腔适当的阻力。鼻阻力由鼻瓣区的多个结构形成。鼻瓣区包括鼻中隔软骨的前下端、鼻外侧软骨前端和鼻腔最前端的梨状孔底部。同时鼻阻力的大小与下鼻甲的大小也有很大的关系。鼻内孔或鼻瓣区产生的鼻阻力为全部呼吸道阻力的 40% ~ 50%。呼吸时气体经过鼻腔并非呈直线行进，平静吸气时，气流经过梨状孔后，向上到达鼻腔顶部，再呈抛物线转而向下，达到后鼻孔处再呈扇形散开。呼气时，气流经过鼻前庭，一部分经梨状孔呼出，另一小部分折返回鼻腔形成漩涡，再向上与主流汇合。正常的鼻阻力的存在有助于在吸气时形成胸腔负压，使肺泡扩张，增加气体交换面积，静脉回流入右心。在呼气时延缓肺泡内气体的排出，充分进行气体交换。反之，鼻阻力过低或过高，都会影响肺功能变化。正常人鼻腔黏膜血管交替收缩和舒张，导致两侧鼻阻力周期性交替性变化，称鼻周期。经典的鼻周期被描述为两侧鼻阻力此消彼长的互补形式，使鼻腔总阻力保持不变。鼻周期的作用尚不清楚，可能有促进睡眠时翻身，避免局部长期受压而影响血液循环的作用。

（二）嗅觉功能

嗅觉是最原始的功能之一，与哺乳动物和脊椎动物相比，人类的嗅觉敏感性明显下降，但它仍然是一种重要的感受器，有识别、报警、增进食欲、影响情绪等作用。嗅觉系统主要由嗅上皮、嗅神经、嗅球、嗅束和嗅皮层组成。嗅觉的产生必须具备三个要素：嗅素（或称嗅刺激），也就是能散发气味的物质；足够的鼻气流，能使嗅素到达鼻腔黏膜的嗅区；正常的嗅黏膜、嗅神经、嗅传导通路及嗅中枢。

（三）空气调节作用

1. 温度调节作用　吸入鼻腔的冷空气通过鼻腔的作用可迅速变暖，到达声门下区时调节至 32 ~ 33℃。这一功能多依赖于鼻腔广大而迂曲的黏膜和丰富的血液供应所维持。

2. 湿度调节作用　鼻黏膜富于腺体，在 24 小时呼吸期间分泌约 1000ml 液体，其中 70% 用以提高吸入空气的湿度，吸入空气通过鼻腔的加湿作用，到达声门下区时可达相对湿度 98%。鼻腔湿度调节作用可防止呼吸道黏膜干燥，使黏膜的纤毛得以维持正常的功能。

（四）防御功能

空气中含有灰尘、细菌和真菌等，但吸入空气到达鼻腔后部时，几乎无细菌存在，说明鼻腔黏膜对吸入空气的防御作用非常重要。鼻前庭的鼻毛对较大粉尘有阻挡滤过作用。较细微的尘埃和细菌进入鼻腔后，被黏膜表面的黏液毯粘住，再经纤毛运动向后送达鼻咽腔，经口腔吐出或咽下，为鼻腔的第一道防线。鼻黏液中含有"溶菌酶"，具有溶解细菌的作用，加上白细胞的噬菌作用，成为鼻腔的第二道防线。正常鼻分泌物的 pH 为 5.6 ~ 6.4，而溶菌酶在酸性环境中能保持最有效功能，这与鼻腔内细菌的存在与否有一定关系。

（五）发声共鸣功能

鼻腔在发声时起共鸣作用，辅音 n、m、ng 需由鼻腔发出，鼻音的程度关系到语音的质量，使得声音悦耳动听。若鼻腔因疾病而闭塞，发音则成"闭塞性鼻音"。若软腭缺损或瘫痪（如腭裂），发音时鼻咽部不能关闭或闭合不全，则成开放性鼻音。

（六）反射功能

鼻腔内神经分布丰富，当鼻黏膜受到机械性、物理性或化学性刺激时，可引起广泛的呼吸和循环方面的反应，强度从打喷嚏到呼吸、心跳停止。打喷嚏是一种保护性的反应。当鼻黏膜受到外界物理性或化学性刺激时，鼻黏膜内的三叉神经可引起喷嚏，随着强气流从鼻腔快速喷出，可将刺激物从鼻腔清除。当鼻阻力增高或鼻黏膜受到刺激时，可引起支气管收缩，进而影响肺的通气量，称为"鼻肺反射"；同时还可以引起心率减慢，甚至心搏骤停，称为"鼻心反射"。

（七）吸收功能

人的鼻腔黏膜表面积约 $150cm^2$，呼吸区黏膜上皮细胞表面有很多微绒毛，可增加吸收的有效面积，鼻黏膜上皮下层有丰富的毛细血管、静脉窦、动-静脉吻合支，以及毛细淋巴管交织成网，使吸收的药物可迅速进入血液循环。鼻内投药的利用度比口服高数倍，但连续用药会造成鼻黏膜上皮的可逆性损伤，故不宜长期连续投药。

（八）排泄泪液功能

鼻泪管开口于下鼻道，鼻泪管皱襞起管口开闭作用，并与眼睑的开闭运动一致。眼睑张开时眼轮匝肌挤压泪囊，同时鼻泪管开口在鼻泪管皱襞的作用下张开，泪液经过泪小点、泪小管、泪总管、泪囊和鼻泪管到达下鼻道的顶部。

三、鼻窦的生理

（一）增加呼吸黏膜面积

窦内黏膜为鼻腔黏膜的延续，因此鼻窦的存在增加了鼻黏膜的面积，促进对吸入空气的加温、加湿作用。

（二）共鸣作用

鼻窦是含气的空腔，分布在鼻腔周围，对声音起到共鸣作用。

（三）减轻头颅重量

颅骨内鼻窦的存在使头部运动更加灵活，且易于保持身体平衡。

（四）保护重要器官

鼻窦的存在可以缓冲外力，使颅内及眶内重要器官免受损伤。

（王向东）

第三节　鼻的检查法

鼻部检查的目的是研究症状出现的原因，进而为鼻病的诊断提供依据。因此鼻部检查既要重视局部，也要注意邻近部位以及全身情况。根据不同的需要，选择相应的方法，进行详细的检查。

一、鼻的一般检查法

由于鼻属于深在的细小腔洞，必须使用特殊的照明装置和检查器械进行检查，常用器械有检查灯、额镜、前鼻镜、间接鼻咽镜、鼻内镜等。

依据患者病情、合作程度和检查治疗的要求，患者可分别采用坐位、半卧位。通常是受检者端坐，头正平视，上身略前倾，头颈放松以便头位随检查需要作适当调整。对不合作的小儿，应由家属或护士将小儿抱在怀中，两膝将小儿的腿夹住，一手绕过儿童胸前，另一手扶住额部，将其头固定于胸前或右肩前（彩图2-1-9）。调整额镜，使光焦点集中在受检部位。边询问病史，边注意听其发音是开放性还是闭塞性鼻音，其呼气是否有异味。

（一）鼻外形检查

观察外鼻形态及邻近部位是否有畸形、缺损、肿胀或异常隆起。先检查鼻外形有无畸形，前鼻孔是否狭窄，鼻梁有无偏曲、塌陷、肿胀、增宽，皮肤色泽是否正常。鼻梁歪斜、单侧鼻背塌陷可见于鼻骨骨折。鼻梁低凹（鞍鼻）可由于鼻中隔软骨受损所致，如鼻中隔手术不当等。鼻翼平直、外鼻孔细长见于长期鼻塞、经口呼吸者。再以拇指和示指检查外鼻有无触痛，鼻骨有无塌陷、移位、骨擦感。鼻尖或鼻翼有显著触痛，提示鼻疖或鼻前庭炎。鼻梁触痛可见于鼻中隔脓肿。鼻背触诊可知两侧鼻骨位置是否对称。然后进行鼻窦表面检查，观察面颊部、内眦及眉根附近皮肤有无红肿，局部有无隆起，眼球有无移位及运动障碍，面颊、眼内上角处有无压痛，额窦前壁有无叩痛等。

（二）鼻腔检查

鼻腔的一般检查需要使用前鼻镜，以便从前鼻孔观察鼻内变化。检查者左手持前鼻镜，右手扶持患者额部，调节受检者的头位，或手持枪状镊作必要的检查操作，如填入麻黄碱棉片收缩鼻腔黏膜。

1. 鼻前庭检查　被检者头稍后仰，用拇指将鼻尖抬起，观察鼻前庭皮肤有无充血、皲裂、溃疡、结痂、肿胀及鼻毛脱落。皮肤皲裂、结痂、鼻毛减少、轻度充血见于鼻前庭炎。局限性隆起触痛明显或隆起顶端有脓点视为鼻前庭疖肿。隆起位于鼻前庭外下壁、无触痛见于鼻前庭囊肿。此外还应注意有无赘生物、乳头状瘤等。

2. 鼻腔检查　检查者手持大小合适的鼻镜，受检者的面部左右移动并配合低头、仰头，以便能详细检查鼻腔各部分。

前鼻镜的规范用法如下：以拇指和示指捏住前鼻镜的关节，将一柄置于左手掌心，另三指握于另一柄上，以司前鼻镜的关闭（彩图2-1-10）。检查时，手腕屈曲，将两叶合拢的前鼻镜与鼻底平行深入鼻前庭并轻轻打开，抬起鼻翼，压倒鼻毛，扩大鼻孔，光线与视线得以射入。前鼻镜的两叶不得超越鼻内孔，以免引起疼痛或损伤鼻中隔黏膜引起出血。取出鼻镜时不可完全闭紧双叶，以免夹持鼻毛引起疼痛。

受检者头稍向前倾，可看到下鼻甲、下鼻道、总鼻道下部、鼻中隔前下区和鼻腔底部，有时可看到鼻咽部及软腭的运动。头后仰约30°，可看到中鼻甲、部分中鼻道、鼻中隔和总鼻道中部及嗅裂的一部分。头再后仰约30°，可看到中鼻甲前端、鼻丘、嗅裂后部和鼻中隔上部。前鼻镜检查不能窥及上鼻甲及上鼻道。如鼻腔分泌物较多，可嘱患者擤出或用吸引器吸出。若下鼻甲肥大妨碍观察，可用麻黄碱收缩鼻腔黏膜后再行检查。

检查时应注意：黏膜颜色、肿胀、肥厚、萎缩、表面湿润/干燥，总鼻道增宽/狭窄，鼻道分泌物位置、颜色、性质、量，鼻中隔偏曲、嵴突、棘突，有无新生物。正常鼻黏膜呈淡红色，表面光滑湿润而有光泽，探针触之柔软、有弹性。各鼻道无分泌物积聚，下鼻甲与鼻底、鼻中隔并不相贴。

急性炎症时黏膜呈鲜红色，有黏性分泌物。慢性炎症时黏膜呈暗红色，下鼻甲前端有时呈桑葚状，分泌物为黏脓性。变应性鼻炎的黏膜苍白、水肿，或呈淡紫色，可见分泌物呈清水样。萎缩性鼻炎黏膜干燥、萎缩，失去正常光泽，被覆脓痂，下鼻甲缩小，中鼻甲偶见肥厚或息肉样变。中鼻道有脓性分泌物系前组鼻窦病变所致，嗅裂内有脓性分泌物则为后组鼻窦病变所致。鼻中隔完全垂直者少见，只有引起临床症状者方为病理性鼻中隔偏曲。鼻腔内有新生物时应仔细观察肿物位置、表面形状，探查其硬度、活动度及表面是否容易出血。

后鼻镜检查即间接鼻咽镜检查。检查者左手持压舌板，压下舌的前2/3，将鼻镜加温至不烫手，送入软腭与咽后壁之间，检查者转动鼻镜，有序地、对照地观察后鼻孔、各鼻甲及鼻道的后缘、咽鼓管咽口、咽隐窝及鼻咽顶部。如患者咽反射敏感，可先行表面麻醉再观察。

（三）鼻窦的检查

除以上所述的望诊、触诊及前 / 后鼻镜检查外，尚有下述方法可用。

1. 临床上疑有鼻窦炎的存在，但鼻内镜检查未发现脓性分泌物者，可行头位引流：用1% 麻黄碱棉片收缩中鼻道及嗅裂黏膜，促使窦口开放。疑为上颌窦积脓时，侧卧头低位，患侧在上；疑为额窦或筛窦积脓时，则取正坐位，10 ～ 15分钟后取出棉片，再行鼻镜检查，观察鼻内是否积脓。

2. 口腔检查　上颌窦底壁为上颌骨牙槽突，第二前磨牙和第一、二磨牙牙根感染常引起厌氧菌性的上颌窦炎。故行鼻窦检查时同时注意口腔查体，注意上列磨牙牙龈是否充血，是否有病牙，必要时请口腔科会诊。

3. 导管冲洗或穿刺冲洗　应用导管探入窦口进行冲洗检查。此法操作难度大，容易损伤窦口黏膜造成狭窄，目前很少用。用针穿刺进入鼻窦进行冲洗检查，称为穿刺冲洗法，大多应用于上颌窦。

二、鼻内镜检查

鼻内镜以其镜体细小、光亮度强、视野大等优点，可以完成对鼻腔内各个部位的检查。常用的鼻内镜直径可为4mm 和2.7mm，其视角分为0°、30°、70°、90°、120°等，一般常配备有照相、显示和录像装置。使用时先用1% 麻黄碱棉片收缩鼻黏膜，再以1% 丁卡因棉片行表面麻醉。患者取仰卧位或坐位均可。检查时镜体自总鼻道导入，先观察鼻腔前部，了解中鼻甲和下鼻甲情况，再检查中鼻道前端的钩突和筛泡及半月裂或筛漏斗的情况，随后内镜可沿中鼻道后端滑入中鼻道内观察，再由中鼻甲的后上方观察上鼻甲、上鼻道及蝶筛隐窝，最后将鼻内镜导入鼻咽部，观察鼻咽部各壁的情况。

凡怀疑鼻、鼻窦、鼻咽及邻近部位疾患，而常规鼻镜和鼻咽镜检查不满意者，均可行鼻内镜检查。还可以通过鼻内镜的引导取活体组织行病理检查，发现鼻出血部位行电凝固或激光止血。

三、鼻功能检查

（一）通气功能检查法

鼻通气功能的检查目的主要是判定鼻通气程度、鼻阻力大小、鼻气道有效横截面积等。通过这些指标的测定，对判断病情、确定治疗方针均有重要价值。

1. 简易法　嘱患者堵住一侧鼻腔，检查者以手背置于其鼻孔前，令其用力呼吸，以手背感受其呼出气流来判断通气程度。对于不能配合的小儿，可用棉丝置于鼻孔前，通过棉丝随呼吸的运动来判断鼻腔的通气程度。

2. 鼻测压法　测量鼻阻力是衡量鼻通气的客观指标。鼻测压法为一种测量在某一梯度压力下，通过鼻腔的气流速度来判断鼻阻力大小的方法。正常成人鼻阻力是192～294Pa/（L·s）。鼻腔有阻塞性病变时，鼻阻力升高；萎缩性鼻炎或鼻甲切除过大导致空鼻综合征时，鼻阻力明显减小。

3. 鼻声反射测量　鼻声反射是利用进入鼻腔的声波的反射部分，简单、迅速、准确地对鼻腔几何学进行测量的新方法。主要用于定量判断鼻腔及鼻咽腔容积、最小横截面积，进而对鼻腔及鼻咽部疾病的病变程度、疗效做出客观评价。正常鼻声反射曲线在鼻腔前部显示有两个明显狭窄处，分别表示鼻内孔及下鼻甲前缘，从前向后曲线逐渐增高。鼻腔段曲线突然显著增高见于鼻中隔穿孔，突然降低见于鼻息肉等鼻增生性病变。曲线后段显著增高见于腭裂患者，后段低平见于腺样体肥大、鼻咽癌等鼻咽部增生性疾病患者。

（二）嗅觉功能检查法

迄今为止，国际上对嗅觉功能检查、评定标准和基本测嗅物的气味要求等还没有统一的规定。目前常用的嗅觉功能检查法大体上可分为主观嗅觉检查法和客观嗅觉检查法两大类。主观法简单易行，但随意性大，结果不够可靠。客观法技术要求较高，但结果客观、准确且灵敏。前者主要有嗅阈检查、标准微胶囊嗅功能检查法和静脉性嗅觉试验。后者主要有嗅觉诱发电位、嗅电图等。另外，影像学检查及嗅黏膜活组织检查等方法对嗅觉障碍的诊断也有重要意义。

（三）自洁功能检查法

当疾病引起黏液纤毛系统受损时，鼻黏液纤毛传输功能就会受到影响，使鼻黏膜损害加重，形成恶性循环。所以测定鼻黏液纤毛传输功能对指导某些鼻病的治疗和判定其疗效都有重要作用。鼻自洁功能检查法主要通过对鼻黏液纤毛传输系统的检查来判定鼻的自洁功能。临床常用的检查方法为糖精试验。将糖精颗粒放置在下鼻甲前端或鼻底，嘱受检者每15秒吞咽一次，记录从放置糖精到受检者最初感觉到甜味的时间，即纤毛传输时间。再测量从放置点到咽后壁的距离，以毫米计算。以此距离除以移行时间即为鼻黏液纤毛的传输速度。成人正常值为3.85～13.2mm/s，平均为7.82mm/s。当鼻腔有炎症时，可使黏液纤毛传输速度变慢。其他方法如放射性同位素法、光电显微镜观察法等多用于实验室研究中。

四、影像学检查

（一）X线平片

根据检查目的，受检者采取不同体位摄片。

1. 鼻骨　鼻骨侧位片可观察到鼻骨骨折线的水平位置，轴位片可判断骨折的侧别及移位情况。

2. 鼻窦　鼻颏位，又称瓦氏位（Water position），主要用于检查上颌窦，也可显示筛窦、额窦、鼻腔和眼眶。鼻额位，又称柯氏位（Caldwell position），主要用于显示额窦和筛窦，也可显示上颌窦、鼻腔和眼眶。但因有结构重影，只可大致了解窦腔形态、有无黏膜增厚、占位性病变、窦壁完整与否。

（二）计算机断层摄影（CT）

CT检查安全、迅速，图像显示解剖结构和病变清晰，密度分辨率高，已成为鼻外科的常规影像学检查方法。CT通过调整窗宽、窗位分别获得骨窗和软组织窗影像。骨窗主要用于观察骨性结构。软组织窗主要用于观察软组织的病变，特别是肿瘤病变，了解病变性质和范围。CT扫描的体位主要有冠状位、水平位和矢状位。冠状位扫描可以清楚显示鼻道解剖变异及其与鼻窦的交通情况，可显示筛顶与脑组织、眼眶与鼻窦之间的关系。水平位多用于评估外伤程度、骨质破坏情况和肿物扩展范围等。矢状位少用，但对于判断额隐窝气房的引流具有重要意义。

（三）磁共振成像（MRI）

磁共振成像对软组织的分辨力高于CT，能准确判断肿瘤的位置、大小及浸润程度，分辨肿瘤与炎症组织。由于血管内流动的血液使磁共振信号丢失产生"流空现象"，从而使磁共振能准确反映出肿瘤与血管的关系。

（王向东）

第二章

鼻先天性疾病及畸形

学习目标

了解常见鼻先天性疾病及畸形。

第一节　先天性外鼻畸形

外鼻畸形与缺损可由先天性因素或后天性因素所致，是鼻部多部位畸形与缺损的结果。临床表现呈多样性：鼻孔畸形、狭窄和闭锁，常伴有唇裂；鼻尖歪斜、裂开、塌陷、缺损或凹凸不平；鼻翼的皮肤或软骨缺损、移位，鼻黏膜外翻，鼻孔向外或变形。该疾患临床较常见，男女比例大致相同。其畸形与缺损的程度，除先天因素外，主要与鼻外伤、烧伤程度及肿瘤切除时对鼻部影响的程度相关。修复采用手术治疗。视外鼻具体部位、缺损大小、创伤性质、瘢痕程度采用不同治疗方法，效果良好。

【临床表现】

1．各种鼻形状畸形，如鼻裂，又称二裂鼻，临床少见，常伴唇腭裂；额外鼻孔及双鼻畸形；外鼻呈纽扣形状，无前鼻孔发生；当外鼻形状似管形时，称作管形鼻；部分患者可有外鼻缺损或其他形状异常。

2．鼻梁骨骼发育异常或因外伤致鼻梁不正，可形成歪鼻，或鼻梁塌陷形成鞍鼻；鼻翼皮肤或软骨缺损、移位；鼻黏膜外翻；鼻孔向外或变形等。

3．鼻孔畸形、狭窄和闭锁，常伴唇裂。

【诊断依据】

1．有鼻外伤、烧伤或肿瘤切除史，或为先天性。

2．鼻尖歪斜、裂开、塌陷、缺损或不平。

3．鼻翼的皮肤或软骨缺损、移位，鼻黏膜外翻，鼻孔向外或变形。

4．鼻孔畸形、狭窄和闭锁，常伴唇裂。

【治疗原则】　通常需要手术治疗，根据不同的致畸原因和畸形范围，采用不同的整形术式。如鼻部瘢痕松解，全厚皮片移植术；鼻尖缺损可用额部皮瓣或皮管修复；鼻翼近缘缺损畸形，宜用"Z"成形术或阶梯状切开缝合法修复；鼻孔闭锁或狭窄，宜用"Z"成形术或皮片移植等。

第二节　先天性后鼻孔闭锁

本病为严重鼻部畸形，属家族遗传性疾病。多数学者认为先天性后鼻孔闭锁是在胚胎6周时，颊鼻腔内的间质组织较厚，不能吸收穿透和与口腔相通，构成原始后鼻孔而成为闭锁的间隔，此间隔可能为膜性、骨性或混合性，闭锁部间隔可以菲薄如纸，也可厚达12mm，但多在2mm左右。其间亦可形成小孔，但通气不足，称为不完全性闭锁。闭锁间隔的位置分为前缘闭锁和后缘闭锁两种，常位于后鼻孔边缘软腭与硬腭交界处，向上后倾斜，附着于蝶骨体，外接蝶骨翼内板，内接犁骨，下连腭骨。闭锁间隔上下两面皆覆有鼻腔黏膜。

【临床表现】　双侧后鼻孔闭锁患儿出生后即出现周期性呼吸困难和发绀，直到4周以后逐渐习惯于用口呼吸，但在哺乳时仍有呼吸困难，须再过一段时间才能学会交替呼吸和吸奶的动作。因此出生后有窒息危险和营养不良的严重后果。

儿童及成年期患者主要症状为鼻阻塞，睡眠时有鼾症和呼吸暂停综合征，困倦嗜睡，有关闭性鼻音，并有咽部干燥、胸廓发育不良等。单侧后鼻孔闭锁患者不影响生命，长大以后只有一侧鼻腔不能通气，并有分泌物潴留于患侧。

【诊断依据】　凡新生儿有周围性呼吸困难、发绀和哺乳困难时，就应考虑本病，可用以下方法确诊。

1．用细橡胶导尿管自前鼻孔试通入鼻咽部，若进入口咽部不到32mm即遇到阻隔，检查口咽后壁看不到该导尿管，即可诊断后鼻孔闭锁。须注意排除导尿管太软、方向有误，以致该管在鼻腔内蜷曲而达不到后鼻孔的情况。

2．用卷棉子自前鼻孔沿鼻底伸入，可以探测间隔的位置和性质。

3．将亚甲蓝或1%甲紫液滴入鼻腔，1～2分钟后观察口咽部是否着色，若无着色，可诊断为本病。

4．将碘油慢慢滴入鼻腔，行X线造影，可显示有无后鼻孔闭锁及其闭锁深度。

5．鼻内镜检查　此法不但可以诊断本病，而且可以排除先天性鼻脑膜脑膨出、鼻息肉、腺样体肥大、鼻咽肿物、异物、瘢痕性狭窄及鼻中隔偏曲等造成鼻阻塞的原因。

【治疗原则】

1．一般紧急措施　新生儿降生后，若确诊为双侧先天性后鼻孔闭锁，应按急诊处理，保持呼吸通畅，防止窒息，维持营养。可取一橡皮奶头，剪去其顶端，插入口中，用布条系于头部固定，以利经口呼吸，并可通过奶头滴入少量乳汁，待患儿已习惯口呼吸后方可取出口中奶头（图2-2-1）。最好有专人护理，以防窒息，并应注意营养摄入。

2．手术治疗　用手术方法去除闭锁间隔，有经鼻腔、经腭、经鼻中隔、经上颌窦四种途径，应根据患儿年龄、症状程度、间隔性质与厚度，以及全身情况而定。为了安全，以先做气管切开术为宜。

（1）鼻腔进路：适用于鼻腔够宽、能够看到闭锁间隔者，膜性间隔或骨性间隔较薄者，新生

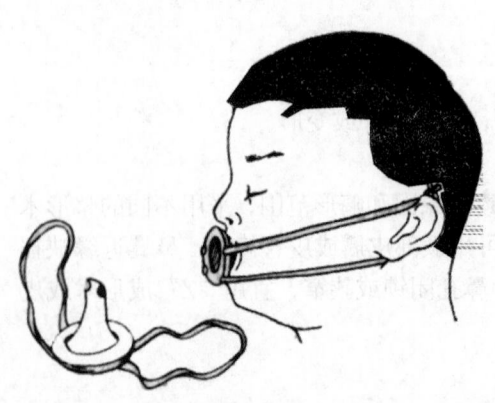

图2-2-1　先天性后鼻孔闭锁急救

儿或患儿全身情况较差而急需恢复经鼻呼吸者。

1）麻醉：儿童用全身麻醉，成人用局部表面麻醉。

2）切口：左侧鼻腔间隔作"["形切口，右侧鼻腔间隔作"]"形切口，分离黏膜，露出骨面。

3）切除间隔：用骨凿、刮匙或电钻头去除骨隔，保留骨隔后面（咽侧）黏膜，以覆盖外侧骨创面。术中须切除鼻中隔后端，以便两侧造孔相贯通。造孔大小以能通过示指为度。然后放入相应大小的橡皮管或塑料管，或以气囊压迫固定，留置时间视间隔性质而定。膜性间隔两周即可，骨性间隔则须 4 ~ 6 周。为了防止再次狭窄，可于一年内定期进行扩张术。此种手术若在纤维光导鼻内镜下进行则更方便。

对新生儿可用小号乳突刮匙沿鼻底刮除，在骨隔处用旋转刮除法去除骨隔至足够大小，后面黏膜仍须保留，可行十字形切口，用橡皮管自鼻咽逆行拉出，以固定黏膜瓣于骨面上。

采用鼻腔进路，在术中需注意避免损伤腭降动脉、颅底及颈椎。

（2）经腭进路：优点是手术野暴露良好，可直接看到病变部位，能将间隔彻底切除，并可充分利用黏膜覆盖创面，适用于闭锁间隔较厚者。

1）体位及麻醉：患儿仰卧，头向后伸，用 0.1% 肾上腺素棉片塞于鼻腔深部闭锁间隔前壁，再于硬软腭交界处注入少量含肾上腺素的 1% 普鲁卡因，以减少术中出血，经气管切开给全身麻醉。

2）切口：作 Owens 硬腭半圆形切口，切开黏膜，切口两端向后达上颌粗隆。分离黏骨膜瓣至硬腭边缘。

3）硬腭后缘显露后，用粗丝线穿过已游离的黏骨膜瓣，以便向后牵引。

4）去除闭锁间隔：分离硬腭后面（鼻底面）的鼻底黏膜，用咬骨钳去除患侧腭骨后缘部分骨壁，即可发现骨隔斜向蝶骨体，分离骨隔后面黏膜，凿除骨隔，然后再于犁骨后缘按鼻中隔黏骨膜下切除的方法去除一部分犁骨，使后鼻孔尽量扩大，保证通畅。骨隔前后和鼻中隔后端黏膜可以用以覆盖骨面。

5）缝合切口：将硬腭切口的黏骨膜瓣翻回复位，用细丝线严密缝合，其下方接近软腭处若有撕裂，也应严密妥善缝合，以免术后穿孔。最后经前鼻孔置入橡皮管或塑料管，固定修整后的鼻内黏膜，4 周后取出橡皮管，预约定期随访。若有后鼻孔术后粘连，应及时处理，必要时可进行扩张。

（3）经鼻中隔进路：此法仅适用于治疗成人后鼻孔闭锁。单侧、双侧、膜性、骨性皆可使用。

1）体位和麻醉：同鼻中隔黏骨膜下切除术。

2）切口：用 Killan 切口，或稍偏后作切口。

3）剥离黏骨膜：范围要尽量扩大，特别是向上、向下剥离的范围要大，可包括双侧鼻底黏膜，以便向后扩大视野。

4）切开鼻中隔软骨，剥离对侧鼻中隔黏骨膜，范围要尽量扩大。剥离到后方时，可将鼻中隔软骨和筛骨垂直板去除一部分，发现骨隔时用骨凿去除，直到能看到蝶窦前壁为止。最后经前鼻孔插入橡皮管或塑料管，预防后鼻孔粘连。必要时术后定期扩张。

（4）经上颌窦进路：此法仅适用于成人单侧后鼻孔闭锁，是利用 de Lima 手术，自上颌窦开放后组筛窦，达到后鼻孔区，进行闭锁间隔切除。

第三节　脑膜脑膨出

鼻脑膜脑膨出为少见的先天性疾病，系由于脑组织经由未完全闭合的颅骨缝隙疝入鼻腔形成，含有脑膜及脑组织。

【临床表现】　常见鼻内或鼻外软组织肿块，大多于出生时即可发现。肿块表面光滑，可随年龄而增大，在各种原因导致颅内压增高时肿块会明显增大。如果颅骨缺损较小，症状不明显。影像学检查可明确膨出的大小、位置、内容物等。CT 表现：①颅骨缺损；②膨出的囊呈脑脊液密度；③膨出的软组织呈脑组织密度；④脑室受牵拉而变形、移位或与囊腔相通；⑤并发畸形时，有相应的 CT 表现。MRI 对膨出的内容物分辨率较高，可观察蛛网膜下腔、脑实质、脑室的形态（图 2-2-2）。

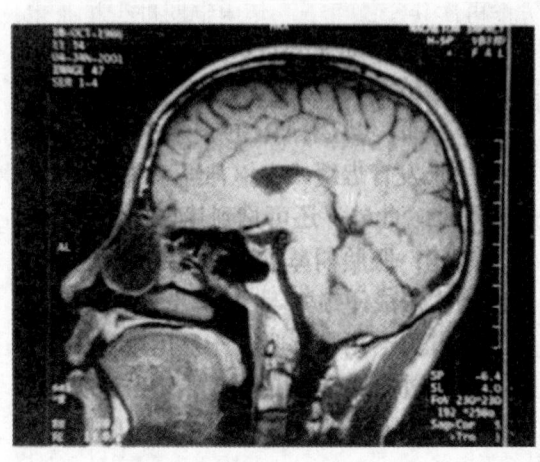

图 2-2-2　脑膜脑膨出 MRI 表现

【治疗原则】　通常需要手术治疗。应在 2～3 岁时进行手术，此时患者具有一定的耐受力，并可避免过晚手术时由于膨出物增大，使手术难度增加。

手术方法分为颅内法与颅外法，应根据病变具体情况进行选择。总的原则是切除膨出物，缝合硬脑膜并修复骨缺损。

（王向东）

第三章

外鼻及鼻前庭疾病

学习目标

了解常见外鼻疾病的诊断和治疗原则。

第一节　鼻前庭炎

鼻前庭炎是鼻前庭皮肤的弥漫性炎症。经常挖鼻，急、慢性鼻炎和鼻窦炎，变态反应或鼻腔异物（多见于小儿）的分泌物刺激，长期在粉尘（如水泥、石棉、皮毛、烟草等）环境中工作，易诱发或加重本病。糖尿病患者更易发生。

【临床表现】　分为急性和慢性两种。急性者鼻前庭皮肤红肿、疼痛，严重者可扩及上唇交界处，有压痛，表皮糜烂并盖有痂皮（彩图 2-3-1）。

慢性者鼻前庭部发痒、灼热和结痂，鼻毛脱落，皮肤增厚、皲裂或盖有鳞屑样痂皮。鼻毛常因脱落而稀少。

【治疗原则】

1. 应治疗原发病，消炎消肿，洁净痂皮，去除病因，改正挖鼻习惯。

2. 局部用抗生素软膏，每日 3～4 次，若有皲裂可先用 10%～20% 硝酸银液烧灼。

3. 对急性病例可局部加用热敷或红外线理疗，重症者可全身加用抗炎药物。

第二节　鼻疖

鼻疖是鼻部毛囊、皮脂腺或汗腺的局限性急性化脓性炎症。常发生于鼻前庭、鼻尖和鼻翼处。多因各种原因导致鼻前庭皮肤损伤所致，主要的致病菌是金黄色葡萄球菌。

【临床表现】

1. 局部红肿、剧烈胀痛或跳痛，可伴有低热和全身不适。

2. 病变局部隆起，周围浸润发硬、发红；疖肿成熟后顶部有黄白色脓点，破溃则流出脓液，有时排出黄绿色脓栓，破溃后疼痛可明显减轻。

3. 严重者可致上唇及面部蜂窝织炎，出现上唇、面部、下睑等处肿痛；可有畏寒、发热、头痛，甚至可引起海绵窦血栓性静脉炎，严重者可危及生命。

【诊断依据】　根据临床表现，诊断较易。

1. 患者有挖鼻、拔鼻毛、鼻外伤、鼻腔疾病或其他慢性疾病史。

2．有以上症状和体征。

【治疗原则】

1．控制感染，预防颅内并发症发生。严禁挤压疖肿，疖未成熟时忌做切开引流。

2．疖肿未成熟者，局部热敷、超短波、透热疗法，配合1%白降汞软膏、10%鱼石脂软膏或抗生素软膏，促进疖肿成熟穿破。

3．疖肿已成熟者，待疖肿自行穿破或用探针蘸少许纯苯酚腐蚀脓头，促使其破溃排脓，亦可用尖刀将脓头表面薄层皮肤轻轻挑破，取出脓栓，排出脓液。

4．脓肿穿破后，局部消毒，清除脓痂，以利引流。

5．合并海绵窦感染时，应使用足量有效抗生素，并请相关科室协助治疗。

6．对症处理。

第三节　鼻前庭囊肿

鼻前庭囊肿发生于鼻前庭底部皮下，梨状孔之前外方，上颌骨牙槽突浅面软组织内，呈囊性肿块。中年女性患病较多，病因分为：①鼻腔底黏液腺开口阻塞，形成的黏液潴留囊肿；②从胚胎期面突接合处残留的表皮细胞发展而来，亦名球颌突囊肿。囊肿壁由结缔组织组成，囊内为纤毛柱状上皮、立方或扁平上皮，内含杯状细胞。囊液为黏液性或浆液性，继发感染时可呈脓性。囊肿临近骨质可有受压吸收。

【临床表现】

1．一侧鼻翼附着处隆起，触及有弹性而柔软的肿块。

2．大小不一，多呈圆形，大者可有同侧鼻腔呼吸受阻，鼻内或上唇发胀。

3．发展极缓慢，多为单侧发病，合并感染则囊肿迅速增大，局部疼痛明显。

【诊断依据】

1．一侧鼻塞，局部发胀。

2．鼻前庭底部或鼻翼附着处半圆形隆起，触之有弹性及波动感。

3．局部穿刺出淡黄色透明液体，感染时变脓性。

4．X线摄片显示梨状孔底部外侧均匀圆形阴影。

【治疗原则】　手术包括经鼻和经口两种径路。

经鼻手术在鼻内镜直视下，开放并切除位于鼻内的囊壁，保证造瘘口充分又不至于损伤鼻前庭软骨导致术后瘢痕畸形。彻底吸除囊液，使囊肿空腔与鼻前庭及固有鼻腔前端相通，待创面自然修复。

经口手术取唇龈沟切口，剥离囊肿。术腔如不大可以不做处理，或用凡士林纱条填压鼻前庭，24～48小时后逐渐抽除。

（王向东）

鼻腔及鼻窦炎性疾病

1. 掌握慢性鼻炎（单纯性、肥厚性）的诊治要点。
2. 掌握急、慢性鼻窦炎的诊治要点。
3. 熟悉变态反应性鼻炎的诊治要点。
4. 熟悉鼻窦炎并发症的病因和临床表现。

第一节 鼻 炎

鼻炎（rhinitis）是由病毒、细菌、变应原、各种理化因素以及某些全身性疾病引起的鼻腔黏膜的炎症。根据不同病因、发病机制、病理变化可分为急性鼻炎、慢性鼻炎（慢性单纯性鼻炎、慢性肥厚性鼻炎）、萎缩性鼻炎、变应性鼻炎、药物性鼻炎、干燥性鼻炎等。

一、急性鼻炎

急性鼻炎（acute rhinitis）俗称"伤风"或"感冒"，是由病毒感染引起的鼻腔黏膜的急性炎症性疾病。四季均可发病，但以冬季和季节交替时多发，有传染性，主要为病毒经飞沫传播所致。

【病因】 主要是病毒感染，继之合并细菌感染。已知有 100 多种病毒可引起本病，以鼻病毒引起者最为常见，其次为副流感病毒、腺病毒、冠状病毒、柯萨奇病毒、黏液及副黏液病毒等。病毒主要以飞沫的形式经呼吸道吸入机体，其次是通过被污染的物体或食物进入鼻腔或咽部而感染。常见诱因有：①全身因素：受凉、过度疲劳、营养不良、烟酒过度以及其他全身慢性疾病；②局部因素：鼻中隔偏曲、慢性鼻炎等鼻腔慢性疾病、鼻窦炎等鼻窦慢性疾病、慢性扁桃体炎、腺样体肥大等。

【病理】 早期鼻腔黏膜血管痉挛，黏膜缺血，腺体分泌减少；继而血管扩张，黏膜充血、水肿，腺体及杯状细胞分泌增加，单核细胞和吞噬细胞浸润，纤毛及上皮细胞坏死脱落。继发细菌感染者有中性粒细胞浸润。

【临床表现】 潜伏期 1～3 天。发病初期鼻腔干燥或灼热及痒感，打喷嚏，逐渐有鼻塞、鼻分泌物增多、水样鼻涕、闭塞性鼻音及嗅觉减退。继发细菌感染后，鼻涕变为黏液性、黏脓性或脓性。全身症状轻重不一，有不同程度全身不适、乏力、食欲缺乏、发热（37～38℃）、头胀和头痛。小儿患病全身症状较重，多有高热（39℃以上），常伴有消化道症状，如呕吐、腹泻等。若无并发症，上述症状逐渐减轻甚至消失，病程 7～10 天。鼻腔检查：鼻黏膜充血、肿胀，下鼻甲肿大，鼻道内初期为水样分泌物，以后逐渐变为黏液性、黏脓性或脓性分泌物。

【并发症】 急性鼻炎感染直接向前蔓延可引起鼻前庭炎；经鼻窦开口向鼻窦内蔓延可引起急性化脓性鼻窦炎，以上颌窦炎及筛窦炎为多见；经咽鼓管向中耳扩散可引起急性卡他性中耳炎或急性化脓性中耳炎；经鼻咽部向下扩散可引起急性咽炎、喉炎、气管炎、支气管炎等；小儿、老年人及机体抵抗力低下者还可合并肺炎。

【鉴别诊断】

1. 变应性鼻炎 常被误诊为急性鼻炎。本病表现为突发性喷嚏、清水样涕、鼻塞、鼻痒，发作过后症状迅速消失，无发热等全身症状。检查见鼻腔黏膜苍白色、水肿，鼻腔内有清水样涕。鼻腔分泌物细胞学检查、皮肤试验、激发试验及特异性 IgE 测定有助鉴别。

2. 流感 传染性强，短期内在接触人群中发病率高，全身症状重，如寒战、高热、全身关节及肌肉酸痛等。

3. 血管运动性鼻炎 临床表现与变应性鼻炎相似，有明显的诱因，如疲劳、情绪波动及温度变化。

4. 急性传染病 麻疹、猩红热、百日咳等急性传染病早期可出现急性鼻炎的症状，但其还有本身疾病的临床表现，通过详细的查体及对病程的严密观察可鉴别之。

【治疗】

以支持疗法和对症治疗为主，注意预防并发症。

1. 全身治疗 注意休息，多饮水，清淡饮食，疏通大便。早期口服解热镇痛药或热服生姜红糖水促进发汗，口服抗病毒口服液，可减轻症状，缩短病程。如果合并细菌感染，可使用抗生素治疗。

2. 局部治疗 鼻内应用减充血剂，疗程不超过 7 天，如 1% 麻黄碱滴鼻液（小儿使用时应稀释为 0.5%）或盐酸羟甲唑啉喷雾剂，可消除鼻黏膜水肿，减轻鼻塞，以利于通气引流。另外，针刺迎香穴或局部按摩、热敷也可减轻鼻塞症状。

二、慢性鼻炎

慢性鼻炎（chronic rhinitis）是鼻腔黏膜和黏膜下层的慢性炎症性疾病。临床表现以鼻黏膜慢性充血肿胀、分泌物增多、无明确致病微生物感染、病程持续数月以上或反复发作为特点。分为慢性单纯性鼻炎和慢性肥厚性鼻炎两类。

【病因】 未明，可能与下列因素有关：

1. 局部因素 ①急性鼻炎反复发作或治疗不彻底；②鼻腔及鼻窦慢性疾病，如鼻中隔偏曲妨碍鼻腔通气引流，慢性化脓性鼻窦炎脓性分泌物长期刺激；③邻近的感染性病灶，如慢性扁桃体炎、腺样体的慢性炎症长期刺激等；④鼻腔长期使用减充血药物可导致药物性鼻炎。

2. 职业及环境因素 长期反复吸入粉尘（如水泥、石灰、煤尘、面粉等）或有害化学物质和气体（如二氧化硫、甲醛等），温度及湿度的急剧变化均可导致本病。

3. 全身因素 如贫血，结核，糖尿病，维生素 A 或 C 缺乏，内分泌失调，心、肝、肾慢性疾病，烟酒过度以及长期过度疲劳等均可引起本病。

【病理】

1. 慢性单纯性鼻炎　鼻腔黏膜深层动脉和静脉，尤其是下鼻甲的海绵状血窦呈慢性扩张，通透性增加，血管和腺体周围有以淋巴细胞及浆细胞为主的炎症细胞浸润，黏液腺功能活跃，分泌增加。

2. 慢性肥厚性鼻炎　在上述病理改变基础上，进一步演变为黏膜、黏膜下层，甚至骨膜和骨的局限性或弥漫性纤维组织增生、肥厚，以下鼻甲最为明显，中鼻甲前端和鼻中隔黏膜也可发生。

【临床表现】

1. 慢性单纯性鼻炎　①鼻塞：具有间歇性和交替性。间歇性：白天、夏季、劳动或运动时减轻，夜间休息、寒冷时加重。交替性：变换侧卧方位时，两侧鼻塞随之交替，居下位的鼻腔阻塞，居上位的鼻腔则通气。②多涕：多为黏液性，继发感染时有脓涕。③一般无闭塞性鼻音、嗅觉减退、耳鸣及耳闭塞感，偶有头痛、头晕、咽干、咽痛。④查体：鼻腔慢性黏膜充血，下鼻甲肿胀、表面光滑、柔软且富有弹性，对减充血剂敏感。下鼻道或总鼻道内可见黏稠分泌物。

2. 慢性肥厚性鼻炎　①鼻塞：为持续性。②涕少：黏液性或黏脓性，不易擤出。③常有闭塞性鼻音、耳鸣及耳闭塞感，伴有头痛、头晕、咽干、咽痛等，少数患者可能有嗅觉减退。④查体：鼻腔黏膜暗红色，下鼻甲黏膜肥厚、表面不平，呈结节状或桑葚状，对减充血剂不敏感或无反应。下鼻道或总鼻道内可见黏液性及黏脓性分泌物。

【治疗】

1. 慢性单纯性鼻炎　治疗原则是去除病因，恢复鼻腔通气功能。①病因治疗：针对全身和局部病因，积极治疗全身性慢性疾病、鼻中隔偏曲、鼻窦炎、邻近感染病灶等，改善生活和工作环境，锻炼身体，提高机体抵抗力。②局部治疗：首选鼻用糖皮质激素喷剂，具有很好的抗炎、抗水肿作用。鼻内应用减充血剂，如1%麻黄碱滴鼻液或盐酸羟甲唑啉喷雾剂，不超过7天。另外还可应用封闭疗法、针刺疗法及超短波疗法。

2. 慢性肥厚性鼻炎　①保守治疗：在采用上述治疗的同时，还可采用下鼻甲冷冻、激光、微波、射频等治疗，主要是缓解鼻塞。②手术治疗：包括黏膜下下鼻甲骨部分切除术、黏膜下低温等离子射频消融术、下鼻甲骨折外移术等。

三、萎缩性鼻炎

萎缩性鼻炎（atrophic rhinitis）是一种以鼻腔黏膜萎缩或退行性变为病理特征，病程长、发展缓慢的慢性炎症性疾病。女性多见。

【病因】　分原发性和继发性两种。前者病因尚不清楚，多认为是一种全身性慢性疾病的鼻部表现，也有研究提示可能是一种自身免疫性疾病。后者病因较明确，多继发于：①鼻腔炎性分泌物、高浓度有害粉尘、化学气体长期持续刺激鼻腔黏膜；②鼻甲切除过多，特别是下鼻甲切除过多，导致鼻腔通气过度；③局部足量放射治疗后；④鼻特殊传染病如结核、梅毒、麻风对鼻黏膜的损害。

【病理】　早期黏膜呈慢性炎症改变，继而发展为黏膜进行性萎缩。表现为黏膜上皮鳞状化生，黏膜纤毛脱落，黏膜下层结缔组织增生肥厚，血管管腔缩小或闭塞。黏膜供血不足，导致黏膜、腺体、骨膜和骨质萎缩，骨质吸收。

【临床表现】

1. 鼻、咽干燥感 因鼻腔黏膜萎缩，腺体分泌减少所致。

2. 鼻塞 因鼻腔内痂皮阻塞或黏膜感觉神经萎缩、感觉迟钝所致。

3. 鼻出血 因鼻腔黏膜萎缩、变薄、干燥，用力擤鼻或清除痂皮时毛细血管破裂所致。

4. 嗅觉障碍 嗅区黏膜萎缩致嗅觉减退或消失。

5. 鼻臭 严重者呼出气体带有特殊臭味，是脓痂中蛋白质腐败分解所致，别人可闻到而自己不知（嗅觉丧失）。

6. 头痛、头晕 因鼻腔过于宽大，吸入的冷空气直接刺激鼻黏膜或痂皮刺激所致。

7. 查体 外鼻鼻梁宽平如鞍状，鼻腔宽大，鼻甲缩小，黏膜干燥，严重者附着有大量脓痂而伴有恶臭。若病变波及鼻咽、口咽和喉咽，亦可见同样表现。

【治疗】 尚无特效疗法，多为对症治疗，改善症状。

1. 局部治疗 ①鼻腔冲洗：温生理盐水冲洗鼻腔，达到除痂、清洁鼻腔的目的；②鼻腔用药：1% 复方薄荷滴鼻剂、鱼肝油、液体石蜡滴鼻可湿润鼻腔软化痂皮，1% 链霉素液体石蜡滴鼻可抑制细菌生长、减轻臭味，1% 新斯的明涂抹黏膜可促进黏膜血管扩张，50% 葡萄糖滴鼻可刺激黏膜腺体分泌。

2. 手术治疗 目的是缩小鼻腔，减少鼻通气量，减少鼻黏膜水分蒸发，减轻黏膜干燥及痂皮形成，如鼻腔黏 - 骨膜下埋藏术。

3. 全身治疗 加强营养，改善环境及个人卫生。补充维生素 A、B、C、D、E，可保护黏膜上皮，促进细胞代谢，扩张血管，改善鼻黏膜血液循环。

四、变应性鼻炎

变应性鼻炎（allergic rhinitis，AR），即过敏性鼻炎，传统的定义为一种易感个体接触变应原后发生的主要由 IgE 介导的鼻黏膜 I 型变态反应。临床上以鼻痒、阵发性喷嚏、清水样鼻涕、鼻塞、鼻黏膜肿胀等为主要特点。分为常年性变应性鼻炎和季节性变应性鼻炎，后者又称"花粉症"。

【分类和分度】 根据症状持续时间分为间歇性变应性鼻炎和持续性变应性鼻炎。间歇性：症状 < 4 天 / 周，或 < 连续 4 周。持续性：症状 ≥ 4 天 / 周，且 ≥ 连续 4 周。

根据患者症状的严重程度，以及是否影响患者生活质量（包括睡眠、日常生活、工作和学习），将变应性鼻炎分为轻度和中 - 重度。轻度：症状较轻，对生活质量尚未产生影响。中 - 重度：症状明显和严重，对生活质量产生影响。

【病因】 发病与遗传及环境因素密切相关。患者多为易感个体或称为特应质（atopy）。常见的变应原分为三大类：①吸入性变应原，如尘埃、螨、真菌、昆虫、动物皮毛、羽毛、花粉、植物纤维、某些化学物质；②食物性变应原，如鱼、虾、蛋、奶、面粉、花生、大豆等。③职业性变应原：包括胶乳和其他低分子量复合物等。

【发病机制及病理】 其发生分致敏和激发两个阶段。在环境及遗传因素联合作用下，抗原呈递细胞如树突状细胞等呈递抗原至 T 细胞，合成 IL-4 等细胞因子，启动 Th2 细胞分化，并造成 Th1/Th2 细胞相关细胞因子的网络失衡，激发黏附因子如血管内皮细胞表达的细胞间黏附分子 -1 及嗜酸性粒细胞趋化因子等表达，促进多种炎症细胞如嗜酸性粒细胞、肥大细胞等向鼻黏膜局部迁移、黏附及定位，并促进 B 淋巴细胞合成的抗体转换为 IgE 并结合在鼻黏膜表面的肥大细胞及嗜碱性粒细胞的细胞膜上，使鼻黏膜处于致敏状态。当该变应原再次进入机体时，变应原与 IgE 发生"桥连"，激发细胞膜一系列生化反应，释放以组胺为主的多种介质。介质作用于鼻黏膜的感觉神经末梢、血管壁和腺体，引起局部的组织反应。表现为阻力血管收缩，容量血管扩张、毛细血管通透性增高，多形核细胞、单核细胞浸润，尤以嗜酸性粒细胞为著。嗜酸性粒细胞浸润为鼻黏膜特征性病理改变。

【临床表现】

以鼻痒、阵发性喷嚏、大量清水样涕、鼻塞为主要症状。

1. 鼻痒　鼻内发痒，有时可伴有咽部、眼睛痒及结膜充血、流泪，以季节性者为多见。

2. 喷嚏　呈阵发性发作，每次可几个、十几个或数十个不等。

3. 鼻涕　大量清水样鼻涕，有时可不自觉地由鼻孔流出。

4. 鼻塞　程度轻重不一，季节性者鼻塞较重，少数人可有嗅觉减退。

【检查】

1. 鼻镜检查　鼻腔黏膜苍白、水肿，或呈浅蓝色，以下鼻甲最为明显，总鼻道及鼻腔底可见多量清涕或黏涕。严重者可见中鼻甲息肉样变。

2. 实验室检查　主要是筛选致敏变应原的检查，包括皮肤点刺实验、鼻黏膜激发试验和血清特异性 IgE 检测；主要用于确诊和脱敏治疗等。

【诊断】　主要依据病史和实验室检查，临床检查可作为参考。

【治疗】

1. 避免接触变应原

2. 药物治疗

（1）抗组胺药物：推荐口服或鼻用第二代或新型 H_1 抗组胺药，可有效缓解鼻痒、打喷嚏和流涕等症状。疗程一般不少于 2 周。适用于轻度间歇性和轻度持续性变应性鼻炎，与鼻用激素联合治疗中 - 重度变应性鼻炎。

（2）糖皮质激素：推荐使用鼻用糖皮质激素，可有效缓解鼻塞、打喷嚏和流涕等症状，对于中 - 重度持续性患者疗程不少于 4 周，如丙酸氟替卡松鼻喷雾剂、布地奈德鼻喷雾剂等。对其他药物治疗无反应或不能耐受鼻用药物的重症患者可采用口服糖皮质激素进行短期治疗。

（3）抗白三烯药：对变应性鼻炎和哮喘有效。

（4）色酮类药：对缓解鼻部症状有一定的疗效，滴眼液对缓解眼部症状有效。

（5）减充血药：对鼻充血引起的鼻塞症状有缓解作用，如 1% 麻黄碱滴鼻液和盐酸羟甲唑啉喷雾剂等，使用不超过 7 天。

2. 免疫治疗　变应原特异性免疫治疗常用皮下注射和舌下含服。疗程分为剂量累加阶段和剂量维持阶段，总疗程不少于 2 年。应采用标准化变应原疫苗，由具备资质的人员操作。

适应证：主要用于常规药物治疗无效的成人和儿童（5 岁以上）、由尘螨导致的变应性鼻炎。

禁忌证：①合并持续性哮喘；②患者正使用 β- 受体阻断剂；③合并其他免疫性疾病；④ 5 岁以下儿童；⑤妊娠期妇女；⑥患者无法理解的风险和局限性。

3. 外科治疗　如下鼻甲冷冻、激光、微波、射频等治疗可降低鼻黏膜敏感性，筛前神经切断术、翼管神经切断术等手术可使神经兴奋性降低，均有一定疗效，但远期效果尚不肯定。

第二节　鼻窦炎

鼻窦炎（sinusitis）是鼻窦黏膜的化脓性炎症，是鼻科常见疾病，也是临床常见病、多发病。按炎症的性质可分为急性鼻窦炎与慢性鼻窦炎，以慢性鼻窦炎较为多见；按病变的范围可分为前组鼻窦炎、后组鼻窦炎及全组鼻窦炎，前组鼻窦发病率高于后组鼻窦，其中上颌窦炎最为常见，其次为筛窦。窦口鼻道复合体局部因素影响窦口的引流及通气，是鼻窦炎发生的最主要病因。

一、急性鼻窦炎

急性鼻窦炎（acute sinusitis）多继发于急性鼻炎，是鼻窦黏膜的急性化脓性炎症。严重者可累及骨质及周围组织和邻近器官，引起严重并发症。

【病因】

1. 全身因素 过度疲劳、受凉受湿、营养不良、维生素缺乏等引起全身抵抗力降低。变应性体质，全身性疾病如贫血、糖尿病、结核、甲状腺功能低下，急性传染病如流感、麻疹、猩红热等，均可诱发本病。

2. 局部因素 ①鼻腔疾病：急、慢性鼻炎，鼻中隔偏曲，变应性鼻炎，鼻腔异物，肿瘤等，都可堵塞鼻道和窦口，影响鼻窦的引流和通气。②邻近器官的感染病灶：扁桃体炎、腺样体炎、牙源性感染。③鼻腔内填塞物留置时间过久。④直接感染：游泳跳水不当，使污水进入鼻窦；鼻窦外伤骨折或异物进入鼻窦；高空飞行迅速下降致窦内负压，使鼻内炎性物或污物吸入鼻窦。

3. 致病菌 多为化脓性球菌，如肺炎球菌、溶血性链球菌、葡萄球菌等。其次为杆菌，如流感嗜血杆菌、大肠埃希菌、变形杆菌等。另外厌氧菌感染也较常见。临床以混合感染最为多见。近年来，由于抗生素的大量使用，真菌感染性鼻窦炎有增多趋势。

【病理】 黏膜下层淋巴细胞和多形核白细胞浸润，与急性鼻炎相似。初起为卡他期，早期鼻窦黏膜短暂缺血，继而血管扩张，黏膜充血肿胀，上皮固有层水肿，通透性增加，浆液性、黏液性分泌物增多；进而发展为化脓期，上述病理改变加重，毛细血管破裂出血，上皮细胞及纤毛坏死脱落，分泌物转为脓性；少数病例可发生窦壁骨炎、骨髓炎或眶内、颅内感染等并发症。

【临床表现】

1. 全身症状 因常继发于上呼吸道感染和急性鼻炎，故原有症状加重，出现周身不适、精神不振、食欲减退、畏寒、发热。小儿全身症状较成人重，可出现呕吐、腹泻、咳嗽等消化道及呼吸道症状。

2. 局部症状

（1）鼻塞：双侧或患侧间歇性或持续性鼻塞。

（2）脓涕：鼻腔内大量脓性涕，不易擤尽，涕中可带有少量血液。厌氧菌或大肠埃希菌感染者脓涕恶臭（多是牙源性上颌窦炎）。

（3）嗅觉障碍：可出现嗅觉减退或丧失。

（4）头痛和局部疼痛：是由于脓性分泌物、细菌毒素、黏膜肿胀刺激和压迫神经末梢所致。前组鼻窦炎疼痛的部位多在额部和颌面部，后组鼻窦炎疼痛的部位多在颅底或枕部。各鼻窦炎引起的疼痛有不同的特点，急性上颌窦炎为眶上额部痛，伴有患侧颌面部或上列磨牙痛，晨起轻，午后重；急性额窦炎为前额部痛，晨起即感头痛，逐渐加重，中午最重，午后逐渐减轻至消失，次日又重复发作；急性筛窦炎的前组筛窦炎疼痛特点与急性额窦炎相似，但症状较轻，后组筛窦炎疼痛特点与急性蝶窦炎相似；急性蝶窦炎为颅底或眼球深处钝痛，可放射到头顶和耳后，早晨轻，午后重。

3. 体征

（1）一般检查：急性鼻窦炎时邻近部位皮肤及软组织可能发生红肿，颌面部相应部位局部有压痛，如急性上颌窦炎在颌面部有红肿和压痛，急性额窦炎在眶内上角和额窦前壁有压痛，筛窦炎在鼻根和内眦部有压痛。

（2）鼻内镜检查：鼻腔黏膜充血、肿胀，以中鼻甲、中鼻道黏膜为甚。鼻腔内有大量黏脓或脓性分泌物，前组鼻窦炎时可见于中鼻道积脓，后组鼻窦炎时则见嗅裂积脓。

4. 辅助检查 鼻窦 CT 扫描可清楚显示鼻窦内的炎症性改变。在没有 CT 设备的医院可采用鼻窦 X 线平片检查。上颌窦穿刺冲洗法近年来已很少使用。

【治疗】 治疗原则是根除病因，解除鼻腔、鼻窦引流和通气障碍，控制感染，预防并发症。

1. 全身治疗 一般治疗同急性鼻炎治疗，但需使用有效、足量、足够时间抗生素，有厌氧菌感染者应同时应用甲硝唑或替硝唑，对伴有变应性鼻炎、哮喘者可应用抗变态反应药物。

2. 局部治疗 主要使用鼻用糖皮质激素喷剂。采用体位引流促进鼻窦内分泌物引流，上颌窦穿刺冲洗可有效引流脓涕及局部用药，儿童患者可行鼻窦置换法帮助鼻窦引流。

3. 物理治疗 鼻腔冲洗、局部热敷、红外线照射或超短波照射等，可促进炎症消退和改善症状。

二、慢性鼻窦炎

慢性鼻窦炎（chronic sinusitis）是鼻窦黏膜的慢性化脓性炎症，多为急性鼻窦炎的迁延及反复发作所致，可单侧或单窦发病，但以双侧或多组鼻窦同时发病更为常见。

【病因】 与急性鼻窦炎相似，本病亦可慢性起病，如牙源性上颌窦炎。目前认为慢性鼻窦炎是一种病因复杂的疾病，主要病因有：细菌感染、变态反应及鼻腔或鼻窦解剖异常。

【病理】 黏膜增厚、血管增生、鼻窦黏膜水肿、上皮纤毛脱落、鳞状上皮化生、黏膜内淋巴细胞和浆细胞浸润、分泌腺管阻塞以及囊性改变，黏膜可发生纤维组织增生而致血管阻塞和腺体萎缩。

【临床表现】

1. 全身症状 轻重不等，有时则无。常见的有头晕、委靡不振、记忆力减退、注意力不集中、失眠、食欲减退等。症状较重时可影响患者的生活质量。

2. 局部症状

（1）脓涕：为慢性鼻窦炎主要症状，多为黏性或黏脓性鼻涕，量多少不一。前组鼻窦炎患者，脓涕易从前鼻孔擤出；后组鼻窦炎患者，脓涕多经后鼻孔流入咽部。牙源性上颌窦炎患者，脓涕常有腐臭味。

（2）鼻塞：亦为慢性鼻窦炎主要症状，由于鼻腔分泌物较多且稠厚，黏膜充血、肿胀、息肉样变所致。

（3）头痛：部分患者有头痛，头痛性质和部位与急性鼻窦炎相似，不如急性鼻窦炎者严重，常表现为头部沉重感、钝痛或闷痛。随着鼻腔通气引流的改善，头痛可以减轻或消失。也可由于窦口阻塞，引起真空性头痛。

（4）嗅觉减退或丧失：多因鼻塞、脓涕潴留阻塞嗅裂，或嗅区黏膜炎性肿胀和息肉样变所致。多数为暂时性，少数为永久性。

3. 体征　鼻内镜检查可见鼻腔黏膜慢性充血、肿胀、肥厚，中鼻甲肥大或息肉样变，中鼻道变窄、黏膜水肿或有息肉形成。前组鼻窦炎者脓涕多见于中鼻道，后组鼻窦炎者脓涕多见于嗅裂或积蓄于鼻腔后端流入鼻咽部。若检查时未见鼻道有脓涕，可用1%麻黄碱收缩鼻腔黏膜并作体位引流，有助于诊断。

4. 辅助检查　鼻窦CT扫描可清楚显示窦口鼻道复合体及鼻窦病变范围和程度。鼻窦X线平片对本病诊断亦有参考价值。上颌窦穿刺冲洗同样可起到诊断及治疗的作用。

【诊断】　根据病史、症状、体征与相关辅助检查较易诊断。

【治疗】

1. 保守治疗　慢性鼻窦炎伴急性感染时，可以根据细菌培养和药物敏感试验结果选择敏感的抗菌药物进行治疗，采用常规剂量，疗程不超过2周。使用鼻用糖皮质激素喷剂可改善鼻腔通气和引流；推荐使用小剂量（常规剂量的1/2）大环内酯类药物长期口服，疗程不少于12周；黏液溶解促排剂可稀化鼻腔和鼻窦分泌物并改善鼻黏膜纤毛活性，可促进黏液排出和有助于鼻腔、鼻窦生理功能的恢复；对伴有变应性鼻炎和（或）哮喘的患者可应用抗过敏药物；可酌情使用中药制剂；鼻腔冲洗可较好清除鼻腔、鼻窦内脓性分泌物，是一种有效治疗手段。

2. 手术治疗　对于药物保守治疗无效者，有窦口鼻道复合体病变、鼻中隔偏曲或鼻息肉影响鼻腔、鼻窦通气引流功能者，均应行功能性鼻内镜手术治疗。手术以切除中鼻道为中心的附近区域病变，特别是前组筛窦的病变，恢复窦口的引流和通气为关键，无须行广泛的鼻窦黏膜切除，即通过小范围或局限性手术解除广泛的鼻窦病变。

附录：慢性鼻-鼻窦炎诊断和治疗指南（2012）

中华医学会耳鼻咽喉头颈外科学分会

《中华耳鼻咽喉头颈外科杂志》编委会

本指南适用于成人慢性鼻-鼻窦炎。

【临床定义】　慢性鼻-鼻窦炎是指鼻窦与鼻腔黏膜的慢性炎症，病程超过12周。

【临床分类】　①慢性鼻-鼻窦炎不伴鼻息肉（CRSsNP）；②慢性鼻-鼻窦炎伴有鼻息肉（CRSwNP）。

【诊断】

1. 症状

（1）主要症状：鼻塞，黏性或黏脓性鼻涕。

（2）次要症状：头面部胀痛，嗅觉减退或丧失。

诊断时以上述两种或两种以上相关症状为依据，其中主要症状中的鼻塞、黏性或黏脓性鼻涕必具其一。

2. 检查

（1）鼻内镜检查：来源于中鼻道、嗅裂的黏性或黏脓性分泌物，鼻黏膜充血、水肿或有息肉。

（2）影像学检查：鼻窦CT扫描显示窦口鼻道复合体和（或）鼻窦黏膜炎性病变。

诊断时依据临床症状、鼻内镜检查和（或）鼻窦CT扫描结果进行。对儿童慢性鼻-鼻窦炎诊断时应严格掌握 CT 扫描的指征。

3. 病情评估

（1）主观病情评价：采用视觉模拟化量表（visual analogue scale，VAS）。按照 VAS 评分将病情分为：轻度，0～3；中度，＞3～7；重度，＞7～10。若 VAS＞5，则表示患者的生活质量受到影响。

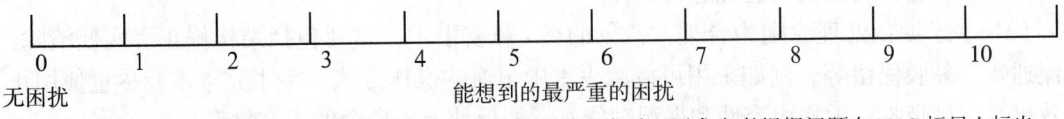

注：图为患者对病情严重程度的主观评价。在评价整体严重程度时，要求患者根据问题在 VAS 标尺上标出。

（2）客观病情评价：常用方法有：①对鼻腔和鼻窦解剖学变异的评价。②对感染和变应性因素的评价。③对伴发疾病与慢性鼻 - 鼻窦炎相互关联的评价。④对病变范围的评价：是评估病情严重程度的一项重要内容，主要根据鼻窦 CT 扫描来评定，推荐使用 Lund—Mackay 评分法。⑤鼻内镜检查量化评估，采用 Lund-Kennedy 评分。

【药物治疗】

1. 抗炎药物

（1）糖皮质激素

1）鼻内糖皮质激素：只有抗炎、抗水肿作用，疗程不少于 12 周。

2）全身糖皮质激素：主要用于 CRSwNP，尤其是严重、复发性鼻息肉患者，可以短期减量口服。需注意全身使用激素的禁忌证，密切观察用药过程中可能发生的不良反应。CRSsNP 不推荐使用。不推荐全身或鼻内注射糖皮质激素。

（2）大环内酯类药物：十四元环大环内酯类药物具有抗炎和免疫调节作用，主要用于 CRSsNP、常规药物治疗效果不佳、无嗜酸性粒细胞增多、IgE 值正常、变应原检测阴性的非变应性慢性鼻 - 鼻窦炎患者。推荐小剂量（常规剂量的 1/2）长期口服，疗程不少于 1 周。

鼻内镜手术后不常规使用大环内酯类药物，如果术后 4 周以上鼻黏膜仍呈持续性充血、肿胀并伴有脓性分泌物，也可以考虑使用。

2. 抗菌药物　慢性鼻 - 鼻窦炎伴急性感染时，可以根据细菌培养和药物敏感试验结果选择敏感的抗菌药物进行治疗，常规剂量，疗程不超过 2 周。

3. 黏液溶解促排剂　可稀化鼻腔和鼻窦分泌物并改善鼻黏膜纤毛活性，有促进黏液排出和有助于鼻腔、鼻窦生理功能恢复的作用，推荐使用。

4. 抗过敏药物　对伴有变应性鼻炎和（或）哮喘的患者可应用抗过敏药物，包括口服或鼻用抗组胺药、口服白三烯受体拮抗剂，疗程不少于 4 周。对于伴有哮喘的患者，首选口服白三烯受体拮抗剂。

5. 中药　中医诊疗在临床实践中积累了很多有价值的经验，中药制剂作为治疗慢性鼻 - 鼻窦炎的辅助方法，可视病情根据辨证施治原则酌情使用。

6. 减充血剂　原则上不推荐使用。持续性严重鼻塞的患者可短期使用，疗程＜7 天。

7. 鼻腔冲洗　是治疗慢性鼻 - 鼻窦炎的有效手段，也是鼻内镜手术后常用的辅助治疗方法。

【手术治疗】

1. 手术适应证　慢性鼻 - 鼻窦炎有以下情况之一者可手术治疗：①影响窦口鼻道复合体或各鼻窦引流的明显解剖学异常；②影响窦口鼻道复合体或各鼻窦引流的鼻息肉；③经药

物治疗症状改善不满意；④出现颅内、眶内等并发症。

对儿童慢性鼻-鼻窦炎手术适应证应严格限制，12岁以下原则上不宜手术。

2. 围术期处理 围术期处理是以手术为中心，原则上应包括手术前1～2周至手术后3～6个月的一系列用药策略及处理原则。

（1）手术前期（7～14天）：原则是减轻鼻腔和鼻窦黏膜炎性反应，控制全身相关疾病，为提高手术质量和安全性创造理想的条件。

（2）手术期：处理原则为合理、微创的鼻-鼻窦手术，主要包括结构修正、病变清除、引流通畅、黏膜保留等。例如采用可以减少术中出血的操作方式，手术完毕术腔尽量使用止血效果好、可吸收、生物相容性和保湿功能好、能促使上皮愈合的填塞材料。

（3）手术后处理：抗炎，加快术腔清洁，减少术腔粘连，减少术腔囊泡和息肉形成，保持窦口开放引流，加速黏膜上皮化。应针对不同的病变或手术后恢复状况进行个性化治疗。手术后用药原则与上述药物治疗的原则基本相同，综合药物治疗时间不少于12周。

手术后不宜频繁进行鼻内镜检查和对术腔进行外科干预。术后局部处理时间可限定为：术后1～2周内进行首次术腔清理，以清除陈旧性积血和分泌物为主，以后根据术腔恢复情况确定随访处理的间隔时间，每次处理的间隔时间一般不少于2周，持续3～6个月。

3. 难治性鼻-鼻窦炎的治疗 难治性鼻-鼻窦炎是指经过规范化的鼻内镜手术和综合治疗3个月以上，病情仍未得到有效控制，术腔持续存在感染和迁延性炎性反应，是临床诊疗中的难点。因其致病因素复杂，临床单一方法治疗难以取得满意疗效，建议在深入进行病因学分析的基础上，制订个性化的综合治疗方案。

【疗效评估】 无论是药物治疗还是手术治疗，科学的疗效评价方法应建立在与治疗前症状、体征相对比的、客观检查结果的基础之上。疗效评定应该在坚持随访的前提下进行，近期疗效评定不少于3个月，远期疗效评定不少于1年。在综合评定患者症状改善、鼻-鼻窦黏膜恢复状态和（或）CT检者结果基础上，将治疗效果分为病情完全控制、病情部分控制、病情未控制三种。参考评价指标为：

1. 病情完全控制 症状完全消退，VAS总评分为0分，Lund-Mackay和（或）Lund-Kennedy总评分不超过1分。手术后内镜检查窦口开放良好，窦腔黏膜水肿消失，无黏性或黏脓性分泌物，上皮化良好。由于内镜手术使术腔解剖结构发生变化，手术后的鼻内镜检查可不与手术前进行对照。

2. 病情部分控制 症状明显改善但未完全消退，术后VAS总评分减少3分或以上，Lund-Mackay鼻窦病变评分术后较术前均减少1分或以上，和（或）Lund-Kennedy总评分减少超过1分。手术后内镜检查表现为鼻腔黏膜部分区域水肿、肥厚或肉芽组织形成，有少量黏性或黏脓性分泌物。手术后术腔评定单侧总分低于3分视为明显改善。

3. 病情未控制 症状无改善或无明显改善，各项评分与治疗前无显著差异，Lund-Mackay与Lund-Kennedy总评分均无明显减少。手术后内镜检查表现为鼻腔黏膜充血、水肿，息肉组织形成或结缔组织增生，较广泛粘连，窦口狭窄或闭锁，有黏性或黏脓性分泌物。

第三节　鼻窦炎并发症

鼻窦与眼眶、颅脑毗邻，鼻窦的急性与慢性炎症均可扩展到临近组织或器官，引起各种并发症。近年来，随着医疗条件改善和有效抗生素的使用，鼻窦炎引起的并发症已经越来越少，但由于其并发症可能会导致严重的后果，因此仍应重视。

虽然鼻窦炎引起眶内并发症者并不多见，但鼻窦与眼眶的解剖关系极为密切，眼眶 2/3 为鼻窦骨壁，60% ~ 80% 的眶内并发症起源于鼻窦，而且其病变发展迅速，有致盲和致命危险，是鼻眼相关的急症，故在此重点介绍眶内并发症。

鼻窦感染引发眶内并发症主要原因是：①感染窦内细菌及脓液通过血管、淋巴及解剖途径累及眶内；②病变侵蚀骨壁或因外伤、手术损伤相邻眶壁，使炎症侵入眼眶；③机体免疫力降低。本病多发于幼童及青年人。按照疾病的发生和演变过程，眶内并发症一般分为眶内炎性水肿、眶壁骨膜下脓肿、眶内蜂窝织炎、眶内脓肿和球后视神经炎。

【临床表现】

1. 眶内炎性水肿及眶壁骨膜下脓肿　眶内炎性水肿首发症状为眼睑水肿和压痛，继而有球结膜水肿。筛窦炎引起者水肿始于内眦，上颌窦炎引起者水肿始于下睑，额窦炎引起者水肿始于上睑。若鼻窦炎感染眶壁，引起骨壁血栓性静脉炎、骨膜炎和骨坏死，形成眶壁骨膜下脓肿，常有眼球移位。筛窦炎引起者眼球向外移位，上颌窦炎引起者眼球向上移位，额窦炎引起者眼球向外下移位。并有眼眶胀痛或头痛。后组鼻窦炎引起的后眶部骨膜炎外眼症状常不明显，疼痛位于眼眶深部。骨膜下脓肿形成后，常使眼球前突，运动障碍或视力减退。常伴有畏寒、发热等全身症状。

2. 眶内蜂窝织炎和眶内脓肿　局部表现为眼球明显突出，呈轴向性，压之不能退缩，眼球运动受限，视力锐减，眼睑和眼球结膜高度水肿。全身症状较重，如高热、恶心、呕吐、头痛、眼眶痛等。可因高度眼球突出引起暴露性角膜炎。眼眶内组织肿胀可压迫视神经，使其缺血水肿而萎缩，严重者可发展成全眼球炎导致视力丧失。若炎症沿眶内静脉向后扩展，则可引起海绵窦血栓性静脉炎、颅内感染和眶内脓肿。

3. 球后视神经炎　视神经与蝶窦、后组筛窦仅隔一层菲薄的骨壁，有的甚至缺如，因此蝶窦或后组筛窦的炎性病变（如鼻窦炎、黏液囊肿或脓囊肿）可累及视神经，引起球后段或管段视神经炎。临床表现为视力急剧下降，严重者可失明。

【诊断】　根据慢性鼻窦炎或急性鼻窦炎的病史、症状和体征（包括鼻窦影像学检查）以及眼部症状和体征，即可做出诊断。但应与眼睑丹毒、急性泪囊炎相鉴别：眼睑丹毒亦有眼睑及结膜水肿，但无眼球突出或固定；急性泪囊炎的病变亦可在眼眶内侧，可有内侧球结膜水肿，但肿胀局限在泪囊部，有明显压痛，无眼球活动障碍。球后视神经炎临床表现为单纯视力下降或失明，一般先就诊于眼科，鼻窦炎常被忽视，因此鼻窦 CT 扫描非常有助于诊断。

【治疗】

1. 眶内炎性水肿及眶壁骨膜下脓肿　如延误治疗常可致视力丧失，甚至继发颅内并发症，故应尽早使用足量抗生素治疗及保持鼻腔、鼻窦通畅引流，眼局部热敷。必要时可辅以上颌窦穿刺冲洗术。若脓肿形成，应及时切开引流，待感染控制后再行鼻窦手术。

2. 眶内蜂窝织炎和眶内脓肿　加强全身抗生素的使用，及时实施鼻窦手术，同时广泛切开眶骨膜以利于引流。

3. 球后视神经炎　全身应用抗生素的同时及时应用糖皮质激素、神经营养药物及血管扩张剂，及早实施筛窦和蝶窦开放术，重症者须同时行视神经减压术。

 **思考题**

1．试述急性鼻炎的并发症。
2．试述慢性单纯性鼻炎和慢性肥厚性鼻炎的鉴别要点。
3．试述萎缩性鼻炎的症状。
4．试述变应性鼻炎的临床表现和治疗原则。
5．试述急性鼻窦炎的临床表现。
6．试述慢性鼻窦炎的临床表现和治疗原则。
7．鼻窦炎眶内并发症主要有哪几种。

案例 2-4-1

　　患者，女性，23 岁，主因反复打喷嚏、流清涕 1 年就诊。患者 1 年前出现打喷嚏、流清涕，伴有间断鼻塞，可自行缓解，自认为感冒未予以治疗。近 3 个月来，患者上述症状发作频繁，伴有鼻痒、眼睛痒，经常抠鼻孔、揉眼睛，偶有嗅觉减退，影响睡眠。专科检查：鼻黏膜苍白色、水肿，鼻腔内有大量清水样鼻涕，鼻中隔大致居中。皮肤点刺实验：对尘螨过敏。

　　问题：

　　1．该患者的诊断是什么？

　　2．治疗措施是什么？

案例 2-4-2

　　患者，女性，46 岁，主因双侧鼻塞 1 年、头痛半月就诊。患者 1 年前感冒后出现鼻塞，呈间断交替性，伴黏脓涕，当地医院诊断为"鼻炎"，应用麻黄碱滴鼻液、阿莫西林分散片治疗 2 周，症状无明显好转。近半年来，患者鼻塞加重，呈持续性，脓涕较前增多，有头痛、头晕、记忆力下降。发病以来，患者无涕中带血，偶有嗅觉减退及睡觉时打鼾。既往体健。查体：双侧鼻腔黏膜充血，双侧下鼻甲肥大，鼻中隔大致居中，双侧中鼻道可见灰白色息肉样物，质软，可活动，息肉表面可见脓涕。鼻窦 CT：双侧筛窦、上颌窦可见密度增高影，双侧中鼻道可见软组织密度影，双侧下鼻甲肥大。

　　问题：

　　1．该患者的诊断是什么？

　　2．治疗措施是什么？

（王建亭）

第五章

鼻和鼻窦肿瘤

学习目标

了解鼻腔、鼻窦恶性肿瘤的临床表现及治疗现状。

第一节　鼻腔肿瘤

一、内翻性乳头状瘤

鼻腔和鼻窦内翻性乳头状瘤（inverting papilloma）为鼻及鼻窦常见的良性肿瘤之一。好发于鼻腔外侧壁，原发自鼻窦者少见。有明显的局部侵袭性，晚期难以准确判断其原发部位。肿瘤具有局部侵蚀破坏力，术后易复发，复发率为 20% ~ 47%。多次手术复发病例易产生恶性变，恶变率为 5% ~ 20%。

【病因】　发病原因不清。近年研究发现本病与人乳头瘤病毒（human papillomavirus, HPV）感染有密切关系。

【病理】　鼻及鼻窦内翻性乳头状瘤瘤体质软、色淡红，常多发，呈弥漫性生长，外形分叶或乳头样，有蒂或广基。肿瘤上皮成分向间质内呈乳头状内翻生长，基底膜完整，故名内翻性乳头状瘤。肿瘤上皮主要由移行细胞和柱状细胞构成，排列有极性，可伴有周围骨质破坏，具恶变倾向，属于上皮组织边缘性肿瘤或交界性肿瘤。

【临床表现】　多见于 40 ~ 60 岁男性，女性少见，性别比为 3 : 1。多单侧发病，表现为一侧鼻腔出现持续性鼻塞，渐进性加重，伴脓涕，偶有血性涕，或反复鼻出血。偶有头痛和嗅觉异常。肿瘤扩大或累及器官而出现相应症状和体征，如鼻面部畸形、眼功能障碍等。鼻腔和鼻窦引流不畅，可同时伴发鼻窦炎和鼻息肉。常有部分患者因此有多次行"鼻息肉"摘除手术史。检查见肿瘤大小不一，呈息肉样或分叶状，粉红或灰红色，表面不平，触之易出血。基底多位于鼻腔外侧壁。

【诊断】　结合病史及检查所见诊断不难。影像学检查中，X 线平片表现为一侧鼻窦透过度下降，窦腔扩大，少数有骨质破坏。鼻窦 CT 扫描表现为单侧鼻腔、鼻窦软组织密度影，部分可见"气泡征"，鼻腔外侧壁可有骨质破坏，鼻窦间隔模糊。肿瘤起源处骨质增生。确诊依靠病理学检查。

【治疗】　治疗原则是手术彻底切除肿瘤。常用手术方式包括鼻内镜手术、鼻侧切开或上唇下进路。现多数情况可在鼻内镜下完成，术中可以切除鼻腔外侧壁，或可采用泪隐窝入路，切除位于上颌窦的肿瘤，完整保留鼻腔外侧壁和鼻泪管。鼻内镜手术随访至关重要，可对早期复发肿瘤早期处理。对可疑恶性变者，应根据肿瘤侵犯范围决定手术方式，包括鼻侧切开手术或颅面联合径路。恶变者术后辅以放疗。

二、鼻腔恶性肿瘤

鼻腔恶性肿瘤（malignant tumor of nasal cavity）分为原发性和继发性，原发性少见，可起源于鼻腔内任何部位，但较常见于鼻腔外侧壁，少见于鼻底及鼻中隔。继发性者多见于上颌窦和筛窦的恶性肿瘤直接侵犯。鼻腔、鼻窦肿瘤互为侵犯，累及多个解剖部位后，很难区分来源于鼻腔或鼻窦，有时也无必要区分，因为鼻腔外侧壁是上颌窦内壁和筛窦复合体的一部分。

【病因】可能与下列因素有关：①长期慢性炎症刺激，使鼻腔黏膜上皮化生为鳞状上皮或移行上皮，进而癌变；②经常接触致癌物质；③交界性良性肿瘤恶变，如内翻性乳头状瘤、小涎腺混合瘤；④放疗后诱发；⑤外伤。

【病理】以上皮源性癌肿为主，其中未分化癌和鳞状细胞癌占80%以上，此外尚有腺样囊性癌、腺癌、基底细胞癌、嗅神经上皮癌、恶性黑色素瘤等。近年来，鼻腔恶性淋巴瘤有增多趋势。

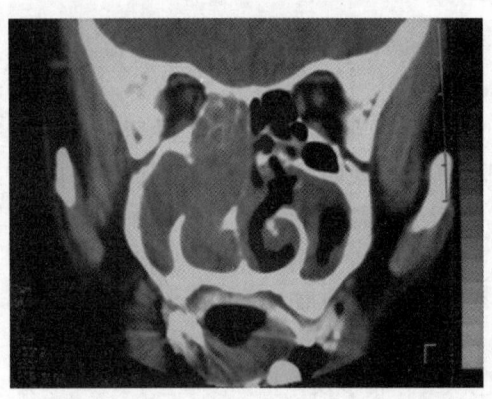

图2-5-1　鼻腔内翻性乳头状瘤恶变鼻窦冠状CT，病变侵犯筛窦、上颌窦

【临床表现】单侧进行性鼻塞，涕中带血，脓血涕，嗅觉减退或丧失，以后可出现鼻、面部麻木感、胀满感，顽固性头痛。患者常有多次"鼻息肉"切除手术及术后迅速复发的病史。继发感染或肿瘤溃烂时，可出现恶臭的血性鼻涕，反复大量鼻出血。晚期肿瘤常充满鼻腔，将鼻中隔推向对侧，常侵犯鼻窦、鼻咽部、眼眶、腭、牙槽及前颅底等部位（图2-5-1），出现相应症状，如视力减退、复视、眼球移位、突眼、面颊膨隆、腭部肿块、耳鸣、听力减退和剧烈头痛等。

检查见鼻腔癌肿大多呈菜花样、乳头状、桑葚状或呈广基息肉样，粉红或红色，质地较硬而脆，表面溃破及坏死，触之易出血。常伴有鼻息肉或化脓性鼻窦炎。

鼻腔及鼻窦恶性淋巴瘤以非霍奇金淋巴瘤（non-Hodgkin's lymphoma，NHL）NK/T型多见，以进行性肉芽型溃疡坏死为主，破坏性强，可侵及骨和软骨，致毁容。早期表现为鼻炎或鼻窦炎症状，间歇性鼻塞，水样或血性分泌物，亦可为鼻内干燥结痂。局部检查见下鼻甲、鼻阈或鼻中隔黏膜粗糙不平、稍隆起，或肉芽肿性溃疡。进一步发展，鼻塞加重，有脓涕，常有臭味。常有低热，有时高热，抗生素治疗无效。检查见鼻腔外侧壁或鼻中隔黏膜肿胀、糜烂、溃疡或呈肉芽状增生，表面有灰白色坏死组织。严重者鼻外部隆起、鼻中隔穿孔或腭部坏死穿孔。晚期患者全身衰弱，恶病质，面部毁容，常有弛张型高热，最终死于大出血或全身衰竭。

【诊断】遇40岁以上患者，近期出现单侧进行性鼻塞伴血性鼻涕者，或长期鼻窦炎近期出现剧烈头痛和鼻出血者，多次接受"鼻息肉"切除手术及术后迅速复发者，均应怀疑鼻腔恶性肿瘤的可能，应及时行病理活检。鼻腔恶性淋巴瘤患者年龄则趋于低龄化，鼻黏膜糜烂、溃疡、坏死，伴有发热，确诊依据病理检查。鼻窦 X 线摄片和 CT 扫描有助于明确肿瘤的原发部位及其侵犯范围，对选择治疗方法和估计预后有一定帮助。

案例 2-5-1

患者，男性，15岁，右侧鼻塞1个月，伴鼻背、眼内眦及鼻唇沟皮肤红肿2周，发热39℃2周，疑颅内海绵窦炎，应用抗生素治疗2周，无效。检查全身情况尚可，局部检查见右侧鼻背、眼内眦及鼻唇沟皮肤红肿，无触痛，鼻阈及下鼻甲、鼻底黏膜肿胀、糜烂。右侧硬腭黏膜肉芽状增生伴坏死，下颌下及颈部淋巴结无肿大，白细胞计数$9×10^9$/L，红细胞沉降率30m/h。鼻部CT见鼻腔外侧壁软组织增厚，上颌骨牙槽突骨质破坏。鼻腔及硬腭病变组织病理检查及免疫组化检查：非霍奇金淋巴瘤NK/T型。治疗：化疗及放射治疗。

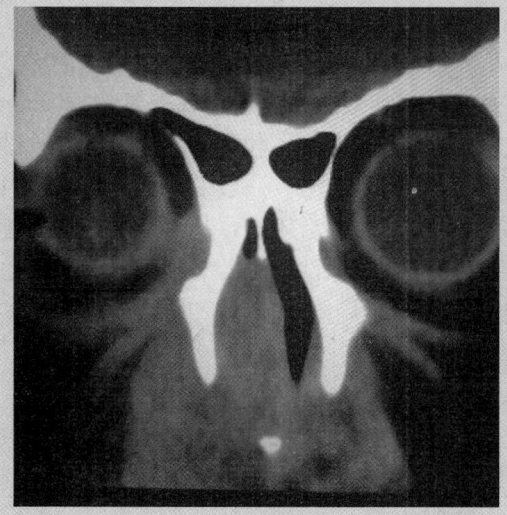 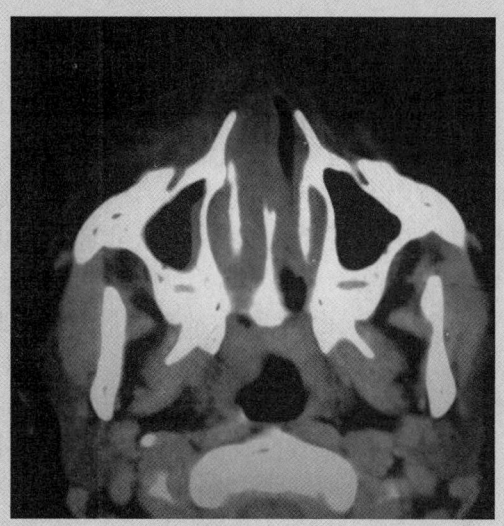

图 2-5-2　非霍奇金淋巴瘤 NK/T 型，侵犯鼻前庭、上颌骨牙槽突、鼻唇沟、鼻背及眼内眦部　　图 2-5-3　非霍奇金淋巴瘤 NK/T 型，侵犯下鼻甲、鼻前庭及鼻背软组织

【治疗】　应采取以手术切除为主，术前、术后放疗和化疗为辅的综合治疗。一般先放射治疗，剂量以 5000～6000 cGy/（4～8周）为宜。放疗后 3～4 周手术。手术径路多采用鼻侧切开或唇下正中切口。对于较小肿瘤也可采用鼻窦内镜下手术。

对放射线敏感的恶性淋巴瘤、未分化癌、晚期肿瘤，或高龄、体弱不适于手术者，应以放疗和化疗为主，行根治性或姑息性治疗。NK/T细胞淋巴瘤可采用放疗及化疗，以放疗为主，化疗可采用 EPOCH 方案、SMILE 方案或 DDGP 方案。鼻腔 NHL 预后较差，远处转移及局部复发率都较高，早期患者的 5 年生存率仅 40%～85%。

第二节　上颌窦癌

上颌窦癌（carcinoma of maxillary sinus）在鼻窦恶性肿瘤中最多见，占 60%～80%。因

解剖位置隐蔽，早期症状少，不易早期确诊。多数患者在就诊时，鼻腔、鼻窦恶性肿瘤合并出现。而且鼻腔、鼻窦与眼眶、颅脑相互毗邻，晚期肿瘤可向邻近组织侵犯，以致有时很难判断何处为原发，诊断治疗常感棘手，预后较其他耳鼻咽喉相关肿瘤为差。

【病因】　鼻腔、鼻窦恶性肿瘤发病因素类似。

1. 长期慢性炎症刺激　长期的慢性炎症刺激可使鼻窦黏膜假复层纤毛柱状上皮鳞状化生，形成鳞状细胞癌的发生基础。临床上各组鼻窦炎发病率的差异与各鼻窦恶性肿瘤的发病率差异基本相符，说明两者间可能有病因联系。

2. 接触致癌物质　长期吸入某些刺激性或化学性物质，如镍、砷、铬及其化合物，硬木屑及软木料粉尘等均有增加诱发鼻腔、鼻窦恶性肿瘤的危险。

3. 良性肿瘤恶变　鼻息肉或内翻性乳头状瘤反复复发、多次手术，则有恶变的危险。此外，鼻硬结病、小涎腺混合瘤、神经鞘膜瘤、纤维瘤等也有恶变可能。

4. 放射性物质　因鼻及鼻窦良性病变而行放疗者，若干年后有可能诱发恶性肿瘤。

5. 外伤　肉瘤患者常可追忆有外伤病史。

【病理】　上颌窦恶性肿瘤以鳞状细胞癌多见，其次为腺癌、腺样囊性癌、肉瘤等。

【临床表现】　随肿瘤原发部位和受累范围而异，对疗效及预后有很大的影响。Ohngren曾提出自下颌角至同侧内眦部作一假想平面，将上颌窦腔分为前下和后上两部分。再通过该侧瞳孔中心作一假想的垂直平面，从而将上颌窦腔分为四个象限。一般说来，起自前下内部分者早期即可出现牙的症状，易于早期诊断和完整切除，故预后较好；起自后上外部分者易侵入眼眶、翼腭窝、颞下窝，预后较差；来自后上内部分的恶性肿瘤，易早期侵犯邻近的眼眶、颅腔，难以完整切除，故预后最差。早期肿瘤较小，局限于上颌窦腔内，常无明显症状，不易发现。随着肿瘤的发展，先后出现以下症状：

1. 脓血鼻涕　持续的单侧脓血鼻涕应引起注意，晚期可有恶臭味。

2. 面颊部疼痛或麻木感　肿瘤侵犯眶下神经致患侧面颊部疼痛或麻木感。早期肿瘤患者面部可有蚁走感，对早期诊断甚为重要。晚期肿瘤侵犯眼眶或颅内，引起顽固性眼痛和头痛。

3. 鼻塞　肿瘤侵入鼻腔或挤压鼻腔外侧壁内移所致。

4. 磨牙疼痛或松动　肿瘤向下侵及牙槽致牙齿疼痛或松动。常误诊为牙病，但拔牙后症状依旧。

上颌窦恶性肿瘤破坏窦壁，向邻近组织扩展，可引起下列症状：

1. 面颊部隆起　肿瘤压迫破坏前壁，可致面颊部隆起。侵犯面颊软组织和皮肤时，可发生瘘管或溃烂。

2. 眼部症状　肿瘤压迫鼻泪管出现流泪，向上侵犯眶下壁可使眼球向上、前移位，眼球运动受限。触诊眶底抬高，眶缘变钝或饱满。

3. 硬腭下塌　肿瘤向下扩展可致硬腭下塌、溃烂，牙槽增厚，牙齿松动或脱落。

4. 张口困难　肿瘤向外进犯翼腭窝或翼内肌时，可出现顽固性神经痛和张口困难。多为晚期，预后不佳。

5. 颅底受累　肿瘤可经鼻顶筛板侵犯颅前窝底；也可破坏侧壁侵犯颞下窝而达颅中窝底，出现张口困难、颞部隆起、头痛、耳痛等症状。

6. 颈淋巴结转移　可在晚期发生，多见于同侧下颌下淋巴结。

【诊断】　上颌窦癌因解剖部位隐蔽，症状出现较晚，早期确诊较难，且易误诊。遇单侧进行性鼻塞或血性鼻涕，单侧面颊部疼痛或麻木感，单侧上列磨牙疼痛或松动，尤其是40岁以上患者，都应怀疑鼻窦恶性肿瘤的可能，进行仔细检查。

1. 前、后鼻镜检查　可见鼻腔新生物呈菜花样，基底广泛，表面常有溃疡或坏死，触之易出血。如未见肿瘤，应注意鼻腔外侧壁有无向内移现象，中鼻道有无血迹、息肉或新生物。后鼻镜检查时，要注意后鼻孔区、鼻咽顶及咽鼓管咽口和咽隐窝处情况。

2. 鼻内镜检查　鼻内镜可直接观察鼻腔外侧壁内移或中鼻道的肿物，疑有上颌窦恶性肿瘤时，可经尖牙窝或下鼻道用套管针穿刺，插入内镜，直接观察上颌窦内病变及取材活检。

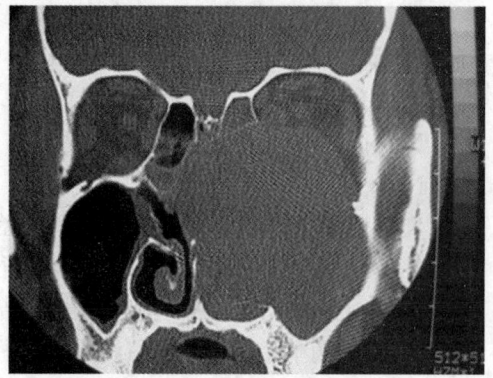

图 2-5-4　上颌窦腺样囊性癌鼻窦冠状 CT，病变侵犯鼻腔、筛窦及眼眶

3. 病理活检及细胞涂片　肿瘤组织活检及鼻窦穿刺细胞涂片病理学检查是最终确诊的依据。

4. 影像学检查　鼻窦 X 线摄片可见上颌窦内密度不均匀增高，形状不规则。鼻窦 CT 或 MRI 检查可明确肿瘤大小和侵犯范围。

5. 手术探查　临床上高度怀疑鼻窦恶性肿瘤，无法活检或反复活检不能确诊者，可考虑鼻窦手术探查，术中快速冰冻切片，病理检查结果有利于确诊。

【附：鼻 - 鼻窦恶性肿瘤的 TNM 分类】　国际抗癌协会（UICC）TNM 分类标准（2002）第 6 版方案如下：

1. 解剖划分

（1）鼻腔

（2）鼻中隔、鼻底、鼻侧壁和鼻前庭

（3）上颌窦和筛窦

2. TNM 临床分类

（1）T 分级　（T 为原发肿瘤）

T_x：原发肿瘤不能确定

T_0：无原发肿瘤之证据

T_{is}：原位癌

1）上颌窦

T_1：肿瘤局限于黏膜，无骨质侵蚀或破坏

T_2：肿瘤侵蚀或破坏骨组织，包括硬腭和（或）中鼻道。上颌窦后壁无破坏

T_3：肿瘤侵犯：上颌窦后壁、皮下组织、眶底壁及内侧壁、翼腭窝、筛窦

T_4：肿瘤侵犯：眶内容前部、颊部皮肤、翼板、颞下窝、筛板、蝶窦、额窦

T_{4b}：肿瘤侵犯以下任一结构：眶尖、硬脑膜、脑组织、中颅窝、上颌神经以外的其他神经、鼻咽、斜坡

2）鼻腔及筛窦

T_1：肿瘤局限于鼻腔或筛窦一个亚区，伴或不伴有骨质侵蚀

T_2：肿瘤侵犯鼻腔筛窦复合体的另一个相邻区域，伴或不伴有骨质侵蚀

T_3：肿瘤侵犯以下组织：眶底壁或眶内侧壁、上颌窦、腭、筛板

T_4：肿瘤侵犯眶内容前部、鼻部皮肤或颊部，或前颅窝局限受侵，或侵及翼板、蝶窦或额窦

T_{4b}：肿瘤侵及任何以下结构：眶尖、硬脑膜、脑组织、中颅窝、上颌神经以外的其他神经、鼻咽、斜坡

（2）N 分级（N 为区域淋巴结）

N_x：区域淋巴结不能确定

N_0：无区域淋巴结转移

N_1：同侧单个淋巴结转移，最大直径≤3cm

N_2：同侧单个淋巴结转移，最大直径>3cm，但≤6cm；或同侧多个淋巴结转移，最大直径均≤6cm；或双侧或对侧多个淋巴结转移，最大直径均≤6cm

N_{2a}：同侧单个淋巴结转移，最大直径>3cm，但≤6cm

N_{2b}：同侧多个淋巴结转移，最大直径均≤6cm

N_{2c}：双侧或对侧多个淋巴结转移，最大直径均≤6cm

N_3：淋巴结转移，最大直径>6cm

注：中线淋巴结视为同侧淋巴结

（3）M 分级（M 为远处转移）

M_x：远处转移的存在不能确定

M_0：无远处转移

M_1：有远处转移

3. 组织学病理分级　（G 为组织病理学分级）

G_x：组织分级不能确定

G_1：高分化

G_2：中分化

G_3：低分化

4. 分期

0 期：$T_{is}N_0M_0$

1 期：$T_1N_0M_0$

2 期：$T_2N_0M_0$

3 期：$T_1N_1M_0$，$T_2N_1M_0$，$T_3N_{0\sim1}M_0$

4 期 A：$T_4N_{0\sim1}M_0$

4 期 B：$T_{任何期}N_2M_0$，$T_{任何期}N_3M_0$

4 期 C：$T_{任何期}N_{任何期}M_1$

案例 2-5-2

患者，女性，45 岁，右眼溢泪 3 个月，鼻塞 1 个月，曾按泪囊炎予以冲洗泪囊、探通鼻泪管，无效，无脓血鼻涕，无面部麻木、疼痛，无张口困难。检查见鼻外观及面颊无异常，右侧眼球稍向上、前移位，眼球运动不受限。触诊眶底内侧饱满，鼻腔外侧壁内移，中鼻道饱满，颈部无肿大淋巴结。肺部 CT 及腹部 B 超检查无异常。鼻窦 CT 检查见右侧上颌窦软组织影，侵及上颌窦内壁及眶底壁、内壁骨质。

问题：1. 下一步的治疗方案是什么？

2. 可能选择的手术方式有哪些？

【治疗】　根据肿瘤病理类型、原发部位、侵犯范围及患者全身情况，选择手术、放疗、化疗和生物治疗等治疗方案。目前多主张早期采用以手术为主的综合疗法。

1. 放疗加手术　放疗加手术为目前常用的综合疗法。放疗在手术前或手术后均可使用，目前多倾向于术前放疗，作为综合治疗的一部分。放疗一般用于 T_2 期及以上各期的治疗。放疗可使癌肿缩小，周围血管与淋巴管闭塞，减少术中出血，降低播散概率。放疗剂量以 5000 ~ 6000cGy/（4 ~ 8）周为宜。放疗后 3 ~ 4 周手术。唯有手术不彻底者，才加用术后放疗。

2. 单纯根治性放疗　只适用于对放射线敏感的恶性肿瘤，如肉瘤、未分化癌，但疗效并不完全满意。单纯姑息性放疗可用于无法行根治性手术切除的晚期病例。对术后复发及不能耐受手术者，也可进行放疗，但疗效并不理想。

3. 手术治疗　根据情况可选择鼻内镜手术、Denker 手术、鼻侧切开术、上颌骨部分切除术或上颌骨全切除术，必要时加眶内容物摘除术、颅面联合手术。

4. 化学治疗　根据肿瘤生物学特性选择化疗，作为一种辅助疗法和姑息疗法，单独应用疗效差。对不愿接受或不适应放疗及手术不彻底者可采用化学治疗，还可用作术后复发不能再手术者的姑息性治疗。随着介入影像学技术的发展，通过 B 超选择血管介入法，将抗癌药物注入肿瘤的营养血管，取得较好疗效。

【预后】　由于鼻窦恶性肿瘤初始症状不明显，常难于早期发现和诊断，故易延误治疗时机，导致多数患者预后不佳。上颌窦癌患者即使采用综合治疗，5 年生存率仅达30% ~ 40%。因此，早期发现、诊断和治疗对提高生存率极为重要。

思考题

1. 内翻性乳头状瘤的临床特点及治疗原则有哪些？
2. 如何提高鼻腔、鼻窦恶性肿瘤的早期诊断？
3. 上颌窦癌有何临床表现？

（马　民）

第六章

鼻的其他疾病

学习目标

1. 掌握鼻出血的病因及治疗要点。
2. 了解常见鼻腔疾病的诊断和治疗。

第一节　鼻中隔疾病

一、鼻中隔偏曲

鼻中隔偏曲（deviation of nasal septum）指鼻中隔向一侧或两侧偏曲或局部有突起，并引起鼻腔功能障碍或产生症状。偏曲的鼻中隔可以呈现各种形状，如"C"形或"S"形偏曲。如呈尖锥突起，则称棘突；如呈由前向后的条形山嵴样突起，则称嵴（图 2-6-1）。

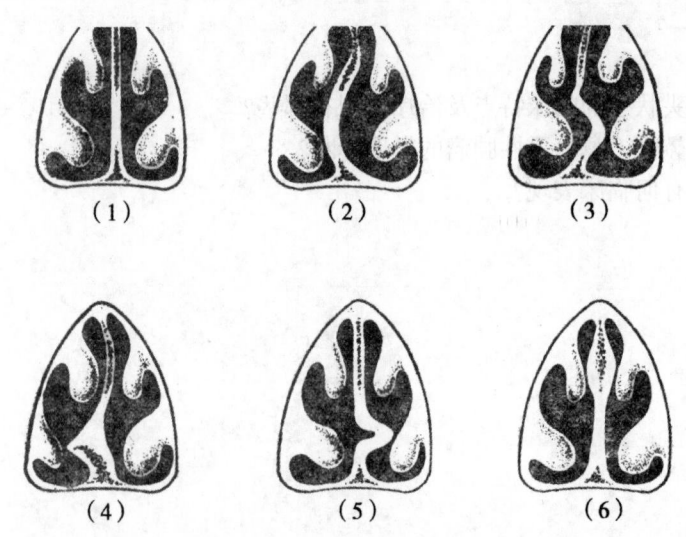

（1）　　　　　　　（2）　　　　　　　（3）

（4）　　　　　　（5）　　　　　　（6）

图 2-6-1　鼻中隔偏曲示意图

（1）正常；（2）"C"形偏曲；（3）"S"形偏曲；（4）短状突；（5）嵴；（6）黏膜肥厚

【病因】 鼻中隔偏曲大多数是鼻中隔之骨与软骨发育不均衡所致。外伤或鼻腔、鼻窦肿瘤压迫鼻中隔也可导致鼻中隔偏曲。

【临床表现】 症状轻重与偏曲的类型和程度有关。

1. 鼻塞 最常见症状，多呈持续性。向一侧偏曲者常为单侧性鼻塞，如鼻腔较宽的一侧伴有下鼻甲代偿性肥大或鼻中隔呈"S"形偏曲者，则鼻塞多为两侧性。

2. 头痛 偏曲部位压迫同侧鼻甲，可引起同侧反射性头痛。

3. 鼻出血 多发生在鼻中隔凸面或骨嵴、棘突处，因该处黏膜较薄且张力大，经常受气流及尘埃的刺激，易发生糜烂而出血。

4. 邻近器官的症状 由于长期张口呼吸和鼻内炎性分泌物蓄积，故易患感冒和上呼吸道感染。鼻塞妨碍鼻窦引流，可继发鼻窦炎。

【诊断】 鼻中隔偏曲的诊断必须结合病史和症状，有明显症状、并有典型鼻中隔偏曲者才予以诊断。诊断时应明确偏曲的类型和程度及其与相邻结构的解剖关系。应注意鉴别鼻中隔黏膜肥厚（用探针触诊，后者质软，并出现小凹陷）。

【治疗】 行鼻中隔矫正手术。现多采用鼻内镜下鼻中隔黏膜下切除术。

二、鼻中隔血肿和脓肿

鼻中隔血肿（nasoseptal hematoma）是指鼻中隔软骨膜下或骨膜下积血，当血肿发生感染时就形成鼻中隔脓肿（nasoseptal abscess）。

【病因】 鼻外伤或鼻中隔手术后（黏膜 - 骨膜未破裂）局部血管损伤出血而形成，非鼻外伤或鼻中隔手术引起的自发性鼻中隔血肿较少见。鼻中隔脓肿多由鼻中隔血肿继发感染所致。

【临床表现】

1. 鼻中隔血肿 多有单侧或双侧持续性鼻塞，逐渐加重，前额部痛和鼻背部发胀感。检查见鼻中隔单侧或双侧黏膜呈半圆形隆起，黏膜色泽暗红或正常，触之柔软，穿刺回吸有血。

2. 鼻中隔脓肿 除有鼻塞、前额部痛伴鼻背部发胀感外，还有全身和局部急性炎症表现，如畏寒、发热，以及鼻梁和鼻尖红、肿、热、痛。检查见鼻中隔两侧对称性膨隆，黏膜色泽暗红，触之柔软而有波动感，穿刺抽吸有脓性分泌物。

【诊断】 结合鼻外伤或鼻中隔手术史、临床表现、鼻内检查时鼻中隔隆起对血管收缩剂无反应以及穿刺结果等，即可明确诊断。

【治疗】 宜及早处理。

1. 鼻中隔血肿 小血肿者可穿刺抽出血液，局部压迫即可。较大血肿者则须在鼻腔黏膜表面麻醉或局部浸润麻醉下，在血肿最低处作 L 形切口，清除淤血或血块，双侧鼻腔对称填塞，全身应用抗生素预防感染。

2. 鼻中隔脓肿 切开引流，如有坏死软骨应予清除，用抗生素生理盐水冲洗术腔，放置橡皮引流条，及时换药，不要填塞双侧鼻腔，全身用抗生素控制感染。

三、鼻中隔穿孔

鼻中隔穿孔（perforation of the nasal septum）系指各种原因导致的鼻中隔贯穿两侧鼻腔的永久性穿孔。穿孔形态和大小各异。

【病因】

1. 外伤 严重的鼻面部外伤或鼻中隔贯通伤后可后遗鼻中隔穿孔。鼻中隔黏膜下切除术或激光、微波使用不当同时损伤鼻中隔两侧黏膜，也可导致鼻中隔穿孔。

2. 理化因素 由腐蚀性或刺激性物质如铬酸、矽尘、砷、升汞、水泥、石灰等长期刺激鼻中隔黏膜引起溃疡而致穿孔。

3. 感染 鼻中隔脓肿处理不当可导致鼻中隔穿孔，特殊感染如结核、狼疮、麻风引起鼻中隔软骨坏死而穿孔，梅毒多导致鼻中隔骨部穿孔。

4. 其他 原发于鼻中隔的某些肿瘤累及深层时可直接造成穿孔，鼻腔巨大肿瘤、鼻腔异物或结石长期刺激压迫也可导致鼻中隔穿孔。

【临床表现】 穿孔小而位于前部者，可于呼吸时产生吹哨音；若位于后部，则无明显症状。穿孔过大者，可出现鼻腔干燥，结痂形成，引起鼻塞和头痛，并易发生鼻出血。

【诊断】 根据症状和检查可以诊断。检查时要注意除去鼻腔内结痂仔细检查。

【治疗】 无症状者可不用治疗，症状重者可试行修补手术。

案例 2-6-1

患者，男性，38岁，主诉鼻塞3年，间断头痛半年就诊。患者3年前出现鼻塞，呈间断性、交替性，左侧明显，未予治疗。近半年以来，患者鼻塞较前加重，伴有间断头痛，感冒后上述症状加重。专科检查：鼻中隔左侧偏曲，鼻中隔左侧有棘突，棘突与左侧下鼻甲相贴，右侧下鼻甲肥大，左侧下鼻甲肿大，双侧鼻道内未见脓涕。鼻窦CT：鼻中隔明显左侧偏曲，鼻中隔棘突与左侧下鼻甲接触，双侧鼻窦正常。

问题

1. 该患者的诊断是什么？

2. 治疗措施是什么？

第二节 鼻腔异物

鼻腔异物（foreign body in the nosel cavity）多见于2～3岁儿童，常在玩耍时将异物塞入鼻腔内。以植物性为多见，动物性异物则较为少见。

【病因】

1. 儿童玩耍时将豆类、果核、玻璃球、橡皮塞、纸卷、纽扣等塞入鼻孔内。

2. 热带地区水蛭和昆虫爬入露宿者鼻内。

3. 工伤或战伤时，石块、木片、铁屑及弹片等可经面部进入鼻腔、鼻窦。

4. 呕吐、打喷嚏、呛咳可使食物经鼻咽逆行进入鼻腔。

5. 鼻部手术时填塞的纱条、棉片或器械断端等遗留于鼻腔或鼻窦内，造成医源性异物。

【临床表现】 儿童鼻腔异物多有单侧鼻阻塞、流脓涕和鼻出血等症状，呼出气有臭味。面部外伤性异物除有外伤表现外，随异物大小、形状、刺激性强弱、所在部位、存留时间的不同，症状有所不同。有动物性异物者鼻内多有虫爬感。有医源性异物者可有异物遗留侧鼻塞、有臭味脓涕和头痛。

【诊断】　儿童有单侧脓涕或血涕且伴有恶臭者应首先考虑鼻腔异物。如异物存留过久，鼻腔内有肉芽组织形成，须用探针辅助检查。对金属异物须行 X 线定位检查。

【治疗】　根据异物的性质、大小、形状、存留部位及存留时间等，采用不同的取出方法。一般儿童鼻腔异物可用头端是钩状的器械经前鼻孔进入，绕至异物后方再向前将异物勾出（图 2-6-2），切勿用镊子夹取，尤其是圆滑异物，夹取有使异物滑脱，将其推向后鼻孔或鼻咽部，甚至下坠入喉腔或气管的危险。动物性异物可先用 1% 丁卡因将其麻醉，然后将其取出。

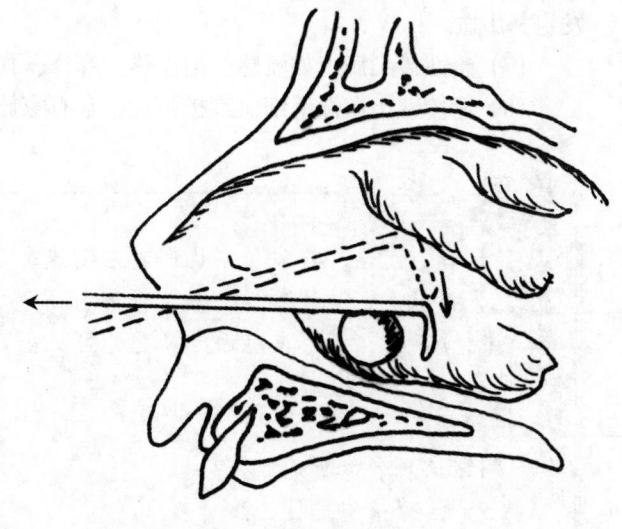

图 2-6-2　鼻腔异物取出法

第三节　鼻出血

鼻出血（epistaxis，nosebleed）是临床常见症状之一，轻者仅为涕中带血，重者可引起失血性休克，反复出血则可导致贫血。

【病因】　原因很多，大致可分为局部和全身病因两类。

1. 局部病因

（1）外伤：鼻腔、鼻窦外伤或手术等损伤局部黏膜、血管发生鼻出血，经鼻插管、挖鼻、用力擤鼻、剧烈喷嚏、鼻腔异物等损伤黏膜血管也可引起鼻出血。严重的鼻和鼻窦外伤可合并前颅底或中颅底骨折，一旦损伤筛前动脉或颈内动脉，则出血较剧烈，甚至危及生命。

（2）鼻腔和鼻窦炎症：各种鼻腔和鼻窦的非特异性或特异性感染均可因黏膜病变、损伤血管而出血。

（3）鼻中隔病变：鼻中隔各型偏曲，鼻中隔糜烂、溃疡或穿孔等均可引起鼻出血。

（4）肿瘤：鼻腔、鼻窦及鼻咽部良、恶性肿瘤溃烂出血经鼻流出。早期多表现为反复少量出血，晚期破坏大血管可致大出血。

2. 全身病因

（1）心血管疾病：为全身因素中最重要的病因，如高血压、血管硬化和充血性心力衰竭等。

（2）血液病：①凝血机制异常的疾病：如血友病、纤维蛋白形成障碍、异常蛋白血症（如多发性骨髓瘤）、胶原性疾病和大量应用抗凝药物后等；②血小板量或质异常的疾病，如血小板减少性紫癜、白血病、再生障碍性贫血等。

（3）营养障碍或维生素缺乏：维生素 C、维生素 K、维生素 P 或钙缺乏。

（4）肝、脾、肾等慢性疾病以及风湿热等。

（5）中毒：汞、磷、砷、苯等化学物质可破坏造血系统，长期服用水杨酸类药物可致血内凝血酶原减少。

（6）内分泌失调：女性青春发育期的月经期鼻出血，绝经期或妊娠期的最后 3 个月亦可发生鼻出血。

　　（7）急性传染病：如流感、出血热、麻疹、伤寒及传染性肝炎等。

　　（8）遗传性出血性毛细血管扩张症：常有家族史。

案例 2-6-2

　　　患者，女性，46岁，主诉间断左侧流鼻血4天就诊。4天前患者无明显诱因出现左侧鼻腔出血，呈间断性，就诊于多家医院，行左侧前鼻孔填塞2次，效果不佳。鼻内镜检查：左侧下鼻道近后鼻孔处可见出血区，周围黏膜有糜烂，左侧中鼻甲前端可见黏膜糜烂出血。

　　　问题
　　　1．该患者诊断是什么？
　　　2．治疗措施是什么？

　　【治疗】　鼻出血属急诊。首先安慰患者使之镇静，问清是哪一侧鼻腔出血或首先出血，是初次出血还是再次出血，估计出血量，结合局部和全身检查情况，采用适当方法止血。

　　1．一般处理　一般采取坐位或半卧位，疑有休克时，可取平卧位。嘱患者尽量将流入口中之血液吐出，以免咽下刺激胃部引起呕吐，必要时给予镇静剂，如地西泮、异丙嗪等。

　　2．止血方法　首先要明确出血部位。多数情况下是在鼻中隔前下部易出血区，且一般出血量较少。可嘱患者用指紧捏两侧鼻翼 10～15 分钟。指压期间用冷水袋或湿毛巾敷前额及后颈，以促使血管收缩，减少出血。如松指后仍出血，可用浸以 1% 麻黄碱滴鼻液或 0.1% 肾上腺素溶液的棉片塞入鼻腔止血，此法亦常用以收缩鼻腔黏膜寻找出血点。亦可将鼻腔内的血液用力擤出或用吸引管吸出，以便能看清出血部位。常用的止血方法有如下两种：

　　（1）烧灼法：适用于反复少量出血且能找到固定出血点者。烧灼法有多种方法，传统的方法是应用化学药物。烧灼前先用浸有 1%～2% 丁卡因和 0.1% 肾上腺素溶液的棉片麻醉和收缩鼻腔黏膜，以便看清出血点和减少操作时的疼痛。常用 30%～50% 硝酸银或 30% 三氯醋酸，烧灼范围越小越好，应避免烧灼过深，烧灼区涂以抗生素软膏。近年来，随着鼻内镜技术的出现，应用激光、射频或微波烧灼易于控制而且效果好，可对鼻腔前部和后部的出血点进行烧灼。

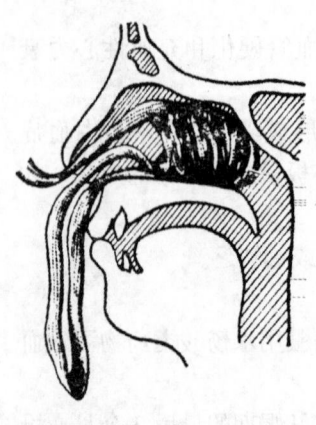

图 2-6-3　前鼻孔填塞法

　　（2）填塞法：用于出血较剧、渗血面较大或出血部位不明者。

　　1）前鼻腔填塞法：是较常用的有效止血方法。填塞的目的是在出血部位直接加压相当时间，使破损血管重新闭合。切忌盲目操作，造成黏膜损伤。将无菌凡士林纱条一端折叠约 10cm，将折叠一端置于鼻腔后上方嵌紧，然后将折叠的纱条上下分开，短端平贴鼻腔上部，长端平贴鼻腔底部，形成一个向外开口的"口袋"。然后将长端纱条填入"口袋"深处，自上而下、从后向前进行填塞，使纱条紧紧填满整个鼻腔（图 2-6-3），48 小时后取出纱条，如再出血可再行填塞。

　　2）后鼻孔填塞法：经前鼻腔填塞法等未能止血者，改用此法（图 2-6-4）。先用凡士林纱条做成略大于患者后鼻孔大小的锥

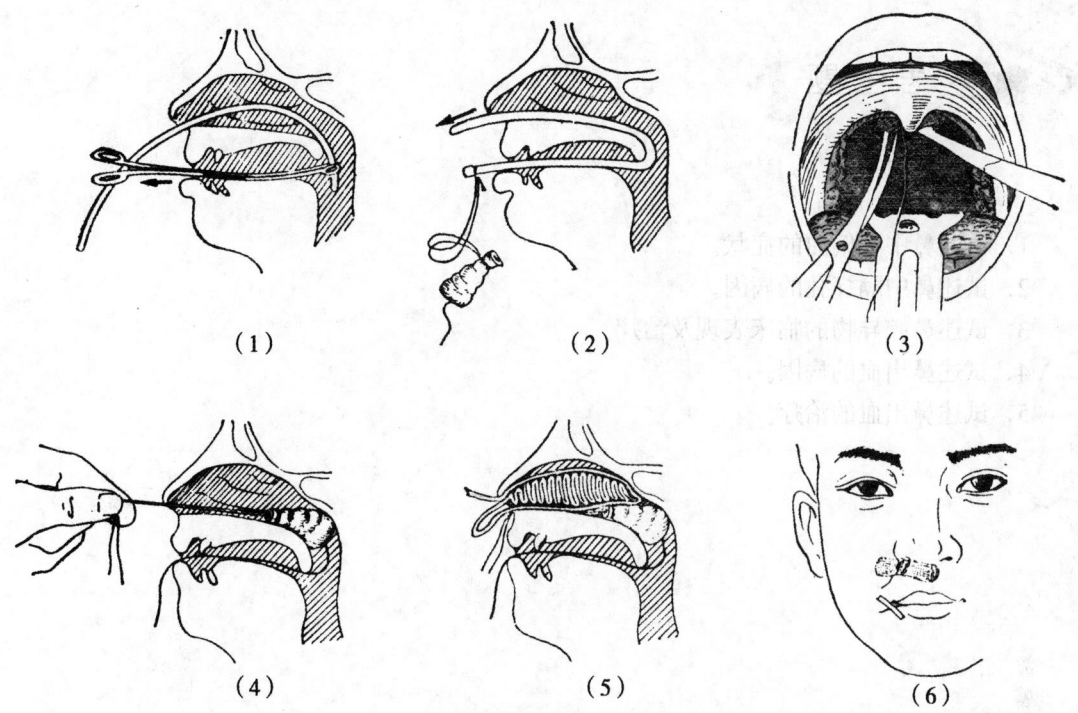

图 2-6-4　后鼻孔填塞法

(1) 将导尿管头端拉出口外；(2) 将纱球尖端的丝线缚于导尿管头端，回抽导尿管；(3) 借助器械将纱球向上推入鼻咽部；(4) 将线拉紧，使纱球嵌入后鼻孔；(5) 再作鼻腔填塞；(6) 纱球尖端上系线固定于前鼻孔处，底部单线固定于口角

形纱球或枕形纱球，纱球尖端系粗丝线两根，底部系一根。用小号导尿管从出血侧前鼻孔插入鼻腔，直至口咽部，以血管钳将其头端拉出口外，导尿管尾端仍留在前鼻孔外，此时将纱球尖端的粗丝线缚于导尿管头端处，向外回抽导尿管尾端，将纱球引入口腔，借器械或手指助力将纱球越过软腭拉到后鼻孔处，用力牵拉导尿管引出的纱球尖端粗丝线，使纱球底部紧塞后鼻孔，鼻腔随即用凡士林纱条填紧。将鼻外的两根粗丝线缚于一小纱布卷上，固定在前鼻孔处，底部单线适当长度悬留于软腭后面。注意无菌操作，填塞时间一般为 48～72 小时，不宜超过 5 天，填塞期间给予抗生素预防感染。

（3）血管结扎术：对严重出血者采用此法。中鼻甲下缘平面以下出血者可考虑结扎上颌动脉或颈外动脉；中鼻甲下缘平面以上出血者，则应结扎筛前动脉；鼻中隔前部出血者可结扎上唇动脉。

（4）血管栓塞术：适用于各种填塞无效的严重鼻出血。相对于血管结扎术，选择性血管栓塞损伤小，是一种高效的止血方法，但也存在引起偏瘫、失语等严重并发症的可能。

3. 全身治疗

（1）针对局部和全身原因进行治疗，必要时须请有关科会诊。

（2）镇静剂：对紧张、烦躁、恐惧的患者，应用镇静剂可减少出血，对反复鼻出血患者应用镇静剂尤为重要。

（3）止血药与维生素的应用：常用巴曲酶、卡巴克洛、酚磺乙胺、维生素 C、维生素 K_4 等。

（4）输血和补液：对失血过多或出现休克者，应予输血、补液。

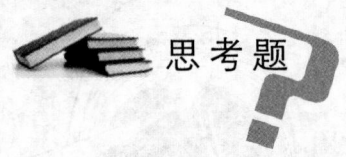思考题

1. 试述鼻中隔偏曲的症状。
2. 试述鼻中隔穿孔的病因。
3. 试述鼻腔异物的临床表现及治疗。
4. 试述鼻出血的病因。
5. 试述鼻出血的治疗。

（王建亭）

第七章

鼻－鼻窦外伤

学习目标

掌握鼻－鼻窦外伤的诊断和治疗原则。掌握脑脊液鼻漏的诊断方法。

第一节　鼻骨骨折

外鼻突出于面部中央，易遭受撞击而发生鼻骨骨折（fracture of nasal bone）。鼻骨上部厚而窄，较坚固。下端宽而薄，又缺乏支撑，故骨折多累及鼻骨下部。严重者常伴有鼻中隔骨折、软骨脱位、面部明显畸形、眶壁骨折等。

【临床表现】　多为闭合性骨折。局部疼痛，软组织肿胀或皮下淤血。可见鼻梁偏斜，骨折侧鼻背塌陷。肿胀明显可掩盖外鼻畸形。擤鼻后可出现伤侧下眼睑、颜面部皮下气肿。伤及鼻腔黏膜可有鼻出血。鼻中隔若受累可有血肿、脱位等导致的鼻塞、下段鼻梁塌陷等症状。若鼻中隔血肿继发感染，则引起鼻中隔脓肿，导致软骨坏死、鞍鼻畸形。

【检查】　局部触痛，可触及鼻骨塌陷，有时可感知骨擦音。面部肿胀多发生于受伤3小时后，若出现皮下气肿，触之有捻发音。鼻腔可见黏膜肿胀，如有鼻中隔受累，可见中隔偏离中线，前缘突向一侧鼻腔。若有中隔血肿，中隔黏膜向一侧或两侧膨隆。

【诊断】　根据外伤史、临床表现和检查即可作出诊断，X线鼻骨侧位片或CT可作为诊断依据。疑有鼻中隔血肿时可穿刺抽吸确诊。

【治疗】　应尽早治疗，并预防感染，以免日后遗留面部畸形。

1. 骨折复位　应在伤后组织肿胀发生之前复位，不仅使复位准确，且有利于早期愈合，若肿胀明显，可暂缓进行，待肿胀消退后再复位，但不宜超过10日，以免发生错位愈合，增加处理难度。方法：先以1%麻黄碱收缩鼻腔黏膜，1%丁卡因鼻黏膜表面麻醉。用复位器伸入鼻骨塌陷处，置于鼻骨之下将其抬起，此时常可听到鼻骨复位时的"咔嚓"声。复位器械远端伸入鼻腔的深度勿超过两侧内眦连线，以免损伤筛板。如有鼻中隔软骨脱位，也应同步复位。将复位器的两叶伸入两侧鼻腔，置于中隔偏曲处的下方，挟住鼻中隔垂直向上移动，即可使脱位的中隔复位。复位后鼻腔须加填塞，以便起到支撑和止血的作用。填塞物如为一般凡士林纱条，在鼻腔滞留时间不可超过48小时。

2. 鼻中隔血肿和脓肿的处理　血肿内的血块很难自行吸收，须早期手术清除，以免发生软骨坏死或继发感染而形成脓肿。切口要足够大，使血块易于吸除，可做L形切口，以利彻底引流。术后鼻腔填塞，以防血肿复发。对鼻中隔脓肿，须立即切开排脓，以免软骨感染坏死形成鞍鼻。切开后，刮除感染受累组织，可用庆大霉素盐水充分冲洗，术后鼻腔填塞。血肿或脓肿切开术后，全身应用足量抗生素控制感染。

第二节　鼻窦骨折

严重的颅面部软组织挫裂伤时，常有鼻窦骨折同时存在，其中以额窦和上颌窦最为多见，筛窦次之，蝶窦最少。

一、额窦骨折

额窦骨折（fracture of frontal sinus）多发生在窦前壁。按骨折部位分为前壁骨折、前后壁复合骨折和底部骨折。皮肤未裂开者为单纯性骨折，皮肤裂开者为复杂性骨折。前壁线形骨折者，额窦前壁未变形，但有软组织肿胀，局部压痛，症状较轻，常被误诊为软组织挫伤。前壁凹陷性骨折可见前壁塌陷入窦腔内，眶上区肿胀，睑部淤血，皮下气肿。因额窦前壁有骨髓，前壁骨折时有患骨髓炎的可能。前后壁复合骨折时，常有脑膜损伤，继发颅前窝气肿、血肿或脑脊液鼻漏，引起颅内严重感染。故应及早借助 X 线平片、CT 作出诊断，以便尽早处理，防止并发症的发生。底部骨折一般较少见，多合并有筛窦骨折。

【治疗】　单纯性线形骨折无须特殊治疗，仅以 1% 麻黄碱滴鼻保持鼻额管通畅，给予抗生素即可。前壁骨折额部塌陷，可沿眉弓作切口，以剥离子进入额窦，挑起塌陷的骨片，使其复位。或将窦底凿开，弯止血钳伸入窦内复位。窦内不填塞，缝合切口。

复杂性骨折，应行常规外科清创，除去异物或游离的碎骨片，清理窦内异物、血块和碎骨片，扩大鼻额管以利引流，并查看后壁有无骨折。如后壁无损伤，窦内撒以抗生素粉。后壁凹陷性或粉碎性骨折者，应检查有无脑膜撕裂、脑脊液鼻漏，以便及时用筋膜或肌肉修补。须注意给予足量抗生素控制感染。

二、上颌窦骨折

上颌窦骨折（fracture of maxillary sinus）多由外界暴力直接撞击或火器、爆炸伤等引起，以前壁塌陷性骨折为常见，主要为上颌骨的额突和眶下孔部位。由于软组织肿胀、淤血，面部畸形不甚明显，肿胀减轻即显面部塌陷。上颌窦的顶壁为眶底，颌面部受强力撞击可发生眶底骨折而引起一系列眼部症状，包括眼球内陷、复视、视力减退及内眼外伤性改变（晶状体脱位、玻璃体积血等）。

【治疗】　伤后 24 小时内可行早期骨折整复，按上颌窦柯 - 陆手术进路，清除窦内血肿、异物和骨碎片，抬起塌陷部分，窦内填塞碘仿纱条以作固定和引流，数天后经下鼻道窗口取出。如受伤超过 24 小时，可待肿胀消失后整复。手术复位时间以伤后 7 ~ 10 日为宜，最多不超过 14 日。如伴有上牙槽骨骨折，复位后应行牙间固定。

三、筛窦骨折

筛窦结构复杂，其中筛骨水平板及筛顶均为颅前窝底的一部分，因其骨质菲薄，又与硬脑膜等连接紧密，故筛窦骨折（fracture of ethmoidal sinus）易并发脑脊液漏。后组筛窦与视神经管毗邻，外伤有可能损伤视神经。如果筛窦损伤累及其中的动脉（筛前动脉），则鼻出血或眶后血肿不可避免。

筛窦骨折常合并额窦、眼眶和鼻骨的损伤，即所谓鼻额筛眶复合体骨折（fracture of naso-fronto-ethmoido-orbital complex）。通常是由于鼻骨或额骨遭受暴力打击冲撞，鼻骨或额骨下缘骨折，骨折端嵌入筛窦，或是颅底骨折所致。有时可伤及视神经骨管使该管骨折造成失明。筛窦上壁损伤可发生脑脊液鼻漏，内、外壁破裂可损伤筛前动脉发生眶后血肿或严重出血。表现为鼻腔上部出血，鼻根及眼眶部肿胀，内眦距增宽或塌陷畸形，鼻额角变锐；视力障碍，患侧瞳孔散大，光反射消失，但间接反射存在（Marcus-Gunn 瞳孔）。

【治疗】 有严重鼻出血、鼻腔填塞无效者，可经眶内缘切口结扎筛前动脉。伤后立即出现视力严重减退者应尽早实施视神经管减压术。如有眶内血肿，可采取鼻外筛窦凿开术或经鼻腔在鼻内镜下开放筛窦清除血肿。如有脑脊液鼻漏，经保守治疗不愈，以在鼻内镜下修补为宜。

四、蝶窦骨折

蝶窦骨折（fracture of sphenoidal sinus）单独发生者少见，因其位于颅底中央的蝶骨体内，故多合并颅底骨折、后组筛窦骨折。因视神经管内侧壁与蝶窦和筛窦最后筛房相邻，蝶窦外侧壁又有颈内动脉，蝶窦骨折时可并发视神经管骨折导致的视力减退和颈内动脉破裂、血液进入蝶窦导致的严重鼻出血，并可出现脑脊液鼻漏或耳漏。若外伤累及蝶鞍内的脑垂体，可发生创伤性尿崩症。因此，蝶窦骨折的处理复杂，如病情危及患者生命，应请神经外科先行抢救。单独的蝶窦骨折如无并发症可不作处理。

第三节　脑脊液鼻漏

脑脊液经破裂或缺损的蛛网膜、硬脑膜和颅底骨板流入鼻腔或鼻窦，再经前鼻孔或鼻咽流出，称为脑脊液鼻漏（cerebrospinal rhinorrhea）。脑脊液鼻漏的潜在危险在于上呼吸道感染后可继发严重的颅内感染。

【病因】 多由头部外伤引起，以颅前窝骨折最多。筛骨筛板和额窦后壁骨板很薄，与硬脑膜紧密相连，外伤时若脑膜与骨板同时破裂，则发生脑脊液鼻漏。颅中窝骨折时脑脊液经破损的蝶窦流入鼻内，或通过中耳破裂或缺损的鼓室天盖经咽鼓管流至鼻腔，则称为脑脊液耳鼻漏。如外伤时硬脑膜完整但疝入骨折缝隙中而后发生硬膜小孔，或暂时将硬脑膜和骨板裂隙封闭的血块日后分解，均可引起迟发性脑脊液鼻漏。医源性脑脊液鼻漏系手术所致，如中鼻甲切除术或筛窦切除术使筛骨筛板损伤，经蝶窦垂体瘤切除术损伤硬脑膜等。非外伤性脑脊液鼻漏较少见，与先天性颅骨缺损，脑肿瘤、脑积水等引起的脑膜及骨质破坏等因素有关。自发性脑脊液鼻漏又名原发性脑脊液鼻漏，最为罕见。

【临床表现】 主要为鼻腔间断或持续性流出清亮、水样液体，多数为单侧，在低头、用力、压迫双侧颈静脉时可诱发流出量增多（如图 2-7-1）。如为外伤所致，鼻漏多在伤后即发生，鼻内有血性液体流出，后渐变为清亮如水。迟发

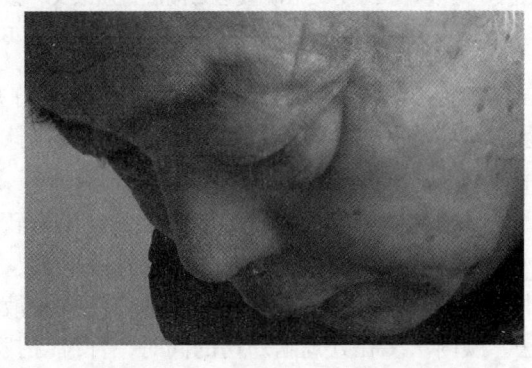

图 2-7-1　自发性脑脊液漏患者，低头时左鼻流出清亮液体

性者伤后数天至数周才发生，极少数可在伤后数年发生。有些患者可能忽视鼻漏主诉，而有反复发生细菌性脑膜炎的病史。鼻腔检查多无异常发现，头部外伤者可有鼻出血或其他外伤表现。

【诊断】

1. 确定是否为脑脊液鼻漏　若外伤时有血性液体自鼻孔流出，其在手帕或纸上的痕迹中心呈粉红色而周边色淡、清澈，或鼻孔流出的无色液体干燥后不呈痂状，在低头用力或压迫颈静脉等情况下有流量增加；或有反复发生细菌性脑膜炎的病史者皆提示脑脊液鼻漏的可能。最后确诊依据鼻漏出液的葡萄糖定量分析，其值在 1.7mmol/L（30mg%）以上。但应注意若混入泪液或血迹，可因含有少量葡萄糖而致假阳性结果。

2. 影像学诊断　影像学检查已被认为是非常有效和精确的定位鼻漏部位的方法。其中高分辨率三维 CT 和磁共振成像（MRI）尤为重要。鼻窦 CT 主要用于颅底骨质缺损情况的评估，以明确颅底骨质缺损的位置、数量和大小，同时了解手术区域的骨性解剖结构和是否在临近鼻窦内存在脑脊液积聚，以利于评估术中风险和并发症的出现，确定合适的手术方案、路径，预测术后疗效（图 2-7-2）。MRI 的意义在于明确是否存在颅内外脑脊液连通的信号，是否伴随脑组织或脑膜的膨出（图 2-7-3）。而 CT 脑池造影、MRI 脑池造影、鞘内注射示踪剂联合影像学检查由于存在创伤性以及诱发化脓性脑膜炎、过敏反应、发热等缺点，目前在临床中的应用并不广泛。

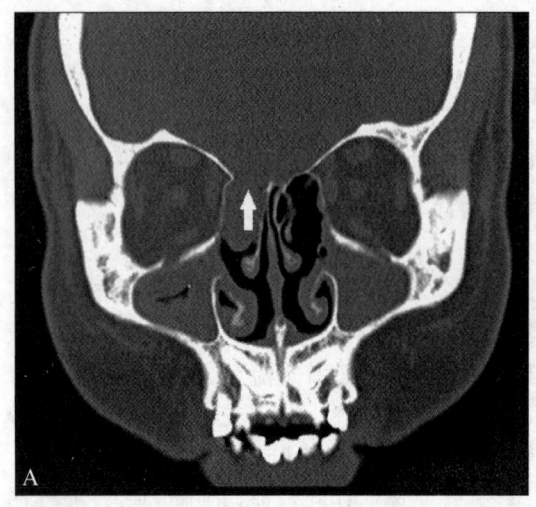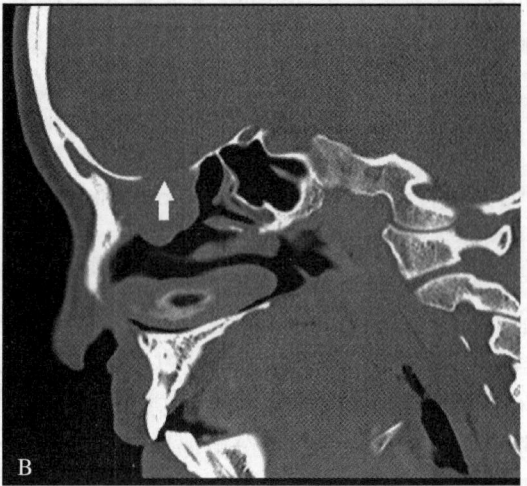

图 2-7-2　鼻窦 CT 示右侧筛窦区域颅底骨质缺失，该患者为鼻内镜术中损伤颅底导致医源性脑脊液漏
A. 冠状位 CT 所见；B. 矢状位 CT 所见

【治疗】　外伤性脑脊液鼻漏大多可用保守疗法治愈，包括预防感染，降低颅内压，创造条件促使漏孔自然愈合。如头高卧位，限制饮水量和食盐摄入量，止咳通便，避免打喷嚏和用力擤鼻。一般观察 2～4 周，如不见好转，则行手术疗法。

手术前须有脑脊液漏孔的准确定位。虽有较多方法，但以鼻内镜法较为准确。经前鼻孔插入鼻内镜，按鼻腔顶前部、后部、蝶筛隐窝、中鼻道和咽鼓管咽口五个部位仔细观察。观察上述部位时，可压迫双侧颈内静脉，注意看液体从何处流入鼻腔。手术方法有颅内法和颅外法。颅内法多在处理脑外伤的同时，仔细寻找前颅底的漏孔，发现硬脑膜裂口给予紧密缝合，颅底漏孔以自体肌肉块填塞。颅外法多采用鼻内镜法。以鼻内镜找到漏孔后，刮除漏孔周围组织，使漏孔周围骨质露出新鲜创面，贴敷自体肌肉、脂肪或筋膜，衬以庆大霉素盐水浸泡后的明胶海绵，最后碘仿纱条填塞压紧即可。如无颅内高压等问题，14 天左右撤出碘仿纱条即可。

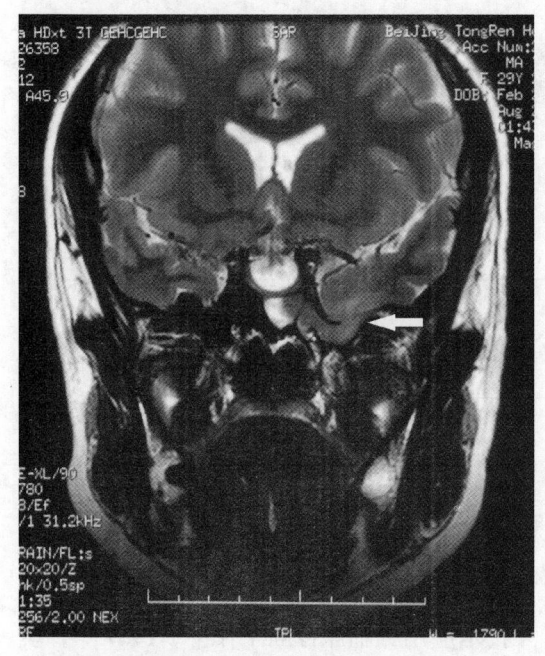

图 2-7-3 自发性脑脊液漏患者，鼻窦 MRI 的 T2 加权像可见左蝶窦外侧壁颅内脑组织向下膨出，形成脑膜脑膨出伴脑脊液漏，蝶窦中份可见高亮的脑脊液水信号

（张　罗　宋晓红）

第八章

鼻内镜外科

学习目标

了解鼻内镜外科的手术方法、并发症和手术注意事项。

鼻内镜外科（nasal endoscopic surgery, ESS）是 20 世纪 70 年代逐步建立起来的鼻外科技术，指在光学系统和监视器辅助下，应用鼻内镜及鼻科手术器械，经鼻腔进路施行鼻腔、鼻窦及鼻相关手术的外科技术。

【历史演变】 1901 年，Hirshman 首先采用了改良的膀胱镜检查鼻腔和鼻窦。1925 年，美国鼻科医生 Maltz 提出了鼻窦镜检查，并将这一技术应用到临床诊断工作中。1967 年，奥地利学者 Messerklinger 第一个阐述了鼻内镜外科的基本原理和方法，其基本原理就是尽可能保留鼻腔、鼻窦的结构和功能，清除病变，开放阻塞的窦口，恢复鼻腔、鼻窦的通气引流功能，使病变黏膜逐步恢复正常，使黏液纤毛运输系统和腺体功能得到恢复。Messerklinger 的学生 Stammberger 及其他鼻科学者又很好地继承和发展了这种观点。在此基础上，以美国学者 Kennedy 为代表，又提出了功能性鼻内镜外科手术（functional endoscopic sinus surgery, FESS）的概念，其实质是通过改善鼻窦的通气引流和黏液纤毛运输功能，达到恢复病变鼻窦正常功能的目的。前提条件有两个：一是借助影像学检查手段，明确定位病变部位；二是准确去除病变，保护局部功能。适用范围：系统药物治疗无效的慢性鼻窦炎和与窦口鼻道复合体结构异常相关的复发性急性鼻窦炎。从 ESS 到 FESS 的进步，是对鼻腔、鼻窦炎性疾病的病理生理学基础理论认识的进步，这不仅是单纯的鼻内镜外科技术的提高，更是对疾病病理生理学认识的飞跃。

【鼻内镜手术的基本术式】 现代鼻内镜外科技术自 20 世纪 70 年代兴起至今，已经发展成熟，其手术方法分为由前向后法和由后向前法，根据患者的实际情况和病变的不同范围，采用相应的变通术式。

（一）由前向后法

由奥地利鼻科学者 Messerklinger 首先提出，经不断改进日趋成熟，常被称为 Messerklinger 术式，特点是术式由前向后。

患者取仰卧位，根据患者全身和局部情况，选择局部麻醉或全身麻醉均可。局部麻醉用 1% 的丁卡因或利多卡因黏膜表面麻醉，加 1% 利多卡因局部浸润麻醉。全身麻醉采用气管插管静脉复合麻醉。

1. 手术步骤

（1）钩突切除术：钩突切除是 Messerklinger 术式的起始步骤，其切除得是否完整是决定手术视野是否宽敞、上颌窦口能否顺利暴露以及手术能否顺利实施的关键。

具体方法是用剥离子自中鼻甲前端根部钩突附着处插入，沿钩突与鼻腔外侧壁的附着缘，自前上向后下弧形划开黏骨膜，直至钩突的后下附着缘处。用剥离子沿切口将钩突向内侧剥离，仅上、下两端与鼻腔外侧壁相连。用不同角度的筛窦钳或鼻甲剪将上、下两端的相连处咬断即完成了钩突的完整切除。切除钩突后，就可见到其后方的筛泡。用 30°或 70°鼻内镜，可见到位于鼻腔外侧壁的上颌窦自然口。

（2）筛窦开放术：用不同角度的筛窦钳、动力系统由前向后开放筛窦，原则是在保证引流通畅的前提下，尽可能保留和避免损伤正常及有轻度炎性病变的黏膜。如果窦内病变较严重，可清除窦内有不可逆病变的黏膜。

切除钩突后，开放筛泡，见中鼻甲基板，其为前、后组筛窦的分界。开放中鼻甲基板后，即进入后组筛窦，开放后组筛窦时注意勿损伤眶纸板和视神经骨管。

（3）上颌窦开放术：切除钩突后，即可用 30°或 70°鼻内镜在中鼻道找到上颌窦的自然口，其位于中鼻甲下缘前中 1/3 交界相对的鼻腔外侧壁处，有时可被息肉或水肿黏膜覆盖，可用弯吸引器或圆头弯探针沿钩突切缘外侧筛漏斗形成的沟槽自前上向后下滑行，或沿下鼻甲前上与鼻腔外侧壁结合处上方，轻压中鼻道鼻腔外侧壁黏膜，多可找到上颌窦自然口。如果上颌窦自然口引流通畅，且窦内未见病变，应保留上颌窦自然口的结构。否则，可用筛窦钳探查并扩大缩窄的自然口，然后用反张钳向前及前下咬除前囟，以黏膜咬切钳向后咬除后囟，扩大上颌窦自然口前后径 1～2cm。扩大的上颌窦窗口缘应保留部分原自然口黏膜，通常保留前下部，以利于引流和防止术后开窗口闭锁。少数骨质坚硬或上颌窦自然口融合者，需行上颌窦下鼻道开窗术。

（4）蝶窦开放术

1）经蝶窦自然口开放蝶窦：蝶窦自然口位于蝶窦前壁距后鼻孔上缘 10～12mm 处的蝶筛隐窝近中线处，即上鼻甲下缘附着蝶窦前壁处的内侧。术中定位蝶窦自然口的解剖标志是上鼻甲，有时在上鼻甲肥厚或蝶筛隐窝狭窄时，可将上鼻甲的后下部分切除，有利于暴露蝶窦自然口。如果自然口开放良好，可不用处理，否则可用蝶窦咬骨钳向内、向下、向外扩大自然口。向外切除蝶窦前壁时，注意保护外侧壁的视神经管和颈内动脉隆起。

2）经蝶窦前壁开放蝶窦：在找不到蝶窦自然口，尤其是病变广泛、局部增生明显时，在认真参考 CT 扫描的前提下，可遵循中线原则，自后筛进至蝶窦前壁，做蝶窦前壁开窗，或在正对中鼻甲后缘与鼻中隔间的蝶窦前壁造孔进入。

（5）额窦开放术：在 30°或 70°鼻内镜下，切除额隐窝区气房，开放额窦口，行额窦引流术，术中筛泡前壁为额隐窝后界标志，中鼻甲为额隐窝内侧标志，钩突上端为鼻丘气房的外侧标志。根据 CT 扫描辅助术中定位额窦开口，清除额窦底残余筛房，开放额窦口。鼻丘气房的开放可能有助于扩大额窦开口，但注意勿损伤其外侧的眶纸板。对于反复发作的额窦炎、额窦口附近外伤性骨折、额窦发育不良、额窦口狭小等，可行额窦扩大引流术或鼻内中线引流术。

至此，完成了单侧全组鼻窦的开放手术。

2. 术腔填塞　原则是减少术后术腔出血，促进创面愈合。在确保患者术后安全和减少患者痛苦的前提下，尽量减少术腔填塞物。

方法：根据术腔出血情况选择不同的填塞物。术中出血少、术腔清洁的患者，可选择涂有抗生素软膏的明胶海绵、可溶性止血纱布、蛋白海绵等；术中出血多、术腔仍有渗血者，则需加填凡士林纱条或膨胀海绵。应严格记录填塞物的数量，以备术后清理术腔时对照。

（二）由后向前法

以 Wigand 术式为代表，又称全蝶筛切除术，特点是手术方式由后向前，适用于后组鼻窦病变。手术以直接暴露蝶窦前壁为起始，对解剖标志的完整性要求较低，同时要求术野相对宽敞，对有严重鼻中隔偏曲影响通气引流功能的患者需先行鼻中隔矫正术。

麻醉方式选择局部麻醉和全身麻醉均可，但由于术中出血容易流入鼻咽部，易导致误吸，因而采用全身麻醉更佳。

基本步骤：首先是部分切除中鼻甲，剪除中鼻甲的中、后部，暴露蝶窦前壁区域，暴露蝶窦自然口，向内侧和（或）下方扩大蝶窦自然口，以筛凹为上界，自前向后依次开放前、后组筛窦，开放额隐窝周围的前筛气房，开放额窦自然口，最后开放上颌窦自然口。术腔填塞基本相同于由前向后法。

【注意事项】

1. 鼻腔、鼻窦黏膜的处理　现代鼻内镜手术的原则是在尽可能保留鼻腔、鼻窦结构和功能的前提下，清除病灶，改善和重建鼻腔、鼻窦通气引流，而且手术后要长期随访治疗。

2. 中鼻甲的处理　中鼻甲为鼻腔黏液纤毛运输系统的重要组成部分，有着非常重要的生理功能，而且是鼻内镜手术最重要的解剖标志之一，因而中鼻甲的处理非常重要。那么，什么情况下需要处理中鼻甲呢？①中鼻甲黏膜病变；②气化中鼻甲，气房内有病变；③影响鼻腔、鼻窦的通气引流且发生功能障碍；④妨碍鼻内镜手术操作；⑤引起其他部位疼痛，如内眦、前额；⑥额窦开放手术的一部分。其处理原则是在清除中鼻甲病变的基础上，按其自然解剖特征和功能的需要进行矫形。

3. 鼻息肉的处理　鼻息肉是由高度水肿的黏膜构成的，如果合并鼻息肉或复发性鼻息肉，可首先处理鼻息肉，以获得宽敞的术野。处理鼻息肉时，尽量沿根蒂处切除，以减少出血和周围黏膜的损伤。

案例 2-8-1

患者，女性，42岁，双鼻渐进性鼻塞伴流脓涕5年，有时伴前额部疼痛。既往有哮喘病史10年。查体可见鼻腔黏膜呈苍白色、肿胀，双中鼻道可见淡黄色荔枝肉样光滑肿物，双中鼻甲息肉样变，鼻底多量黏脓涕。鼻窦CT示双侧全组鼻窦内软组织密度影。

诊断：慢性鼻窦炎（双），鼻息肉（双），哮喘

问题：

1. 本病例手术方式如何选择？

2. 中鼻甲需处理吗？

4. 下鼻甲的处理　下鼻甲肥大是导致鼻腔通气阻力增加的重要原因。目前，下鼻甲的手术方法有：电烧灼、冷冻、激光、等离子射频消融、黏膜下骨质切除、黏膜下切除并下鼻甲骨外移、下鼻甲部分切除等。但是，单纯行下鼻甲切除术并不能彻底解决鼻腔通气障碍的问题，而且会产生一系列不良后果，因而要严格掌握适应证：①单纯肥厚性鼻炎，经保守治

疗无效；②下鼻甲桑葚样改变；③鼻腔狭窄，中鼻道开放后仍难以获得充分的通气引流效果；④有碍下鼻道上颌窦开窗通气引流。

【鼻内镜手术的并发症及处理】

（一）常见并发症

1. 颅内并发症　颅内血肿、气脑、脑脊液鼻漏、脑膜膨出、脑实质损伤等。发生后应立即采取抗颅内感染的治疗及相应的修补手术。

2. 眼眶及眶周并发症

（1）视神经损伤：视神经的直接损伤，其造成的视力障碍往往是不可逆的；视神经的间接损伤，发现后应立即松解填塞物，给予激素、脱水药、神经营养药物及改善微循环药物治疗。中央眼动脉痉挛，应用血管扩张药治疗。

（2）眶内血肿或气肿：一旦出现，应立即撤出鼻腔填塞物，按摩眼球，给予利尿药、激素等治疗。

（3）眼球运动障碍：主要是眶纸板损伤，引起内直肌或上斜肌损伤所致。手术中要正确识别眶纸板，处理筛窦外侧壁时，筛窦钳应始终与眶纸板平行；上颌窦开窗口上缘，即眶纸板和眶底板交界处形成一嵴，可作为定位眶纸板的解剖标志。

（4）泪道的损伤：钩突切除或开放鼻丘气房时易损伤泪囊或鼻泪管，上颌窦开窗时易损伤鼻泪管。需熟知这些解剖结构，手术时注意保护。

3. 鼻内并发症

（1）术腔粘连闭塞：主要为中鼻甲与鼻腔外侧壁或鼻中隔粘连。多与病变黏膜、中鼻甲处理不当和术后随访处理不及时有关。

（2）窦口闭锁：最常见的为上颌窦开窗口和额窦口的闭锁。多有以下原因：窦口周围黏膜损伤过重，术中窦口开放不全、病变清除不彻底，中鼻甲切除。

（二）预防和处理

术者应熟知鼻科解剖知识，术前根据不同患者的具体情况，选择最佳手术方案。手术严格遵循鼻内镜手术原则，彻底清除病变，合理取舍黏膜，充分开放鼻窦，合理处理中鼻甲，加强术后随访，如此才能减少手术的并发症。

1. 出血　术中出血可用肾上腺素和局部压迫，有条件者可用激光或电凝止血。出血严重、用上述方法止血无效者，可终止或分次手术。

2. 全身并发症　发生率极低，有感染中毒性休克、哮喘、恶性高热等，如果发生，及时对症处理。

 思考题

1. 何谓鼻内镜外科？
2. 鼻内镜外科的处理原则是什么？
3. 鼻内镜外科手术的并发症有哪些？

（张　罗　宋晓红）

第三篇 咽科学

第一章

咽科学基础

 学习目标

1. 掌握咽部的主要解剖生理。
2. 熟悉扁桃体解剖及生理功能。

第一节 咽的应用解剖

咽（pharynx）是位于颈椎前、上宽下窄、前后扁平的黏膜肌性管道。上起颅底，下至第6颈椎，成人全长约12cm，前面与鼻腔、口腔和喉腔相通，为呼吸道和消化道的共同通道。

一、咽的分部

咽自上而下分为鼻咽、口咽和喉咽（图3-1-1）。

（一）鼻咽（nasopharynx）

又称上咽（epipharynx），前经后鼻孔与鼻腔相通，顶为蝶骨体及枕骨基底部，后面平对第1、2颈椎。顶后壁呈穹隆状，黏膜内有丰富的淋巴组织集聚呈橘瓣状纵行排列，称腺样体（adenoid），又称咽扁桃体，婴幼儿较明显，10岁以后逐渐萎缩。若腺样体肥大，可堵塞鼻咽腔而影响鼻腔通气，也可阻塞咽鼓管咽口引起听力下降。咽鼓管咽口位于下鼻甲后端约1.0cm的鼻咽两侧，周围有散在淋巴组织，称咽鼓管扁桃体（tubal tonsil）。咽鼓管咽口上方有一隆起，称咽鼓管圆枕（torus tubalis）。圆枕后上方有一凹陷，称咽隐窝（pharyngeal recess），是鼻咽癌的好发部位。其上方毗邻破裂孔，鼻咽癌易经此侵入颅内。下方与口咽相通，吞咽时，软腭上提与咽后壁接触，鼻咽与口咽暂时隔开。

（二）口咽（oropharynx）

又称中咽（mesopharynx），上通鼻咽，下接喉咽，通常所说的咽部即指此区。后壁平对第2、3颈椎，黏膜下有散在的淋巴滤泡，前经咽峡与口腔相通。咽峡是由悬雍垂（uvula）、软腭游离缘、两侧腭舌弓（palatoglossal arch）和腭咽弓（palatopharyngeal arch）以及舌背共同构成的环形狭窄通道（图3-1-2）。腭舌弓和腭咽弓又名前腭弓和后腭弓，两弓之间为扁桃体窝，腭扁桃体（tonsilla palatine）位于其中。两弓在顶部连接，形成半月襞，腭舌弓

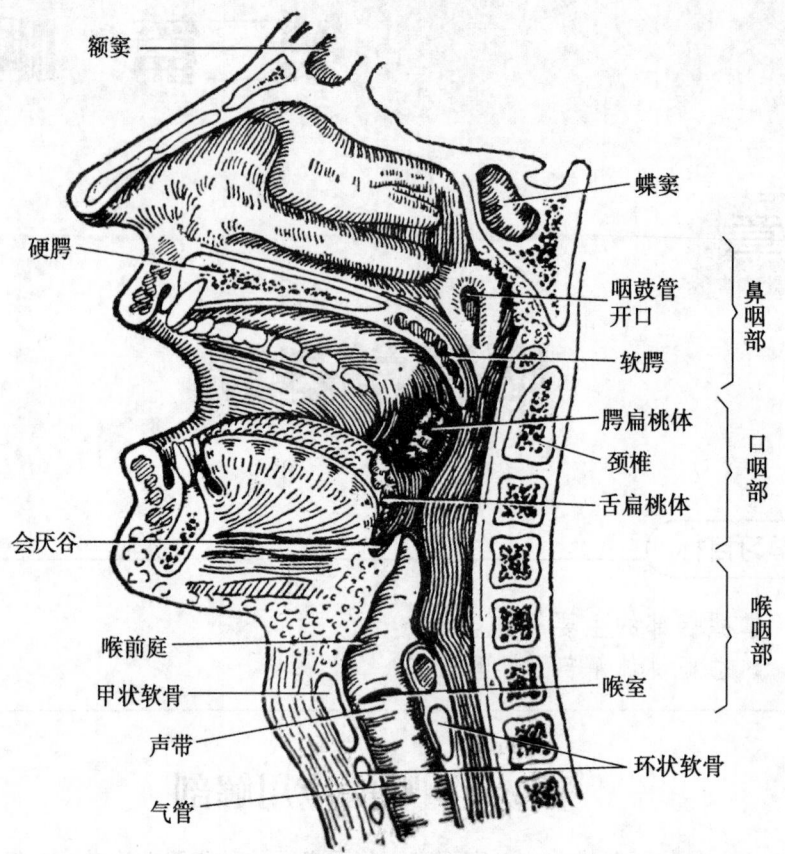

图 3-1-1　咽的矢状切面解剖

向下呈片状延续到舌根称三角襞。两侧腭咽弓后方纵行条索状淋巴组织形成咽侧索（lateral pharyngeal bands）。舌根部团块样淋巴组织称舌扁桃体（tonsilla lingualis）。腭部（palatine）由前 2/3 硬腭和后 1/3 软腭组成。硬腭由上颌骨腭突和腭骨覆以黏膜组成，软腭由腭帆张肌、腭帆提肌、舌腭肌、咽腭肌、悬雍垂肌等肌肉及固有膜、黏膜组成。

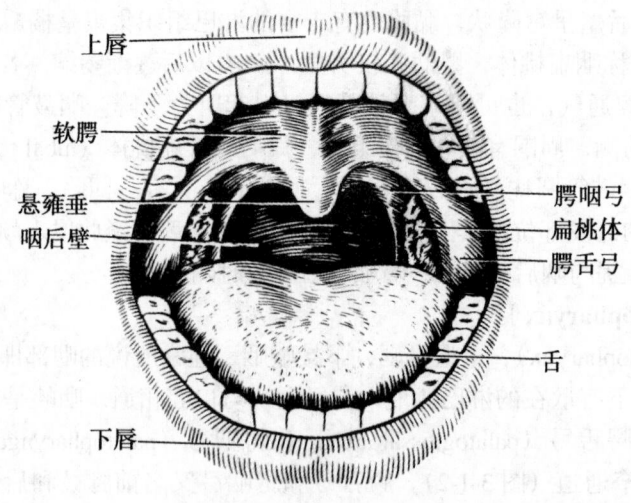

图 3-1-2　口咽部

（三）喉咽（laryngopharynx）

又称下咽（hypopharynx），上接口咽，后壁平对第 3 ～ 6 颈椎，下端在环状软骨下缘平面连接食管，该处有环咽肌环绕。在舌根与会厌之间有一正中矢状位的黏膜皱襞，为舌会厌正中襞（median glossoepiglottic fold）。左右各有两个凹陷称会厌谷，异物易停留于此。前面通过会厌、杓会厌襞以及杓状软骨所围成的喉口与喉腔相通。在喉口两侧、杓会厌襞外下方的隐窝称为梨状窝（pyriform sinus）。两侧梨状窝之间，环状软骨板之后方称环后隙（postcricoid space），其下方即为食管入口。

二、咽部的淋巴组织

咽黏膜下有丰富的淋巴组织，较大的淋巴组织团块构成了咽淋巴环。由咽扁桃体（腺样体）、咽鼓管扁桃体、腭扁桃体、咽侧索、咽后壁淋巴滤泡及舌扁桃体构成内环，内环淋巴又流向颈部淋巴结，后者相互交通，构成了外环。外环主要由咽后壁淋巴结、下颌下淋巴结、颏下淋巴结以及下颌角淋巴结等构成（图 3-1-3）。咽部的感染或肿瘤常经此途径由内环向外环淋巴结扩散或转移。

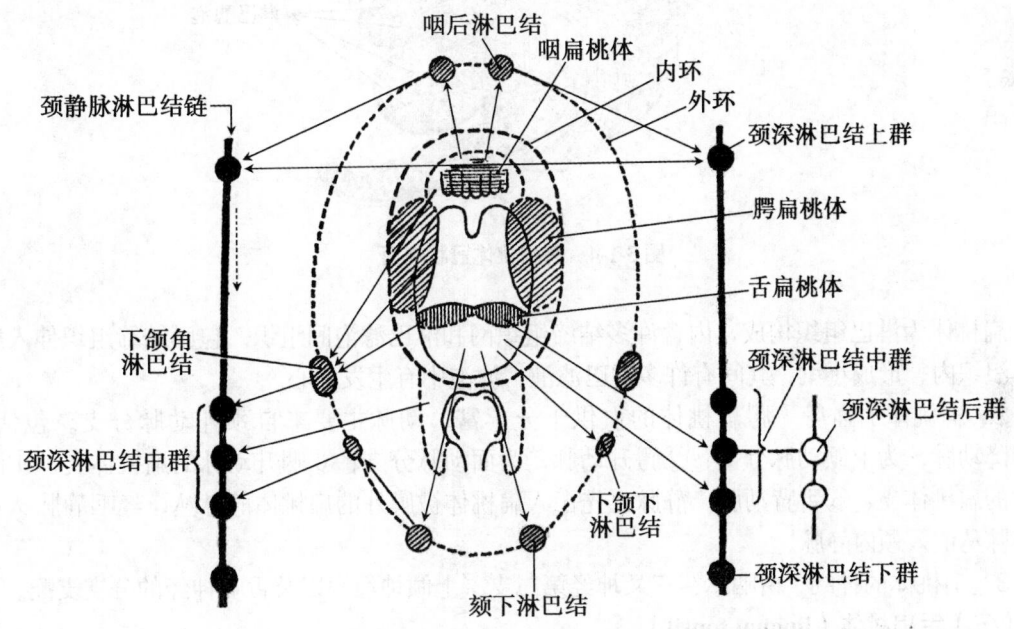

图 3-1-3　咽淋巴环示意图

（一）咽扁桃体

又称腺样体（pharyngeal tonsil），位于鼻咽顶后壁交界处，表面不平，形似半个剥皮橘子，有 5 ～ 6 条纵行沟隙，居正中者较深，此处有时可见胚胎期残余凹陷，称咽囊（pharyngeal bursa）。腺样体在幼儿时最显著，一般 10 岁以后逐渐退化萎缩。

（二）腭扁桃体

习称扁桃体，是咽部最大的淋巴组织。

1. 扁桃体的结构　扁桃体除内侧面外，其外侧面、上极、下极均由结缔组织被膜包裹，此被膜与咽上缩肌相邻，但附着不紧密，其间有疏松的结缔组织充填，形成一潜在间隙，称扁桃体周围隙，是扁桃体周围脓肿的发病部位。扁桃体内侧面覆盖鳞状上皮黏膜，黏膜上皮向扁桃体实质陷入，形成 6～20 个深浅不一的隐窝（crypts），称扁桃体隐窝。其中最上方的隐窝最宽大，开口于半月襞之下，称扁桃体上隐窝（图 3-1-4）。隐窝呈管状迂曲深入扁桃体内，易为细菌、病毒存留繁殖，形成感染"病灶"。慢性扁桃体炎患者在扁桃体隐窝口有时可见由细菌、病毒、白细胞及脱落的上皮所形成的脓栓或干酪样物。

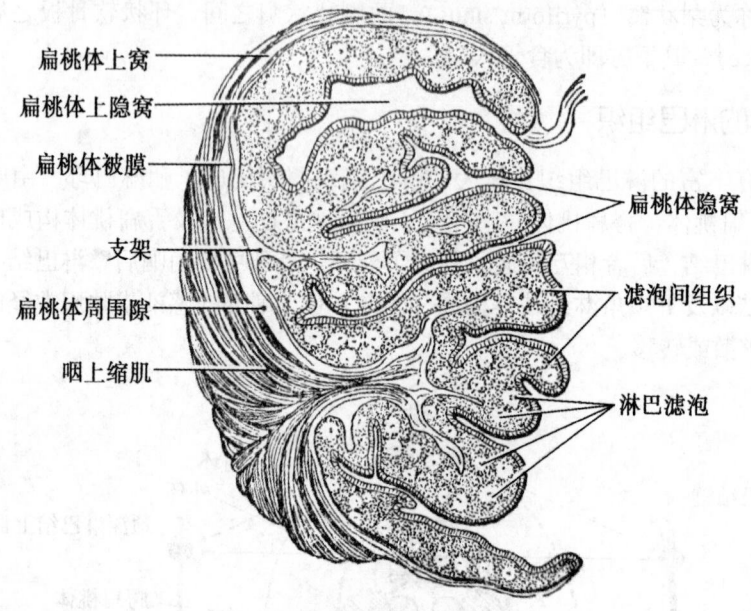

图 3-1-4　腭扁桃体冠状剖面

扁桃体为淋巴组织构成，内含许多结缔组织网和淋巴滤泡间组织。包膜结缔组织伸入扁桃体组织内，形成小梁，其间有许多淋巴滤泡，滤泡中有生发中心。

2. 扁桃体的血管　腭扁桃体的血供十分丰富，动脉主要来自颈外动脉分支。包括：①腭降动脉，为上颌动脉分支；②腭升动脉，为面动脉分支；③咽升动脉的扁桃体支；④面动脉的扁桃体支；⑤舌背动脉。静脉血先汇入扁桃体被膜外的扁桃体静脉丛，经咽静脉丛及舌静脉丛汇入颈内静脉。

3. 扁桃体的神经　由咽丛、三叉神经第二支（上颌神经）以及舌咽神经的分支支配。

（三）舌扁桃体（lingual tonsil）

位于舌根部的淋巴组织，呈颗粒状，大小因人而异，其中央部有类似于腭扁桃体隐窝的凹陷隐窝，有丰富的黏液腺。

（四）咽鼓管扁桃体

位于咽鼓管后缘的淋巴组织，炎症时可阻塞咽鼓管咽口而致听力减退或中耳感染。

（五）咽侧索

位于腭咽弓后方，呈垂直带状。

三、咽壁的构造

（一）咽壁的分层

由内到外分别为黏膜层、纤维层、肌层和外膜层。

1. 黏膜层　咽部黏膜除鼻咽部为假复层柱状纤毛上皮外，均为复层扁平上皮，并分别与鼻腔、咽鼓管、口腔和喉腔黏膜相延续。黏膜下有丰富的黏液腺，分泌液体以湿润黏膜。此外，黏膜下还有大量淋巴组织聚集，与咽部其他淋巴组织构成咽淋巴内环。

2. 纤维层　又称腱膜层，主要由咽颅筋膜构成，为黏膜与肌层间的结缔组织，在咽后壁中线部位形成咽缝，为咽缩肌附着处。

3. 肌层　包括咽缩肌组、咽提肌组和腭帆肌组三组肌群。①咽缩肌：包括咽上缩肌、咽中缩肌和咽下缩肌三对，左右咽缩肌相会于正中的咽缝上。各咽缩肌共同收缩时可使咽腔缩小。吞咽食物时，各咽缩肌由上而下依次收缩，将食团挤压入食管。②咽提肌：包括咽腭肌、茎突咽肌及咽鼓管咽肌，咽提肌的各纤维束下端分散止于咽侧壁上，收缩时可使咽、喉上提，咽部松弛。③腭帆肌包括腭帆提肌、腭帆张肌、腭舌肌、腭咽肌及悬雍垂肌，其作用是上提软腭，开放咽鼓管咽口等。

4. 外膜层　覆盖于咽缩肌之外，由咽肌层周围的结缔组织所组成，上薄下厚，系颊咽筋膜的延续。

（二）咽的筋膜间隙

在咽壁后上方及两侧有潜在的筋膜间隙，较重要的有咽后隙和咽旁隙。这些间隙的存在使人在做吞咽动作及颈部活动时，获得正常的生理功能。

1. 咽后隙（retropharyngeal space）　位于椎前筋膜与颊咽筋膜之间，上起颅底，下达第1、2胸椎平面，中间的咽缝将其分为左右两部分，隙内有疏松结缔组织和淋巴组织。婴幼儿期，咽后隙有较多散在的淋巴结，咽部等感染而引起这些淋巴结感染后，有时可形成咽后脓肿。

2. 咽旁隙（parapharyngeal space）　位于咽后隙两侧，左右各一，形如锥体，仅以薄层筋膜与咽后隙相隔，内侧以颊咽筋膜及咽缩肌与扁桃体相邻。外侧为下颌骨升支、翼内肌和腮腺包膜深面。后壁为椎前筋膜。茎突及其附着肌又将此隙分为前隙（肌隙）和后隙（神经血管隙）。前隙较小，内侧与扁桃体毗邻；后隙较大，有颈内动脉、颈内静脉以及舌咽、舌下、迷走、副神经和颈交感干通过。该隙感染时，感染可沿血管、神经向上侵入颅内（图3-1-5）。

四、咽的血管和神经

（一）血管

动脉来自颈外动脉的分支，有咽升动脉、甲状腺上动脉、腭升动脉、腭降动脉、舌背动脉等。静脉由咽静脉丛流经面静脉而汇入颈内静脉。

（二）神经

由舌咽神经丛、迷走神经咽支及交感神经构成的咽神经丛（pharyngeal plexus）司咽部的运动及感觉。鼻咽上部的感觉由三叉神经所司。

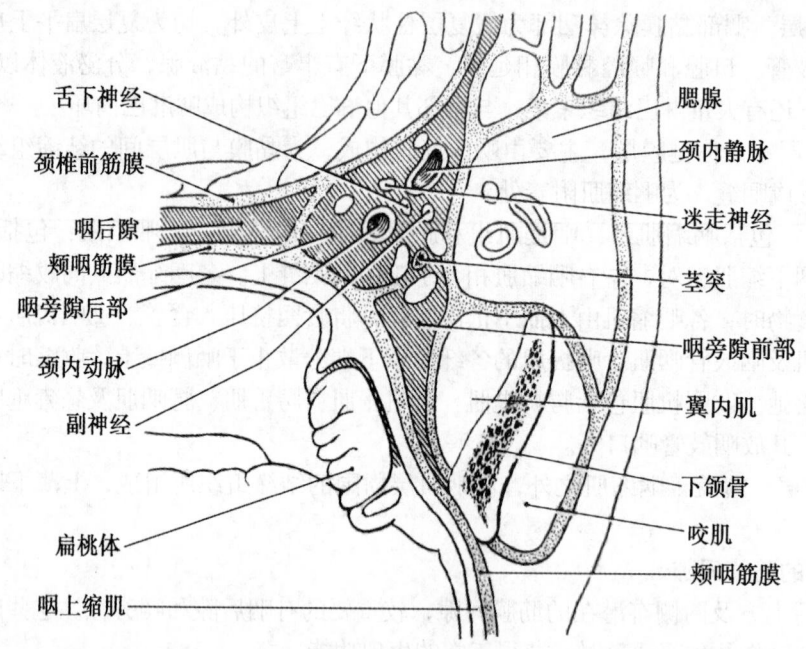

图 3-1-5 咽的筋膜间隙

左侧标注（从上到下）：舌下神经、颈椎前筋膜、咽后隙、颊咽筋膜、咽旁隙后部、颈内动脉、副神经、扁桃体、咽上缩肌

右侧标注（从上到下）：腮腺、颈内静脉、迷走神经、茎突、咽旁隙前部、翼内肌、下颌骨、咬肌、颊咽筋膜

知识链接

1. 咽峡是由悬雍垂（uvula）、软腭游离缘、两侧腭舌弓（palatoglossal arch）和腭咽弓（palatopharyngeal arch）以及舌背共同构成的环形狭窄通道。

咽峡位于口咽部，扁桃体位于腭舌弓和腭咽弓所形成的扁桃体窝中，扁桃体炎或急性咽炎的炎症扩散可波及咽峡，形成咽峡炎，是咽痛的主要病因之一。

2. 咽淋巴环（图 3-1-3） 由咽扁桃体（腺样体）、咽鼓管扁桃体、腭扁桃体、咽侧索、咽后壁淋巴滤泡及舌扁桃体构成内环，内环淋巴又流向颈部淋巴结，后者相互交通，构成了外环。外环主要由咽后壁淋巴结、下颌下淋巴结、颏下淋巴结以及下颌角淋巴结等构成。

咽黏膜下淋巴组织丰富，较大的淋巴组织团块构成了咽淋巴环，咽部的感染或肿瘤常经此途径由内环向外环淋巴结扩散或转移。临床上咽炎、扁桃体炎及咽峡炎患者常常伴有颏下和下颌下的淋巴结肿大。

3. 咽的筋膜间隙（图 3-1-5） 在咽壁后上方及两侧有潜在的筋膜间隙，较重要的有咽后隙和咽旁隙。这些间隙的存在使人在做吞咽动作及颈部活动时，获得正常的生理功能。

咽后隙位于椎前筋膜与颊咽筋膜之间，隙内有疏松结缔组织和淋巴组织。咽部等感染而引起咽后淋巴结感染时，可形成咽后脓肿。也可由咽后隙淋巴结结核或颈椎结核形成寒性脓肿。感染所致的咽后脓肿应及早切开排脓并应用足量的广谱抗生素控制感染。少数基层医院，若设备条件所限不能施行手术，可采用反复穿刺抽脓治疗，有些病例也能痊愈。寒性脓肿要结合抗结核治疗，用长粗穿刺针经口腔从咽后脓肿处穿刺抽脓，脓腔内注入链霉素液，但不可在咽部切开。

第二节 咽的生理学

咽为呼吸与消化的共同通道，具有下列生理功能。

1. **呼吸功能** 咽不仅是呼吸时气体进出的通道，而且咽黏膜内或黏膜下含有丰富的腺体，对吸入的空气有清洁、调温、加湿的功能。

2. **吞咽功能** 吞咽功能是一种由许多肌肉参加的反射性协同运动。食物经口腔进入咽腔后，吞咽反射使软腭上举，关闭鼻咽，杓会厌肌和提咽肌收缩以及舌体后缩，使会厌覆盖喉入口，咽的吞咽反射引起喉咽和食管入口的开放，同时咽缩肌收缩，压迫食团下移，食物经梨状窝进入食管。咽肌瘫痪时，则会出现咽下困难或食物反流等现象。

3. **言语形成** 咽腔为共鸣腔之一。发音时，咽可以根据发音需要而改变形状，产生共鸣，起到增强发音效果的作用，并在软腭、口、舌、唇、齿等协同作用下，构成各种语言。正常的咽部结构与发音时咽部形态大小的相应变化，对语言的形成和清晰度都有重要作用。

4. **防御和保护功能** 主要是通过咽反射来完成。协调的吞咽反射可封闭鼻咽和喉腔，吞咽或呕吐时，避免食物反流入鼻咽或吸入气管。另一方面，若有异物或有害物质接触咽部，会引起恶心、呕吐反射，有利于异物及有害物质排出。来自鼻、鼻窦、下呼吸道的分泌物也可借咽的反射作用而吐出，或咽下由胃酸将其微生物消灭。

5. **调节中耳气压功能** 咽鼓管咽口的开放与吞咽运动密切相关。吞咽时咽鼓管开放，可以使中耳气压与外界大气压保持平衡，以维持中耳正常功能，从而保持正常的听力。

6. **免疫功能** 咽部丰富的淋巴组织是机体重要的周围性免疫器官，是机体防御的一道屏障，尤其是腭扁桃体，其生发中心含有各种吞噬细胞，可吞噬和消灭细菌。同时具有天然免疫细胞和抗体，如 B 细胞、T 细胞、浆细胞以及免疫球蛋白，因而具有体液和细胞免疫功能，对侵入机体的有害物质具有积极的防御作用。

知识链接

咽腔为共鸣腔之一。发音时，咽可以根据发音需要而改变形状，产生共鸣，起到增强发音效果的作用，并在软腭、口、舌、唇、齿等协同作用下，构成各种语言。扁桃体肥大或腭裂等咽部疾病均会导致说话含糊、吐字不清等情况。

咽鼓管为沟通鼓室与鼻咽部的通道，在一般情况下，咽鼓管处于关闭状态，当张口、吞咽、打哈欠时瞬间开放以调节鼓室气压。因而，我们在坐飞机出行时，飞机起降过程中应做吞咽、鼓气等动作，以促使咽鼓管不断开放，防止耳气压伤发生。

第三节 咽的临床检查

一、咽部的一般检查

咽部的一般检查法是咽部检查的基础和主要部分，常规的口咽检查、间接鼻咽镜和间接喉镜在咽部检查及诊断中仍占有重要的地位。内镜的应用为咽部检查提供了一种直观且方便的手段，也大大增加了咽部疾病（特别是鼻咽部和喉咽部疾病）诊断的准确率。咽部检查前应详细询问病史，观察患者的神态表情、全身情况，注意是否有呼吸困难、吞咽障碍、张口困难、流涎、言语含糊及颈部包块等表现，小儿有无腺样体面容等。

（一）口咽部检查

1. 一般检查　受检者面对医生端坐，自然放松，张口平静呼吸。检查者用压舌板掀起口唇，推开颊部，观察口腔黏膜有无充血、溃疡、新生物等情况，牙龈有无肿胀、出血等，硬腭有无下塌、裂开，口底有无舌系带短及新生物等表现。用压舌板轻压舌前2/3处，压舌板不宜过深，以免引起恶心反射。观察软腭颜色，注意有无肿胀、溃疡或新生物；发"啊"时，软腭是否自动抬高；悬雍垂有无分叉、过长或水肿；移动压舌板或头部向左右稍加转动，检查两侧腭扁桃体，注意腭扁桃体表面及两腭弓有无充血、渗出物、溃疡、瘢痕粘连及外形变化；扁桃体隐窝口有无脓性或干酪性分泌物；扁桃体是否肿大或萎缩。对包埋型扁桃体须拉开腭舌弓或用压舌板压舌根部，使其恶心，致使扁桃体从扁桃体窝挤出来观察其有无病变。临床上扁桃体的大小可以分为三度：Ⅰ度，扁桃体超过腭舌弓，但不超过腭咽弓；Ⅱ度，已经遮盖腭咽弓；Ⅲ度，超过腭咽弓突向中线。正常咽后壁黏膜光滑、湿润而淡红，检查时应注意其有无肿胀、隆起，有无溃疡、瘢痕。若黏膜表面有黏液或脓液附着，多由鼻腔或鼻窦病变所致。若黏膜表面干燥、发亮，多为干燥性咽炎表现。咽后壁上有较多的淋巴滤泡增生，咽侧索肥厚，为慢性咽炎表现。一侧的咽后壁肿胀膨隆，应考虑为咽后脓肿或咽后隙肿瘤，必要时应进行穿刺以鉴别诊断。

2. 口咽触诊　口咽部的触诊也是常用的诊断方法。受检者正坐，头微前倾。检查者右手戴手套，用示指自一侧口角伸入咽部检查。该检查方法对口咽部有些病变的诊断有时较视诊更可靠，如确定咽部肿块的部位、大小、硬度、活动度，扁桃体的硬度，茎突过长等。

（二）鼻咽部检查

1. 间接鼻咽镜检查　被检者正坐，张口适度。咽反射敏感者，检查前用丁卡因行表面麻醉。左手持压舌板，压下舌前2/3，暴露咽后壁，右手持加温而不烫的鼻咽镜，镜面朝上，由口角伸入口内，置于软腭及咽后壁之间（图3-1-6），勿触及周围组织，以免因咽反射而妨碍检查。调整镜面角度，可观察到软腭背面、鼻中隔后缘、后鼻孔、各鼻道及鼻甲后端，还有咽鼓管圆枕、咽鼓管咽口、咽隐窝及腺样体（图3-1-7）。检查时应注意鼻咽黏膜有无充血、粗糙、出血、溃疡、隆起及有无新生物等。

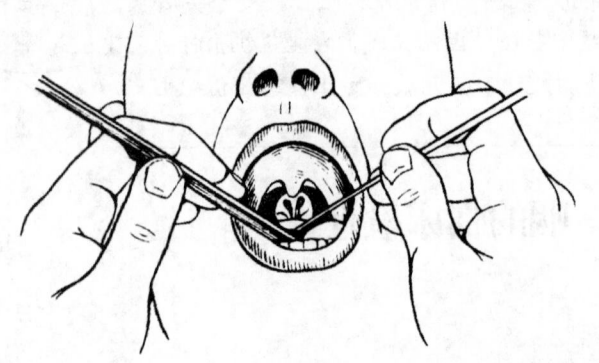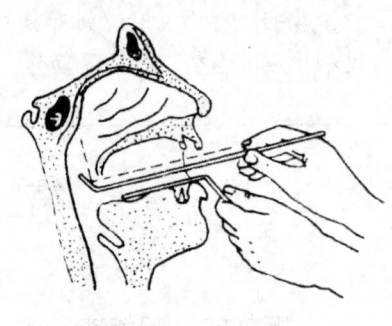

图3-1-6　间接鼻咽镜检查法

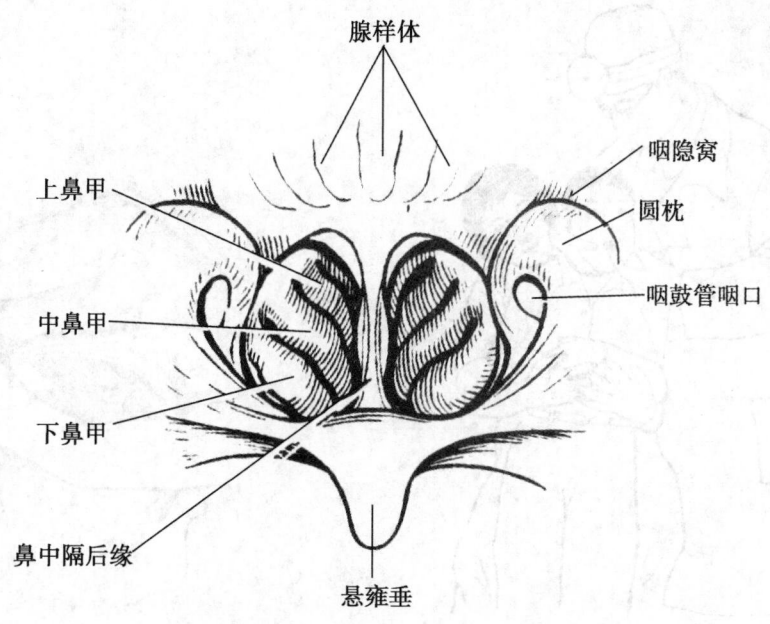

腺样体

咽隐窝

圆枕

咽鼓管咽口

上鼻甲

中鼻甲

下鼻甲

鼻中隔后缘

悬雍垂

图 3-1-7　间接鼻咽镜下的正常镜像

2. 鼻咽内镜检查

（1）硬管内镜检查：分经鼻和经口两种。经鼻内镜镜管较细，鼻腔黏膜经收缩麻醉后，将内镜经鼻底放入鼻咽部，转动镜管以观察鼻咽各部。经口内镜镜管较粗，经口越过软腭而置于口咽部，使镜杆末端窗口向上观察鼻咽部。

（2）纤维内镜检查：纤维内镜是一种软性内镜，其光导纤维可弯曲，经鼻腔导入后，能随意变换角度而观察到鼻咽部全貌，其准确度更高。检查前应清理干净鼻内分泌物，并以1% 丁卡因行鼻腔及鼻咽黏膜表面麻醉。

3. 鼻咽触诊　由于鼻内镜的广泛使用，鼻咽触诊已较少使用，但在没有内镜检查的偏远地区以及个别特殊患者需要触诊时，其仍是检查鼻咽的一种重要手段。该方法主要检查鼻咽肿物、腺样体肥大、后鼻孔闭锁等。受检者端坐，儿童需有别人将其体位固定。检查者站在受检者右后方，用左手将头部夹在胸旁，嘱受检者张口，检查者用戴好手套的右手示指，经口腔伸入鼻咽，触诊鼻咽各壁。此项检查有一定痛苦，因而检查者操作应迅速准确而轻柔（图 3-1-8）。

（三）喉咽部检查

见间接喉镜和纤维喉镜检查。

二、咽部的影像学检查

一般临床检查和内镜检查只能发现咽部表面的各种病变，而要诊断咽部侧壁和后壁深部结构病变，则需进行影像学检查。

（一）X 线平片检查

常用的包括咽侧位片及颅底片。侧位片可了解咽部形态，显示小儿腺样体大小及肿瘤对颅底的侵犯情况。颅底片主要显示颅中窝底各骨质及孔隙结构。

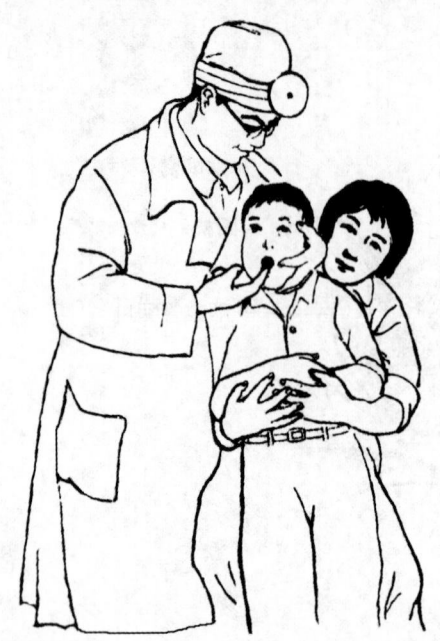
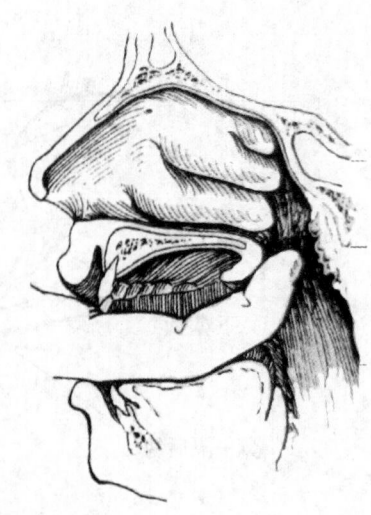

图 3-1-8　鼻咽触诊姿势及示意图

（二）CT 扫描

主要用于鼻咽癌及咽旁间隙肿瘤的诊断。鼻咽癌常显示鼻咽部一侧咽隐窝变浅、消失。咽旁间隙肿瘤主要表现为咽旁间隙脂肪层移位、消失及间隙内软组织影。

（三）磁共振成像（MRI）

MRI 有很高的软组织分辨率，可行多方位断层扫描，比 CT 更全面清晰地显示鼻咽部的结构。

（崔晓波）

第二章

咽部的炎性疾病

第一节 咽 炎

一、急性咽炎

急性咽炎（acute pharyngitis）是咽黏膜、黏膜下组织和淋巴组织的急性炎症。多继发于急性鼻炎或急性扁桃体炎，也可单独发生。冬季或春秋季节交换时易患病。

【病因】

1. 病毒感染　柯萨奇病毒、腺病毒、副流感病毒、鼻病毒及流感病毒等为常见病原体。通过飞沫和密切接触传染。

2. 细菌感染　链球菌、金黄色葡萄球菌及肺炎链球菌等，其中 A 群乙型溶血性链球菌感染可导致远处器官的化脓性病变从而引发全身症状。

3. 物理化学性因素　如高温、粉尘、烟雾、刺激性气体等。

【病理】 咽黏膜充血、肿胀，血管扩张，炎性细胞浸润致黏膜肿胀增厚。病变较重者，咽后壁淋巴滤泡肿大，表面可见有黄白色点状渗出物。常伴有颈部淋巴结肿大。

【临床表现】 起病较急，开始时咽部干痒，灼热、异物感，继而出现咽痛，吞咽时加重，疼痛可放射至耳部。成人全身症状一般较轻，而婴幼儿患病时病情较重，常有高热、头痛、食欲缺乏和腹泻、腹痛等。

【检查】 咽黏膜弥漫性充血、水肿。咽后壁淋巴滤泡增生，渗出增多，有些可见表面黄白色点状渗出物。悬雍垂及软腭充血、水肿。常有下颌角淋巴结肿大。

【诊断】 根据病史、症状及体征，本病容易诊断。但应注意与某些急性传染病（如麻疹、猩红热、流感等）的前驱症状相鉴别。行咽培养和抗体测定，可明确病因。行血液学及全身检查，可排除血液病等严重的全身性疾病。

【并发症】 炎症扩散可引起中耳炎、鼻窦炎及呼吸道的急性炎症。急性脓毒性咽炎可并发急性肾炎、风湿热及败血症等。

【治疗】

1. 全身治疗 应用足量有效抗生素和抗病毒药物，注意休息，多饮水，进流食。高热者可用化学或物理降温。

2. 局部治疗 保持口腔清洁，可用复方硼砂溶液漱口，并可酌情应用中成药和含片如草珊瑚含片、银黄含化片等。

二、慢性咽炎

慢性咽炎（chronic pharyngitis）是咽部黏膜、黏膜下及淋巴组织的弥漫性炎症，常为上呼吸道慢性炎症的一部分，成年人多见，因病程长、易复发而较难治愈。

【病因】

1. 急性咽炎反复发作或治疗不彻底所致。

2. 邻近组织或器官各种慢性炎症的刺激，如慢性鼻炎、慢性扁桃体炎、牙周炎等。

3. 烟酒过度，粉尘、雾霾等环境污染及进食辛辣食物。

4. 全身疾病如糖尿病、肾病、肝硬化、贫血等影响静脉回流、局部淤血或导致机体免疫功能低下可引发本病。

【病理】

1. 慢性单纯性咽炎（chronic simple pharyngitis） 咽黏膜慢性充血，黏膜下结缔组织及淋巴组织增生，周围有淋巴细胞浸润，腺体肥大，分泌增多。

2. 慢性肥厚性咽炎（chronic hypertrophic pharyngitis） 黏膜充血、增厚，黏膜下广泛结缔组织及淋巴组织增生，咽后壁淋巴滤泡增生，形成颗粒状隆起，咽侧索淋巴组织常呈条索样增生。

3. 萎缩性咽炎（atrophic pharyngitis and pharyngitis sicca） 早期黏膜分泌减少，继而黏膜下组织机化收缩，腺体分泌减少，黏膜萎缩变薄。

【临床表现】 一般无明显全身症状，以局部症状为主，如咽部不适、异物感、痒感、灼热感、干燥感或微痛感。有黏稠分泌物附着于咽后壁，患者晨起时易出现频繁的刺激性咳嗽或恶心。萎缩性咽炎患者有时可咳出带臭味的干痂，多伴有口臭。

【检查】

1. 慢性单纯性咽炎 黏膜呈慢性充血，血管扩张，咽后壁有少量散在的淋巴滤泡，表面有少量黏稠分泌物附着。

2. 慢性肥厚性咽炎 黏膜充血、增厚，咽后壁淋巴滤泡显著增生，有时融合成块。咽侧索亦可见有条索状肥厚。

3. 萎缩性咽炎 黏膜干燥菲薄，重者黏膜苍白发亮，表面可有脓性干痂附着。

【诊断】 根据病史、症状和体征，诊断不难。但要注意尽量排除全身潜在性疾病与邻近器官的早期肿瘤如鼻咽癌、喉癌、食管癌等。

【治疗】

1. 病因治疗 消除刺激性因素，戒烟酒，避免进食刺激性食物。积极治疗上呼吸道慢性炎症及其他全身性疾病。改善工作环境，增强机体抵抗力。

2. 中医中药 慢性咽炎系脏腑阴虚，虚火上扰，治宜滋阴清热。近年来临床应用较多的中成药有咽炎合剂、桂林西瓜霜、草珊瑚含片等。

3. 局部治疗

（1）单纯性咽炎：保持口腔卫生，临床上常用复方硼砂溶液、呋喃西林溶液、2%硼酸液含漱。亦可含服碘喉片、薄荷喉片及上述中成药。

（2）肥厚性咽炎：用25%～30%的硝酸银、电凝、微波、激光等烧灼广泛增生的淋巴滤泡，但使用不当会增加黏膜瘢痕，使症状加重，所以治疗范围不宜过广、过深。

（3）萎缩性咽炎：局部用2%碘甘油涂抹咽部，可改善局部血液循环，促进腺体分泌。常服用维生素可促进黏膜上皮生长。

第二节　扁桃体炎

一、急性扁桃体炎

急性扁桃体炎（acute tonsillitis）是扁桃体的急性非特异性炎症，是一种常见的咽部疾病。多发生于儿童及青年，在春秋季节变化时最易发病，中医称"烂乳娥"。

【病因】　通过飞沫或直接接触而传染，常散发。

主要致病菌为A群乙型溶血性链球菌、葡萄球菌、肺炎链球菌、流感嗜血杆菌。也有细菌和病毒混合感染者。近年还发现有厌氧菌感染者，革兰阴性杆菌感染有上升趋势。

正常人扁桃体隐窝内存留着某些病原体，当机体抵抗力降低（受凉、过度劳累及有害气体刺激）时，病原体大量繁殖，毒素破坏隐窝上皮，细菌侵入其实质而致病。

【病理】

1. 急性卡他性扁桃体炎（acute catarrhal tonsillitis）　多由病毒引起。病变较轻，炎症仅局限在黏膜表面，隐窝内及扁桃体实质无明显炎症改变。

2. 急性滤泡性扁桃体炎（acute follicular tonsillitis）　炎症累及扁桃体实质内的淋巴滤泡，引起充血、肿胀甚至化脓。隐窝口之间的黏膜下可见黄白色脓点。

3. 急性隐窝性扁桃体炎（acute lacunar tonsillitis）　扁桃体充血、肿胀。隐窝内充塞由脱落上皮、纤维蛋白、脓细胞、细菌等组成的渗出物，并自隐窝口排出，有时互相连成一片，形似假膜，易于拭去。

临床常将急性腭扁桃体炎分为两类，即急性卡他性扁桃体炎和急性化脓性扁桃体炎。后者包括急性滤泡性扁桃体炎和急性隐窝性扁桃体炎。

【临床表现】

1. 全身症状　多见于急性化脓性扁桃体炎。发病急，可有畏寒、高热、头痛、乏力、周身不适、食欲下降、便秘等。儿童病情较重，可因高热而引起呕吐、抽搐，甚至昏迷。

2. 局部症状　主要症状为咽痛剧烈、吞咽困难，疼痛常向耳部放射引起耳痛，下颌角淋巴结肿大。扁桃体肿大显著者，还可引起呼吸困难。

【检查】　患者呈急性病容。咽部黏膜呈弥漫性充血，以扁桃体及两腭弓最为严重。腭扁桃体充血肿大，表面可见黄白色脓点或隐窝口处有黄白色干酪样渗出物，可连成一片，形似假膜，下颌角淋巴结常肿大。

【诊断及鉴别诊断】　根据其典型的临床表现，本病不难诊断。但应注意与咽白喉、樊尚咽峡炎及某些血液病所引起的咽峡炎等疾病相鉴别，见表3-2-1。

【并发症】

1. 局部并发症　有扁桃体周脓肿、急性中耳炎、急性喉炎、咽旁脓肿等。

2. **全身并发症**　有急性风湿热、急性关节炎、心肌炎及急性肾炎等，发病机制可能与各个靶器官对链球菌所产生的Ⅲ型变态反应有关。

【治疗】

1. **抗生素应用**　为主要治疗方法。首选青霉素，适当加入抗病毒药物。高热不退者，应分析其原因，可酌情使用糖皮质激素。

2. **局部治疗**　保持口腔卫生，常用复方硼砂溶液漱口。本病有一定传染性，要适当隔离。复发性扁桃体炎患者在急性炎症消退后行扁桃体切除术。

表 3-2-1　急性扁桃体炎的鉴别诊断

疾病	咽痛	咽部所见	颈淋巴结及全身情况	化验室检查
急性扁桃体炎	咽痛剧烈、吞咽困难	两侧扁桃体表面附有黄白色点状渗出物，有时连成假膜，易擦去	下颌角淋巴结肿大，压痛；急性病容、高热、寒战	涂片：多为链球菌、葡萄球菌、肺炎链球菌 血液：白细胞显著增多
咽白喉	咽痛轻	灰白色假膜常超出扁桃体范围。假膜紧韧，不易擦去，强剥易出血	有时肿大，呈"牛颈状"；精神萎靡、面色苍白，低热，脉搏微弱，呈现中毒症状	涂片：白喉杆菌 血液：白细胞一般无变化
樊尚咽峡炎	一侧咽痛，吞咽困难	一侧扁桃体覆盖灰色或黄色假膜，擦去后可见下面有溃疡	患侧有时肿大；全身症状较轻	涂片：梭形杆菌及樊尚螺旋菌 血液：白细胞略增多
单核细胞增多症性咽峡炎	咽痛轻	扁桃体红肿，有时盖有白色假膜，易擦去	全身淋巴结肿大，有"腺性热"之称；高热、头痛、急性病容。有时出现皮疹，肝、脾大等	涂片：阴性或查到呼吸道常见细菌 血液：异常淋巴细胞，单核细胞增多，可占50%以上。血清嗜异性凝集试验（+）
粒细胞缺乏症性咽峡炎	咽痛程度不一	坏死性溃疡，上面盖有深褐色假膜，周围组织苍白、缺血。软腭、牙龈有同样病变	无肿大；脓毒性弛张热，全身情况迅速衰竭	涂片：阴性或查到一般细菌 血液：白细胞显著减少，粒性白细胞锐减或消失
白血病性咽峡炎	一般无痛	早期为一侧扁桃体浸润肿大，继而表面坏死，附有灰白色假膜，常伴有口腔黏膜肿胀、溃疡或坏死	全身淋巴结肿大；急性期体温升高，早期出现全身性出血，以致衰竭	涂片：阴性或查到一般细菌 血液：白细胞增多，分类以原始白细胞和幼稚白细胞为主

二、慢性扁桃体炎

慢性扁桃体炎（chronic tonsillitis）多由急性扁桃体炎反复发作或因扁桃体隐窝引流不畅所致。

【病因】　链球菌和葡萄球菌为本病的主要致病菌。

1. 多数为急性扁桃体炎反复发作导致隐窝引流不畅而转为慢性。

2. 某些传染病如白喉、流行性感冒等可并发此病。

3. 邻近器官的感染也可引发本病。

【病理】

1. 增生型 炎症反复刺激，淋巴组织与结缔组织增生，腺体肥大。

2. 纤维型 淋巴组织和滤泡变性萎缩，腺体小而硬，常与腭弓及扁桃体周围组织粘连。

3. 隐窝型 隐窝内有大量脱落上皮细胞、炎性细胞及细菌聚集形成脓栓，故内容物不能排出，形成感染灶。

【临床表现】 常有急性扁桃体炎发作史，平时自觉症状少，可有咽干、发痒、异物感、刺激性咳嗽等症状。小儿扁桃体过度肥大，可引起呼吸不畅、打鼾、言语不清。由于隐窝脓栓被咽下，导致胃肠不适，隐窝内细菌、毒素被吸收引起全身反应，如头痛、乏力、低热等。

【检查】 扁桃体和腭舌弓呈慢性充血，黏膜暗红色，用压舌板挤压腭舌弓时，隐窝口有时可见黄、白色干酪样点状物溢出。儿童、青年扁桃体多增生肥大，成人扁桃体多已缩小。

【诊断及鉴别诊断】 根据病史、症状和体征进行诊断。测定红细胞沉降率（血沉）、抗链球菌溶血素"O"、血清黏蛋白、心电图等有助于诊断。本病应与下列疾病相鉴别：

1. 扁桃体生理性肥大 多见于小儿和青少年，无自觉症状及反复炎症发作病史，扁桃体隐窝口无分泌物潴留，与周围组织无粘连。

2. 扁桃体角化症 为扁桃体隐窝口上皮过度角化所致，出现白色尖形砂粒样物，触之坚硬，附着牢固，不易擦拭掉。

3. 扁桃体肿瘤 单侧扁桃体迅速增大或扁桃体肿大并有溃疡，常伴有同侧颈淋巴结肿大，应考虑肿瘤的可能。

【并发症】 慢性扁桃体炎容易形成病灶，发生变态反应，产生各种并发症，如风湿性关节炎、风湿热、心脏病、肾炎等，注意询问病史及实验室检查以除外"病灶性"扁桃体炎。

【治疗】 主要为手术切除扁桃体，但应严格掌握手术适应证，同时加强体育锻炼，增强机体免疫力。

【扁桃体切除术】

1. 适应证

（1）慢性扁桃体炎反复急性发作或多次并发扁桃体周脓肿者。

（2）扁桃体过度肥大，妨碍吞咽、呼吸、发音者。

（3）病灶性扁桃体炎引起其他脏器疾病者。

（4）扁桃体良性肿瘤者，可连同扁桃体一并切除；对恶性肿瘤则应慎重。

2. 禁忌证

（1）急性炎症时，宜在炎症消退后切除扁桃体。

（2）造血系统疾病、凝血机制障碍者及严重的全身性疾病者。

（3）在脊髓灰质炎及流行性感冒等呼吸道传染病流行季节。

（4）妇女月经期、妊娠期。

3. 手术方法

（1）扁桃体剥离术：过去多在局麻下进行。对不能合作的儿童用全身麻醉。麻醉后，先用扁桃体钳牵拉扁桃体，用镰状刀切开腭舌弓游离缘及腭咽弓部分黏膜（图3-2-1）。再用剥离器分离扁桃体被膜（图3-2-2），然后自上而下游离扁桃体，最后用圈套器绞断下极根部，完整切除其扁桃体（图3-2-3），创面止血。

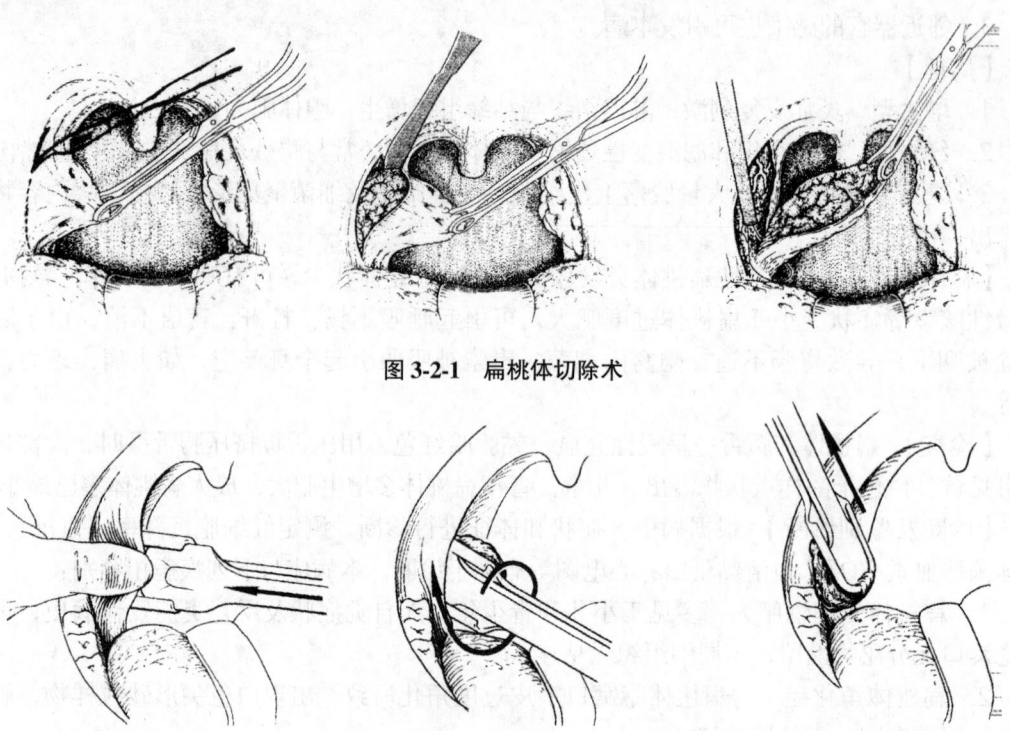

图 3-2-1　扁桃体切除术

图 3-2-2　扁桃体挤切术

（2）扁桃体挤切术：用挤切刀从扁桃体下极套入，将扁桃体完整套进，用另一只手拇指将其全部压入环内，收紧刀柄，迅速旋转拽拉，切除扁桃体。该方法因其易损伤软腭及可能切除不完全而少用（图 3-2-4）。

4. 术后处理

（1）术后体位：全麻者平卧头低，偏向一侧。局麻者，多采用半坐位。

（2）术后饮食：术后 4 小时进冷流质食物，2～3 日后进半流食。

（3）术后出血：唾液中混有少量血丝是正常现象，如持续口吐新鲜血液，应立即止血。

（4）术后感染：术后体温超过 38℃ 则是炎症表现，局部创口假膜生长不均或变黑说明有感染，应予处理。

（5）创口疼痛：术后 24 小时内，疼痛明显，吞咽时加重，可适当应用镇静、止痛药物。

5. 手术并发症及其处理

（1）术后出血：24 小时内发生者为原发性，最常见的原因为术中止血不彻底、遗有残体或肾上腺素的后作用所致；继发性出血常发生于术后 5～6 日，此时假膜开始脱落，若进食不慎擦伤创面可致出血。处理：小量出血用肾上腺素棉球或纱球压迫止血。活动性出血点应予结扎或电凝止血。必要时可用纱球填塞扁桃体窝，舌腭弓及咽腭弓缝合止血。

（2）伤口感染：术后 3～4 日咽痛逐渐加剧，患者体温升高，假膜无生长，腭弓肿胀，是感染的征象，应及时用抗生素治疗。

（3）肺部并发症：由于术中误吸过多血液或异物引起吸入性肺炎、肺不张、肺脓肿等。应给予足量敏感抗生素控制感染，必要时行支气管镜检查，吸除血液及异物。

（张　超）

第三章

咽部间隙脓肿

学习目标

掌握咽部间隙脓肿的诊断和治疗原则。

第一节　扁桃体周脓肿

扁桃体周脓肿（peritonsillar abscess）是发生在扁桃体周围隙内的化脓性炎症，中医称之为喉痈。早期为蜂窝织炎，继而形成脓肿。多见于青壮年。

【病因】　本病常继发于急性扁桃体炎，或慢性扁桃体炎急性发作致使扁桃体上隐窝的窝口阻塞，其中的细菌或炎性产物破坏上皮组织，向深部侵犯，穿透扁桃体被膜，进入扁桃体周围隙。初为炎性浸润，即扁桃体周围炎，继而形成脓肿。其致病菌为金黄色葡萄球菌、乙型溶血性链球菌、甲型草绿色链球菌和厌氧菌属（恶臭味）等。

本病单侧发病多见。按其发生部位不同，临床上分前上型和后上型两种。前者最常见，脓肿位于扁桃体上极与腭舌弓之间；后者脓肿位于扁桃体和腭咽弓之间，较少见。

【临床表现】　大多数发生于急性扁桃体炎发病3～5天后，或急性扁桃体炎病情刚有好转之时，患者体温再度升高，严重者高热、寒战，全身出现中毒症状。一侧咽痛加剧，常放射至同侧耳部及软腭肿胀，患者吞咽困难、口涎外溢，饮水向鼻腔反流，言语不清。周围炎症波及翼内肌时，出现张口困难。同侧下颌淋巴结肿大。脓肿甚大者可能引起上呼吸道梗阻。可有全身乏力、食欲差、肌肉酸痛、大便秘结等。

【检查】　患者急性病容，头偏向患侧。检查见颈淋巴结肿大、压痛。若为前上型脓肿，患侧舌腭弓上部及软腭充血、肿胀，隆起明显，扁桃体表面有脓性分泌物，被推向内下方，悬雍垂充血肿胀转向内侧；后上型脓肿时，患侧咽腭弓明显肿胀隆起，扁桃体被推向前下方。

【诊断】　根据病史、症状及体征，诊断不难。判定脓肿已形成标志：发病4～5天后，张口受限，局部隆起明显，触痛点局限。在软腭隆起的最高处穿刺抽出脓性分泌物即可诊断。超声诊断有助于鉴别扁桃体周炎和扁桃体周脓肿。

【鉴别诊断】　需与下列疾病相鉴别：

1. 咽旁脓肿　患侧的咽侧壁连同扁桃体被推移向内隆起，也可出现张口受限，但咽部炎症较轻，扁桃体本身无病变。颈侧放射性疼痛剧烈，常有炎性脓肿及明显触痛。

2. 智齿冠周炎　多伴有下颌智齿阻生和牙周袋形成，龈瓣及周围软组织红肿、疼痛，炎性肿胀可蔓延至舌腭弓，但扁桃体及悬雍垂不受累。

【并发症】 炎症向下蔓延，可引起咽、喉部急性炎症，尤其是后下位脓肿，可发生上呼吸道阻塞，迅速出现呼吸困难。炎症扩散可经咽侧壁侵入咽旁隙，形成咽旁脓肿。

【治疗】

1. 脓肿形成前应给予足量敏感抗生素及适量的糖皮质激素控制感染，以防炎症扩散，引起其他并发症。

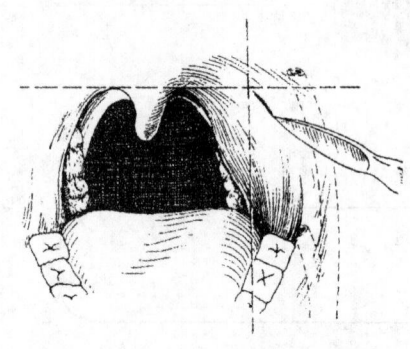

图 3-3-1 扁桃体周围脓肿切开部位

2. 脓肿形成后应穿刺抽脓 通过穿刺可以明确脓肿部位，同时也达到了治疗的目的。其方法为在 0.5% ～ 1% 丁卡因黏膜表面麻醉下，选择脓肿最隆起或最软化处进针，注意方位，不可刺入太深，以免误伤咽旁大血管。进针至有落空感时回抽即有脓液抽出。尽量将脓液抽净，然后针头不动，换上空针，用抗生素冲洗。

3. 切开引流 在局麻下于脓肿穿刺部位切开引流。若无法确定切口部位，则从悬雍垂根部做一假想水平线，从舌腭弓游离缘下端做一假想垂直线，两条线交点稍外即为适宜做切口之处（图 3-3-1）。切口长 1 ～ 1.5cm，切开黏膜及浅层组织（不可过深），用一血管钳向后外方顺肌纤维走向逐层分离软组织，直达脓腔排脓。术后不置引流条，每日扩张切口并冲洗脓腔，数日即可痊愈。

4. 脓肿期施行扁桃体切除术 原则上，扁桃体急性炎症消退后 2 ～ 3 周方可实施手术。但对于扁桃体周围脓肿者，确诊后或切开排脓后数日，在足量抗生素控制下，便可实行患侧扁桃体切除术。此时扁桃体被膜与扁桃体窝之间已为脓液所分离，所以，手术剥离扁桃体较易，出血少、疼痛轻，减少了并发症的发生，亦可避免再次手术时的痛苦和因瘢痕形成造成剥离扁桃体的困难。

第二节　咽旁脓肿

咽旁脓肿（parapharyngeal abscess）是咽旁间隙的化脓性炎症，早期为蜂窝织炎发展而形成脓肿。尤其在儿童，这些部位是发生感染的常见部位，故咽旁隙是头、颈部最易受感染的间隙之一。

【病因】

1. 邻近组织的炎症，如急性扁桃体炎、急性咽炎及急性鼻炎、鼻窦炎等，可直接扩散或经血行感染侵入咽旁隙。

2. 邻近组织的脓肿，如扁桃体周脓肿、咽后脓肿、牙槽脓肿、颞骨岩部脓肿、Bezold 脓肿（耳源性颈深部脓肿）等，可直接破溃入咽旁隙。

3. 咽侧壁外伤及异物导致的感染如拔牙、扁桃体切除、口腔手术均可导致咽旁隙感染，咽壁的外伤或异物刺伤也可引起此病。

致病菌多为溶血性链球菌，其次为金黄色葡萄球菌、肺炎链球菌等。

【临床表现】

1. 局部症状 表现为咽痛及颈侧剧烈疼痛，吞咽困难，语言含糊不清。感染累及翼内肌时，牙关紧闭，张口困难。

2. 全身症状 患者可出现持续高热、畏寒、头痛不适、精神不振等，严重时可呈衰竭状态。

【检查】

1. 患者急性病容，患侧下颌下区及下颌角后方肿胀，触诊坚硬、有压痛，头常偏向患侧以减轻疼痛。严重者肿胀范围上可达腮腺，下沿胸锁乳突肌延伸，前达颈前中线，后至项部。脓肿形成时，局部可能变软且有波动感。

2. 咽部检查　患侧咽侧壁隆起，软腭充血、水肿，扁桃体及咽侧壁被推向咽中线，但扁桃体本身无病变。

【诊断】　根据上述症状和体征可明确诊断。颈部 B 超或 CT 扫描有参考价值，血象检查时可见白细胞计数明显增高。本病需与扁桃体周围脓肿、咽后脓肿及咽旁肿瘤等相鉴别。

【并发症】

1. 炎症向周围扩散可导致咽后脓肿、喉水肿、纵隔炎等。

2. 颈动脉鞘感染是最常见、最严重的并发症，若侵犯颈内动脉，可导致致命性大出血。若侵及颈内静脉，可引发血栓性静脉炎或脓毒败血症。

【治疗】

1. 患者卧床休息，多饮水，进软食。脓肿形成前以足量有效广谱抗生素及适量糖皮质激素等药物治疗为主。

2. 脓肿形成后，行脓肿切开引流术。

（1）颈外径路：在局麻下，以下颌角为中点，在胸锁乳突肌前缘作纵切口，用血管钳钝性分离软组织进入脓腔。排脓后，置入引流条，切口部分缝合、包扎。目前临床上多提倡颈外进路。

（2）经口径路：如果脓肿明显突向咽侧壁且无血管搏动，则于咽侧壁最突出处作一纵行切口，然后用血管钳钝性分离到脓腔，引出脓液。

第三节　咽后脓肿

咽后脓肿（retropharyngeal abscess）是发生在咽后间隙的化脓性炎症，临床上分为急性和慢性两种。

【病因】

1. 急性型　常发生在 3 岁以下的婴幼儿。由于婴幼儿每侧咽后间隙中有丰富的淋巴结，口、咽、鼻腔及鼻窦的炎症可引起这些淋巴结发炎，继之化脓，最终形成脓肿。

2. 慢性型　大多数由咽后隙淋巴结结核或颈椎结核形成的寒性脓肿所致。

3. 其他　咽部异物及外伤后感染，或邻近组织炎症扩散侵入咽后隙，也可导致咽后脓肿。致病菌与扁桃体周围脓肿相似。

【临床表现】

1. 急性型　起病急，先有呼吸道症状，畏寒、发热、咳嗽、咽痛拒食，患儿喝水时有呛咳。发病 2～3 日后脓肿形成，患儿常有呼吸困难，入睡时加重伴有鼾声。烦躁不安，说话及哭声含糊不清，口似含物。如脓肿压迫喉入口处或炎症波及喉部，可导致吸入性呼吸困难更为明显，甚至窒息。

2. 慢性型　多数伴结核病的全身表现，起病慢，病程长，无咽痛；脓肿较大时，可出现呼吸道阻塞症状或咽部阻塞感。

【检查】

1. 急性型　患者呈急性病容，常将头偏向患侧，颈淋巴结肿大、压痛，颈部活动受限。

咽后壁一侧明显隆起，黏膜充血，较大的脓肿可将病侧的腭咽弓和软腭推移向前。检查时动作应轻柔以免脓肿破裂，误吸而导致窒息。如发生意外，应迅速将患儿的头部倒下，防止脓液呛入气管，发生窒息或引起吸入性肺炎。外伤或异物引起的咽后脓肿多发生在喉咽部，须作电子动态喉镜检查才能发现。

2. 慢性型　可见咽后壁明显隆起，黏膜呈淡粉色。颈椎结核引起的脓肿多位于咽后壁的中央。

颈侧位X线片检查可见颈椎前的软组织隆起。若为颈椎结核引起，可发现骨质破坏征象。

【诊断】　根据病史、症状及体征，穿刺有脓，可明确诊断。影像学检查中，除颈侧位X线片外，CT扫描更有诊断价值，可了解脓腔大小，显示颈部大血管情况，有助于脓肿与蜂窝织炎的鉴别。婴幼儿出现上述症状时，应首先考虑本病。

【并发症】

1. 窒息与肺部感染　较大的咽后脓肿向下发展，可压迫喉腔或并发喉水肿，引起呼吸困难；脓肿破裂，脓液涌入下呼吸道，可引起吸入性肺炎，甚至窒息死亡。

2. 咽旁脓肿　咽后脓肿向外发展，可溃破入咽旁隙。

3. 出血　脓肿如侵蚀颈部大血管，可导致致命性大出血。

【治疗】

1. 患者卧床休息，多饮水，进软食。给予足量广谱抗生素和适量的糖皮质激素等药物治疗。

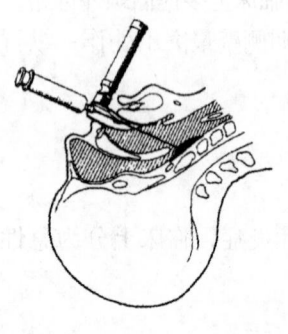

图3-3-2　咽后脓肿穿刺抽脓

2. 急性型　及早施行切开排脓。取仰卧头胸低位，头稍后仰，用直接喉镜或麻醉喉镜将舌根压向口底，暴露口咽后壁，直视下以长粗穿刺针抽脓，再用尖刀片于脓肿下方作一纵行切口（图3-3-2），并用长血管钳扩大切口，吸尽脓液；以后每日扩张切口一次，直至无脓排出为止。若切开时脓液大量涌出来不及抽吸，应将患者转身俯卧，吐出脓液；必要时行气管切开术。

3. 慢性型　在进行全身抗结核治疗的同时，可经口内穿刺抽脓，脓腔内注入0.25g链霉素液，但不可在咽部切开排脓，以免形成结核性瘘。并发颈椎结核者，应由骨科医生在治疗颈椎结核的同时，取颈外切口排出脓液。

案例 3-3-1

　　患者，女性，77岁，以"咽痛伴发热5天"为诉入院。5天前，患者受凉感冒后出现发热，最高达38℃，给予对症治疗后热退，但此后出现咽部疼痛、张口困难及吞咽困难，给予抗炎药物治疗（具体不详）后无明显缓解，症状逐渐加重，急诊来院就诊，以"咽痛待查"收入院。病程中患者无颈项强直、意识障碍病史，发病以来，患者饮食、睡眠差，大小便正常。患者既往体健，无肝炎、结核病史，无高血压、糖尿病病史，无重大外伤史，无输血史，无药物过敏史。

　　查体：患者张口略困难。咽喉部检查左侧咽腔向中线移位，扁桃体无充血，颈部可触及多个肿大淋巴结，压痛明显。

　　CT示：口咽部左侧可见一稍低密度影，考虑蜂窝织炎并脓肿形成，突向口咽腔，使口咽腔明显缩小。诊断：口咽旁软组织肿块，咽旁脓肿可能。

案例 3-3-1

实验室检查：WBC $18.65 \times 10^9/L$，中性粒细胞数目 $15.16 \times 10^9/L$，淋巴细胞数目 $1.85 \times 10^9/L$，单核细胞数目 $1.63 \times 10^9/L$，中性粒细胞百分比 81.3%，淋巴细胞百分比 9.9%，单核细胞百分比 8.8%，总蛋白 45.6g/L，白蛋白 35.4 g/L，球蛋白 10.20 g/L。

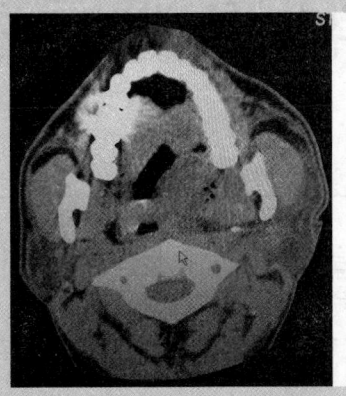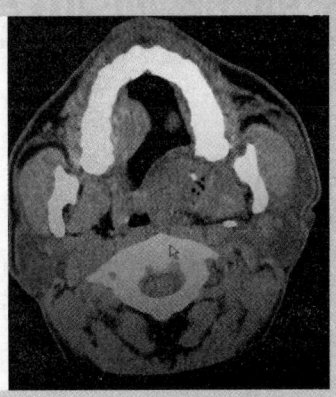

讨论：本病应考虑咽部脓肿。因扁桃体无充血而排除扁桃体周围脓肿。因 CT 提示咽旁间隙有一低密度影而除外咽后脓肿。而咽旁肿瘤起病隐匿，初期可无症状或症状较轻，至溃疡出现，则有显著的咽痛、口臭，或吐出血性分泌物等。

咽旁间隙的化脓性炎症，早期为蜂窝织炎发展而形成脓肿，其感染途径较多，如腭扁桃体、咽扁桃体、牙齿、腮腺以及鼻部、咽部所属淋巴结等处的急性炎症，均可蔓延至咽旁隙中。茎突及其附丽的肌肉将其分为咽旁隙前隙及后隙。后隙内主要有第Ⅸ到第Ⅻ对脑神经和颈动脉鞘，其内感染若侵犯颈内动脉可导致致命性大出血，若侵及颈内静脉可引发血栓性静脉炎或脓毒败血症。前隙内有翼内肌，侵犯可引起张口困难。脓肿向周围扩散，穿破咽后间隙，可能发生咽后脓肿；向下蔓延可发生喉水肿；沿大血管向下发展，可发生纵隔炎。

临床上局部多表现为咽痛及颈侧剧烈疼痛，吞咽困难，语言含糊不清。感染若累及翼内肌，有张口困难。患者可有高热、畏寒、头痛不适、精神不振等全身症状。

治疗上，脓肿形成前以足量有效广谱抗生素及适量糖皮质激素等药物治疗为主。咽旁脓肿为典型的化脓性炎症，初为蜂窝织炎，随后组织坏死溶解，形成充满脓液的腔。脓肿形成后，可经颈外径路及经口径路行脓肿切开引流术。目前因其颈外径路安全性高而临床上多提倡此法。

 思考题

1. 急性咽炎为什么有传染性？
2. 急性扁桃体炎应与哪些疾病相鉴别？
3. 咽后脓肿在一侧隆起为哪一型脓肿？为什么？

（张 超）

第四章

阻塞性睡眠呼吸暂停低通气综合征

 学习目标

1. 掌握阻塞性睡眠呼吸暂停综合征的诊断要点。
2. 了解阻塞性睡眠呼吸暂停综合征的病因和治疗方法。

第一节 阻塞性睡眠呼吸暂停低通气综合征的基本概念

一、阻塞性睡眠呼吸暂停低通气综合征

阻塞性睡眠呼吸暂停低通气综合征（obstructive sleep apnea-hypopnea syndrome，OSAHS）是指睡眠时上气道塌陷、阻塞引起的呼吸暂停和低通气，通常伴有打鼾、睡眠结构紊乱，频繁发生血氧饱和度下降、白天嗜睡、注意力不集中等病症，并可能导致高血压、冠心病、2型糖尿病等多器官、多系统损害。此综合征是最常见的睡眠呼吸障碍形式，其发病率在西方国家报道为 2% ~ 4%，我国目前尚无大样本的流行病学调查资料。OSAHS 可发生在任何年龄阶段，但以中年肥胖男性发病率最高。

二、睡眠呼吸事件及相关评定标准

呼吸暂停（apnea）是指睡眠过程中口鼻气流停止（较基线水平下降 ≥ 90%），持续时间 ≥ 10 秒（彩图 3-4-1）。呼吸暂停又可分为中枢性、阻塞性和混合性呼吸暂停。中枢性呼吸暂停是指无呼吸驱动的呼吸停止，呼吸暂停发生时口鼻无气流，同时丧失呼吸能力，胸腹呼吸运动停止，这种呼吸暂停发生时一般血氧饱和度下降比较少；阻塞性呼吸暂停是指呼吸暂停发生时口鼻气流消失，但胸腹的呼吸运动仍然存在，这种呼吸暂停发生时血氧饱和度下降相对比较多，结束时一般伴有微觉醒；混合性呼吸暂停是指一次呼吸暂停过程中开始时表现为中枢性呼吸暂停，继而表现为阻塞性呼吸暂停。

低通气（hypopnea）也称为通气不足，是指睡眠过程中呼吸气流未完全消失，呼吸气流幅度较基础水平降低 ≥ 30 %，并伴有动脉血氧饱和度下降 ≥ 3% 或微觉醒。

呼吸努力相关微觉醒（respiratory effort related arousal，RERA）是指未达到呼吸暂停或低通气标准，但有 ≥ 10 秒的异常呼吸努力并伴有相关微觉醒。

微觉醒（arousal）是指睡眠中的暂短觉醒，患者无主观觉醒体验，仅脑电频率出现急剧变化，并持续 3 秒以上，其频繁发生可干扰正常的睡眠结构。

睡眠呼吸暂停低通气指数（apnea hypopnea index，AHI）是指平均每小时睡眠中呼吸暂停和低通气的次数（次/小时）。

呼吸紊乱指数（respiratory disturbance index，RDI）是指平均每小时睡眠中呼吸暂停、低通气和呼吸努力相关微觉醒的次数。

三、正常的睡眠结构

研究发现正常睡眠是由慢动眼（non-rapid eye movement，NREM）睡眠与快动眼（rapid eye movement，REM）睡眠两个不同睡眠时相构成的。在整个睡眠过程中，NREM 睡眠与 REM 睡眠交替出现就形成了睡眠的循环周期。正常成人平均每个睡眠循环周期为 90～100 分钟，儿童的睡眠周期根据年龄不同有不同程度的改变。NREM 期又分为Ⅰ、Ⅱ、Ⅲ期。在成人每昼夜总睡眠时间中，REM 睡眠时间占 20%～25%，NREM 睡眠Ⅰ期占 5%～10%，Ⅱ期占 40%～50%，Ⅲ、Ⅳ期深睡眠占 20%～25%。

正常情况下入睡首先进入 NREM 睡眠期，睡眠Ⅰ期持续 1～7 分钟便进入Ⅱ期睡眠。大多数年轻人入睡后 30～45 分进入Ⅲ期深睡眠，深睡眠从几分钟到 1 小时不等，然后又变浅，回到Ⅱ期睡眠，开始入睡 80～120 分钟后，出现第一次 REM 睡眠，通常约持续 5 分钟，之后再进入Ⅰ期或Ⅱ睡眠，意味着第二个睡眠周期的开始。从 REM 睡眠来看，第一次 REM 睡眠以后，两次 REM 睡眠之间的间隔逐渐缩短，而每次 REM 睡眠持续时间逐渐延长，一夜总共可出现 4～6 次 REM 睡眠。

睡眠对于机体的具体作用机制目前尚不十分清楚，但是睡眠结构和睡眠效率对人体白天的表现状态起着至关重要的作用。其中，NREM 的Ⅲ期睡眠期与人体生长激素等激素的分泌和体力恢复有密切的关系；REM 期与人体的脑力恢复有很大关系，在 REM 期大脑的供血量明显增加，做梦也发生在 REM 期。

第二节　阻塞性睡眠呼吸暂停低通气综合征的病因与病理生理

一、病因

OSAHS 的确切病因目前尚不十分清楚，但是任何可导致上气道解剖性狭窄和局部软组织塌陷性增强的因素均可成为其发病原因。目前研究表明本病成因主要为下述三方面因素。

（一）上气道解剖结构异常导致气道不同程度的狭窄

1. 鼻腔及鼻咽部狭窄　包括所有能导致鼻腔和鼻咽部狭窄的因素，如鼻中隔偏曲、鼻息肉、鼻甲肥大、腺样体肥大等。鼻腔狭窄，鼻腔、鼻咽腔阻力增加在儿童患者中尤其重要，因为儿童处于生长发育阶段，鼻腔阻力增加会影响其颅面结构的发育，若不及时纠正，可因颅面部发育异常而使病情加重。另外，成人 OSAHS 患者中有时也存在腺样体肥大的情况。

2. 口咽腔狭窄　腭扁桃体肥大、软腭肥厚、咽侧壁肥厚、舌根肥厚等，均可引起该部位的狭窄。由于口咽腔左、右、前三面无骨性支架，因此口咽腔狭窄在 OSAHS 发病中占有重要的地位。在咽部阻塞过程中，咽侧壁的作用十分重要。有研究表明，两侧咽侧壁组织向中间位置的塌陷在咽部阻塞形成中起重要作用。

3. 喉咽腔狭窄　如婴儿型会厌、会厌组织塌陷等。喉咽腔狭窄也可以是 OSAHS 的重要病因，但较为少见。

4．上、下颌骨发育不良和畸形等也是 OSAHS 的常见及重要病因。

（二）上气道扩张肌肌张力异常

主要表现为颏舌肌、咽侧壁肌肉及软腭肌肉的张力异常，上气道扩张肌肌张力降低是 OSAHS 患者气道反复塌陷、阻塞的重要原因。咽部肌肉的张力随着年龄的增长可有不同程度的下降，但造成 OSAHS 患者上气道扩张肌肌张力异常的因素目前还不十分清楚。

（三）呼吸中枢调节功能异常

主要表现为睡眠过程中呼吸驱动力降低及对高 CO_2、高 H^+ 及低 O_2 的反应阈值提高，此功能的异常可以为原发，也可继发于长期睡眠呼吸暂停和（或）低通气而导致的睡眠低氧血症。

某些全身因素及疾病也可通过影响上述三种因素而诱发或加重本病，如肥胖、妊娠期、绝经和围绝经期、甲状腺功能低下、糖尿病等。另外，遗传因素可使 OSAHS 的发生概率增加 2～4 倍，饮酒、服用安眠药等因素可加重 OSAHS 患者的病情。

对于某一患者个体而言，常为多种病因共同作用的结果，但各因素所占的比例不同。上气道结构异常常为患病基础；肌张力异常常在结构异常的基础上发生作用；呼吸中枢调节功能异常常继发于长时期的睡眠低氧血症，故病史越长，病情越重，此因素所占比例越大。

二、病理生理

OSAHS 患者由于睡眠时反复发生上气道塌陷、阻塞而引起呼吸暂停和（或）低通气，从而引发一系列的病理生理改变。

1．低氧及二氧化碳潴留　呼吸暂停发生后，血中氧分压逐渐下降，二氧化碳分压逐渐上升。不同患者发生呼吸暂停后其缺氧的严重程度不同，这取决于呼吸暂停持续时间的长短、机体耗氧量的大小、呼吸暂停发生前的血氧饱和度水平、患者肺容量的高低、基础疾病等情况。低氧可导致儿茶酚胺分泌增高，导致高血压的形成。低氧还可以导致心律失常、促红细胞生成素升高、红细胞升高、血小板活性升高、纤溶活性下降，从而诱发冠心病和脑血栓等。低氧还可以导致肾小球滤过率增加，使夜尿增加，并且能使排尿反射弧受到影响，在儿童患者表现为遗尿，少数的成人 OSAHS 患者也偶有遗尿现象。总之，低氧对机体的影响几乎是全身性的，OSAHS 所引起的病理生理改变也几乎是全身性的。

2．睡眠结构紊乱　由于睡眠过程中反复发生呼吸暂停和低通气，引起睡眠过程中反复出现微觉醒，造成睡眠结构紊乱，Ⅲ、Ⅳ期睡眠和 REM 期睡眠明显减少，使患者的睡眠效率下降，从而导致白天嗜睡、乏力、注意力不集中、记忆力减退，长期影响可使患者发生抑郁、烦躁、易怒等性格改变。机体内的许多内分泌激素，如生长激素、雄激素、儿茶酚胺、心房利钠肽、胰岛素等的分泌都与睡眠有关，OSAHS 患者由于睡眠结构紊乱，不可避免地影响这些激素的分泌。生长激素的分泌与Ⅲ、Ⅳ期睡眠密切相关，Ⅲ、Ⅳ期睡眠减少，生长激素分泌就减少，严重影响儿童的生长发育；在成人患者，生长激素分泌过少也可引起机体的代谢紊乱，使脂肪过度增加，肥胖加重，进一步加重睡眠呼吸暂停的发生，形成恶性循环。OSAHS 患者睾酮分泌减少，加之 REM 期睡眠减少等因素造成的性器官末梢神经损害，可引起性欲减退、阳痿等性功能障碍。

3．胸腔压力变化　发生睡眠呼吸暂停时，吸气时胸腔内负压明显增加，由于心脏及许多大血管均在胸腔内，因而胸腔内压的剧烈波动会对心血管系统产生巨大影响，如心脏扩大和血管摆动等，同时由于胸腔高负压的抽吸作用，使胃内容物易反流至食管和（或）咽喉部，引起反流性食管炎、咽喉炎。在儿童患者，长期的胸腔高负压还可引起胸廓发育畸形。

另外，OSAHS 患者往往有很高的血清瘦素水平。瘦素水平升高是一种代偿性反应，而高的瘦素水平可能直接影响呼吸中枢功能，直接引起呼吸暂停。OSAHS 患者长期缺氧和睡眠质量下降还可造成机体免疫功能下降。

第三节　阻塞性睡眠呼吸暂停低通气综合征的诊断与治疗

目前多导睡眠图（polysomnograph，PSG）被认为是诊断 OSAHS 的金标准，但是要确诊 OSAHS 需结合临床症状。

一、临床表现

1. 症状

（1）睡眠打鼾：这是患者就诊的主要原因，随着年龄和体重的增加，打鼾症状可逐渐增加，并呈间歇性，出现反复的呼吸短暂停止现象，严重者可有夜间憋醒现象。呼吸暂停现象一般在仰卧位时加重，所以某些严重的患者不能仰卧位睡眠。

（2）白天嗜睡：是患者另一主要的临床症状，程度不一。轻者表现为轻度困倦、乏力，对工作生活无明显影响；重者可有不可抑制嗜睡，在驾驶甚至谈话过程中出现入睡现象。患者入睡很快，睡眠时间延长，但睡后精神体力无明显恢复。

（3）患者可有记忆力减退，注意力不集中，反应迟钝。

（4）患者晨起后口干，常有异物感。

（5）部分患者可有晨起后头痛，血压升高。

（6）部分重症患者可出现性功能障碍，夜尿次数增加甚至遗尿，病程较长的患者可出现烦躁、易怒或抑郁等性格改变。

（7）合并并发症者可出现相应的症状，如夜间心绞痛、心律失常等。

（8）儿童患者还有遗尿、注意力不集中、学习成绩下降、生长发育迟缓、胸廓发育畸形等表现。

2. 体征

（1）一般征象：成年患者多数比较肥胖或明显肥胖，颈部短粗，重症患者有较明显的嗜睡，常在就诊过程中出现瞌睡，部分患者有明显的上下颌骨发育不良。儿童患者一般发育较同龄人差，可有颅面发育异常，还可见胸廓发育畸形。

（2）上气道征象：咽腔尤其是口咽腔狭窄，扁桃体肥大，软腭肥厚、松弛，悬雍垂肥厚、过长；部分患者还可见鼻中隔偏曲、鼻息肉、腺样体肥大、舌根肥厚、舌根淋巴组织增生、咽侧索肥厚等。

二、诊断

1. 多导睡眠监测　多导睡眠监测作为目前诊断 OSAHS 的金标准，其监测指标主要包括以下项目（彩图 3-4-2）：

（1）脑电图：是 PSG 的重要指标，用于判定患者的睡眠状态、睡眠时相，以了解患者的睡眠结构并计算患者的睡眠有效率和呼吸暂停低通气指数。

（2）口鼻气流：监测睡眠过程中呼吸状态的指标，以了解有无呼吸暂停和低通气。

（3）血氧饱和度（SaO_2）：监测睡眠过程中的血氧变化，以了解患者夜间的血氧水平和变化，目前主要应用经皮脉搏血氧饱和度来进行监测。

（4）胸腹呼吸运动：监测呼吸暂停发生时有无呼吸运动存在，据此判断呼吸暂停的性质，以区分阻塞性、中枢性和混合性呼吸暂停。

（5）眼电图和下颌肌电图：辅助判定睡眠状态、睡眠时相，对区分 REM 期和 NREM 期有重要的作用。

（6）体位：测定患者睡眠过程中的体位，用于了解体位与呼吸暂停低通气发生的关系。一般情况下，患者在仰卧位时呼吸暂停低通气发生的频率和程度较重。

（7）胫前肌肌电：主要用于鉴别不宁腿综合征。该综合征患者夜间睡眠过程中发生反复规律性腿动，引起睡眠的反复觉醒，睡眠结构紊乱，导致白天嗜睡。

2. 定位诊断及相关检查 目前可应用下述手段评估 OSAHS 的上气道阻塞部位，分析可能的病因。

（1）纤维鼻咽喉镜检查法：可观察上气道各部位的截面积及引起狭窄的结构。可在检查时同时行 Müller 检查，有助于更好地判断上气道塌陷、阻塞部位。Müller 检查法即嘱患者捏鼻闭口，用力吸气，用以模拟上气道阻塞状态下咽腔塌陷的情况。两者结合检查是目前评估上气道阻塞部位常用的方法。

（2）上气道持续压力测定：是目前最为准确的定位诊断方法。该方法是将含有微型压力传感器的导管自鼻腔经咽腔一直放入到食管内，该导管表面的压力传感器分别位于上气道的不同部位，正常吸气时导管上的全部传感器均显示一致的负压变化，当上气道某一处发生阻塞时，阻塞平面以上的压力传感器将不显示压力变化，据此可判定上气道的阻塞部位。

（3）头颅 X 线定位测量：该方法主要用于评价骨性气道的形态特点。

（4）上气道 CT、MRI：可以对上气道进行二维和三维的观察、测量，更好地了解上气道的形态结构特点。

依据中华医学会耳鼻咽喉 - 头颈外科学分会和《中华耳鼻咽喉头颈外科杂志》编委会于 2009 年共同修订的阻塞性睡眠呼吸暂停低通气综合征诊断和疗效评定依据暨外科治疗原则指南的规定，OSAHS 诊断的确立需同时满足临床症状与 PSG 检查两项内容。

3. OSAHS 诊断依据 患者睡眠时打鼾、反复呼吸暂停，通常伴有白天嗜睡、注意力不集中、情绪障碍等症状，或合并高血压、缺血性心脏病或脑卒中、2 型糖尿病等。

多导睡眠监测（polysomnography，PSG）检查 AHI ≥ 5 次 / 小时，呼吸暂停和低通气以阻塞性为主。如有条件，以 RDI 为标准。

OSAHS 病情程度和低氧血症病情程度判断见表 3-4-1 和表 3-4-2。

表 3-4-1 OSAHS 病情程度判断依据

程度	AHI（次 / 小时）
轻度	5 ～ 15
中度	> 15 ～ 30
重度	> 30

表 3-4-2 低氧血症程度判断依据

程度	最低 SaO$_2$
轻度	$\geq 0.85 \sim 0.9$
中度	$0.65 \sim < 0.85$
重度	< 0.65

注：以 AHI 为标准对 OSAHS 病情程度进行评判，注明低氧血症情况。例如：AHI 为 25 次 / 小时，最低 SaO$_2$ 为 0.88，则报告为"中度 OSAHS 合并轻度低氧血症"。即使以 AHI 判断病情程度较轻，如合并高血压、缺血性心脏病、脑卒中、2 型糖尿病等相关疾病，应按重度积极治疗。

4. 鉴别诊断

OSAHS 需与下列疾病鉴别：中枢性睡眠呼吸暂停综合征，上气道阻力综合征；其他伴有 OSAHS 症状的疾病，如甲状腺功能低下、肢端肥大症等。

案例 3-4-1

患者，男性，43 岁，主因晨起头痛，白天精力差，夜间心前区疼痛就诊。查体：身高 172cm，体重 85kg，颈围 45 cm，鼻中隔左偏，双下鼻甲略肥大，双侧扁桃体 II 度，会厌舌面可见一黄豆粒大小淡黄色光滑肿物，颅脑 CT 未见异常，尿常规未见明显异常。

思考题：1. 最先应考虑的诊断是什么？

2. 该患者应进一步完善的检查是什么？

3. 该患者还可能存在的症状有哪些？

三、治疗

OSAHS 的治疗应根据患者的不同病因、病情，选择不同的治疗方法，提倡个体化综合治疗。

1. 一般治疗 减肥、戒烟、戒酒、加强体育锻炼、建立侧卧睡眠习惯等。

2. 持续正压通气治疗 持续正压通气（continuous positive airway pressure，CPAP）治疗是目前应用最为广泛且有效的方法。其原理是通过一定压力的机械通气，使患者的上气道保持开放状态，保证睡眠过程中呼吸通畅，其工作压力范围一般为 $4 \sim 20cmH_2O$。对接受 CPAP 治疗的患者需测定其最低有效治疗压力并设定之，如果压力过低则达不到治疗目的，并且可引起危险，压力过高时患者则不易耐受。

3. 手术治疗 手术治疗是目前治疗 OSAHS 的重要手段之一。针对 OSAHS 患者狭窄阻塞部位的不同，有各种不同的术式，主要包括：鼻腔、鼻咽手术，如鼻中隔偏曲矫正术、下鼻甲减容术、腺样体切除术等；口咽腔手术，如悬雍垂腭咽成形术（UPPP）、硬腭截短软腭前移术、软腭射频消融术等；喉咽部手术，如舌根部分切除术、颏前移术、舌骨悬吊术等；口腔颌面外科手术，如双颌前徙术等。其中以 UPPP 开展最为广泛。

UPPP 自 1980 年 Fugita 首次报道以来，在临床上得到了广泛应用，但手术的有效率仅为 50% 左右，而且传统的 UPPP 容易造成鼻咽部瘢痕狭窄、闭锁、鼻腔反流、开放性鼻音等并发症，所以许多学者对传统的 UPPP 进行了各种改良。韩德民教授自 1998 年起通过对软腭、悬雍垂及其周围解剖结构深入研究后，首次提出了腭帆间隙的概念，并采用保留悬雍垂、保护软腭功能性肌肉和较完整保留黏膜组织的改良 UPPP 手术（H-UPPP）治疗以口咽部狭窄为主的 OSAHS，有效地提高了手术疗效，避免了上述并发症的发生。

手术适应证的选择是保证手术疗效的关键，要根据患者的不同阻塞部位选择不同的手术方式，各种手术方式单独或联合应用，对于不适合手术的患者应采取非手术治疗。

4. 口腔矫治器治疗　即睡眠时佩戴特定的口内装置，将下颌向前牵拉，以扩大舌根后气道，主要适用于舌根后气道狭窄的患者。长期佩戴有引起颞下颌关节损害的风险。

5. 药物治疗　尽管有较多药物治疗的尝试，但目前未发现明确有效的药物。

（叶京英）

第五章

咽部肿瘤

学习目标

1. 了解咽部常见肿瘤的表现、诊断和治疗方法。
2. 掌握鼻咽癌的早期症状及临床表现。
3. 了解鼻咽癌的流行病学特征及相关因素。

第一节　鼻咽纤维血管瘤

鼻咽纤维血管瘤（angiofibroma of nasopharynx）常发生于 10 ～ 25 岁男性，极少见于女性，25 岁以后可能停止生长，瘤中含有丰富血管，局部侵袭性生长，容易出现危及生命的出血，又名"男性青春期出血性鼻咽血管纤维瘤"（juvenile nasopharyngeal angiofibroma，JNA），是鼻咽部最常见的良性肿瘤，但临床经过凶险。

【病因】　尚不明确，可能与性激素、发育异常、炎症刺激等因素有关。

【病理生理】　肿瘤起源于蝶骨体、枕骨基底部及上颌结节翼突内侧的骨膜。肿瘤无包膜，质硬，有粘连。瘤体表面覆以正常黏膜，可向邻近组织扩张生长，通过解剖孔、裂侵入鼻腔、鼻窦、眼眶及翼腭窝，极少情况下还可经蝶骨和鼻腔顶侵入颅内。镜下观，肿瘤主要由增生的血管及纤维结缔组织组成。典型的鼻咽纤维血管瘤主要由丰富的胶原纤维和多核成纤维细胞形成的网状组织所组成，其中分布大量无收缩能力的血管，受损伤后易发生大出血。电子显微镜下成纤维细胞内可见电子颗粒及纤维板。本病属良性肿瘤，也有极少数病例多次复发后恶变的报道。

【临床表现】　本病易出现大出血、颅内侵犯，导致处理极为困难，有以下表现：

1. 出血　常为患者的首诊症状，多表现为反复鼻腔和口腔大量出血，颜色鲜红。患者可有不同程度的贫血。

2. 鼻塞　肿瘤堵塞后鼻孔可致鼻塞，初为单侧，肿瘤体积增大阻塞双侧后鼻孔时可致双侧鼻塞。常伴流涕、闭塞性鼻音、嗅觉减退等症状。

3. 其他症状　肿瘤压迫、阻塞咽鼓管咽口时可致耳鸣、耳闷感和听力下降。压迫三叉神经可导致三叉神经痛。另外，肿瘤侵犯邻近部位可引起相应占位症状，如侵入眶内可致眼球移位、运动受限，压迫视神经可出现视力障碍，侵入翼腭窝或颞下窝可致面颊部或颞部隆起，侵入颅内可致头痛及脑神经功能障碍。

【检查】

1. 鼻腔检查 通过前鼻镜或鼻内镜可见一侧或双侧鼻腔有阻塞性炎症表现，鼻腔后部粉红色肿瘤，伴或不伴出血征象。

2. 鼻咽部检查 通过间接鼻咽镜或内镜可见鼻咽部圆形或分叶状粉红色肿瘤，表面光滑，有血管纹（彩图 3-5-1）。有时可见肿瘤侵入鼻腔或推压软腭突出于口咽。

3. 触诊 用手指或器械触诊可触及肿块基底部，瘤体活动度小，中等硬度。若瘤体侵入颊部，通过触诊可了解瘤体蒂部与邻近部位粘连情况。但触诊极易引起大出血，临床应尽量少用。

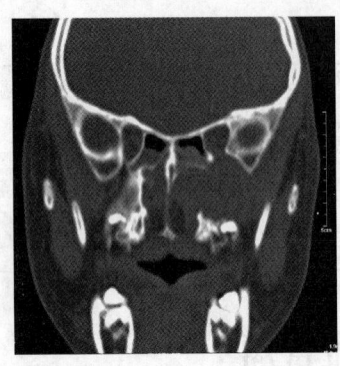

图 3-5-2 鼻咽 CT 示：肿物侵及左上颌窦外侧壁、后壁，向内突入鼻腔（鼻腔内填塞膨胀海绵）

4. 影像学检查 增强 CT 扫描和 MR 血管成像（MRA）能显示瘤体位置、大小、形态，可帮助了解肿瘤范围、有无骨质破坏以及与周围结构之间的关系（图 3-5-2）。

5. 数字减影血管造影 可显示肿瘤的部位、大小及血供，在术前行血管栓塞，可减少肿瘤血供。

【诊断】根据患者的病史、体征及辅助检查，结合发病年龄和性别可作出诊断。由于肿瘤活检极易引起难治性大出血，术前应尽量避免活检。若必须活检，必须做好止血准备。本病需与后鼻孔出血性息肉、腺样体肥大，以及鼻咽部恶性肿瘤、脊索瘤等鉴别。确诊依赖于术后病理检查。

鼻咽纤维血管瘤临床分期常用 Fisch 分期，这决定治疗方式、手术径路、切除范围等。

Ⅰ期：肿瘤局限于鼻腔或鼻咽部，无骨质破坏。

Ⅱ期：肿瘤侵犯翼腭窝与鼻窦，伴骨质破坏。

Ⅲ期：肿瘤侵犯颞下窝、眼眶、海绵窦侧壁的蝶鞍旁区。

Ⅳ期：肿瘤侵犯海绵窦、视交叉或垂体窝。

【治疗】以手术切除为主，术前可给予减少术中出血的辅助措施。肿瘤较小者，可行放疗后电凝破坏。

1. 减少术中出血的辅助措施

（1）数字减影血管造影加瘤体供血动脉栓塞术：术前瘤体供血动脉栓塞后施行肿瘤根治性手术切除是目前最常见的治疗方法。颈外动脉系统造影可以清楚地显示肿瘤范围的大小及供血动脉。选择性栓塞是利用能提供优质影像的数字减影血管造影法在 X 线透视控制下进行的。栓塞材料通常采用吸收性明胶海绵。目前国内外已有很多学者报道，栓塞后肿瘤切除术中出血量较未栓塞者明显减少。

（2）颈外动脉结扎术：鼻咽血管纤维瘤的供血动脉主要来自同侧颈外动脉系统的分支，结扎同侧颈外动脉可明显减少术中出血。也有人主张术中暂时阻断颈外动脉血流，避免因结扎颈外动脉后瘤体复发所产生的新的颈内动脉系统供血分支，同时可便于术后血管造影复查。

（3）低温冷冻法：采用液氮冷冻达 −180℃，以特制冷冻头抵住肿瘤主要部位，冷冻 3 ~ 5 分钟，肿瘤即冻成白色块状，然后迅速分离，可使术野清晰，出血减少。

（4）药物治疗：术前口服己烯雌酚 2 ~ 4 周，可使瘤体缩小，减少术中出血。

（5）术中采用控制性低血压麻醉。

（6）瘤体内注射硬化剂。

2. 手术径路　根据肿瘤的范围和部位，结合临床分期，可采取不同的手术入路。常用的入路有：①硬腭入路：适用于Ⅰ期肿瘤位于鼻咽部或侵入鼻腔、鼻窦者。②硬腭入路加颊侧切口：适用于肿瘤侵犯翼腭窝者。③经面中部入路（包括鼻侧切开、面中部掀翻、上颌骨外旋）：适用于肿瘤侵犯鼻腔、鼻窦、眶、翼腭窝、颞下窝、海绵窦内侧部分，适用于绝大部分病例。面中部入路有可能影响面骨的发育。④颞下窝入路：适用于向侧方扩展的病例（翼腭窝、颞下窝、海绵窦外侧部分）。⑤颅颌联合入路：适用于肿瘤侵入颅内者。随着鼻内镜手术技术的成熟，鼻内镜下行鼻咽纤维血管瘤切除术逐步在国内许多单位开展，术前 DSA 栓塞＋鼻内镜手术适用于大多数患者（Ⅰ期、Ⅱ期及部分Ⅲ期）。该方法有肿瘤暴露好、创伤较小等优点，但对手术技巧要求较高，需要具备扎实的解剖学知识、良好的手术设备条件和丰富的鼻内镜手术经验后才能开展。

案例 3-5-1

　　患者，女性，30岁，因反复鼻出血一月余来诊。1个月来反复出现鼻出血，量较多。电子鼻咽镜示鼻咽部光滑新生物，CT示咽隐窝及咽鼓管出口处狭窄，病理切片示血管瘤。

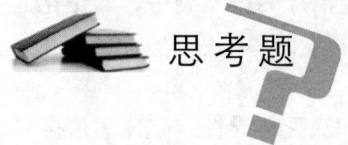

思考题

1. 鼻咽纤维血管瘤有哪些临床表现？
2. 鼻咽纤维血管瘤有哪些治疗手段？

（王　宇）

第二节　鼻咽癌

鼻咽癌（nasopharyngeal carcinoma）是指原发于鼻咽部黏膜和腺体上皮的恶性肿瘤，最常见于我国南方（如广东、广西和湖南等地）和东南亚的一些国家，因此过去又俗称其为"广东瘤"。在广东则以珠江和西江流域的广州、佛山和肇庆地区更为多见。好发于 40～50 岁，男性发病为女性的 2～3 倍。但目前鼻咽癌的发病已呈现出北移和趋向年轻化的特点。鼻咽癌发病率居耳鼻咽喉恶性肿瘤之首，占全身恶性肿瘤的 30.97%，占头颈部恶性肿瘤的 78.08%。

【病因】　目前认为鼻咽癌的发生主要与遗传、EB 病毒（人类疱疹病毒 4 型）感染及环境三种因素密切相关。

1. 遗传因素　鼻咽癌有明显的种族易感性和家族聚集性。研究发现鼻咽癌患者存在基因组的不稳定性，鼻咽癌为一种多因素遗传性肿瘤，提出了鼻咽癌发病的多米诺骨牌效应模式。鼻咽癌主要见于我国南方人，这类人群即使移居国外，其后代仍保持高发病率的倾向；大约 10% 的鼻咽癌患者有癌家族史，特别是鼻咽癌家族史。据报告有一高癌家族，两代 49

人中有 9 人患鼻咽癌。广州地区一个家族三代 9 人中有 5 人患鼻咽癌。因此，鼻咽癌存在很强的地域性和种族性。近来的研究表明，鼻咽癌在染色体和基因水平上均存在遗传变异，鼻咽癌的遗传易感区已被定位于 4 号染色体上。也有研究认为，3p21 区亦为易感区。

2. EB 病毒　鼻咽癌患者血清中含有 EB 病毒相关的各种高滴度抗体，而且与病情和预后有关；鼻咽癌细胞中存在 EB 病毒的核酸并且呈单克隆性。同时，在多数鼻咽癌标本中可检出具有转化活性的 EB 病毒潜伏膜蛋白（LMP1），其致瘤性基本被肯定。有报道指出，EB 病毒先后与佛波醇酯（TPA）和正丁酸盐结合后，可导致移植在裸鼠皮下的人胚鼻咽组织形成低分化癌。但目前仍不能确定 EB 病毒就是鼻咽癌的病因。

3. 环境因素　咸鱼是中国广东人喜欢的食物。研究表明，无论是成人或儿童，进食咸鱼与鼻咽癌的发病率均存在着剂量 - 反应效应，特别是儿童，这种效应更为明显。其他的腌制食物，如虾酱和腌制的植物根、茎、叶，也被认为是鼻咽癌的发病因素。目前主要认为，可能与这类食物中所含的亚硝酸盐和亚硝胺有关。此外，还发现某些微量元素、环境中的灰尘、吸烟和化学燃料，以及家庭中的某些草木、蚊香燃烧的烟雾、粤语发音，甚至某些传统的中药都可能与鼻咽癌的发病有关。目前认为，鼻咽癌的发病是涉及多个基因、多阶段的过程，但目前未克隆和定位出本病的易感基因。最近发现纳米菌有可能参与鼻咽癌的发病。有研究认为，鼻咽癌的发病与端粒酶活性及其亚单位 hTERT 激活有密切关系。

【病理】　鼻咽癌好发于鼻咽部咽隐窝和顶后壁，大体病灶可呈结节型、溃疡型、菜花型和黏膜下型等多种形态。显微镜下绝大多数属于非角化型低分化鳞癌。一般可分为鳞癌、黏液表皮样癌、鳞腺癌和腺癌等。WHO 近年将鼻咽癌病理组织类型分为非角化性癌和角化性癌两大类，前者又分为未分化性和分化性两类。有报道，在未经治疗的鼻咽癌中，非角化性癌中的未分化性癌占绝大多数，角化性癌比例少；而在治疗后复发的鼻咽癌中，角化性癌、分化性非角化性癌的比例升高。

【临床表现】　鼻咽癌由于发病部位隐匿，早期症状不明显和缺乏特异性，临床表现多样化，因此容易延误诊断。所以必须提高警惕，重视临床症状，才能早发现、早治疗。回缩性血涕、耳鸣、耳闷可作为临床的早期表现。常见症状如下：

1. 鼻部症状　鼻咽癌早期即有易出血倾向，常见为晨起吸鼻后，吐出的痰中带血或擤出带血的鼻涕，可时有时无，因此常被误以为一般的鼻出血而多不引起患者的重视。直至出血明显时，病变常已进入晚期。瘤体如位于后鼻孔附近或增大后，可阻塞后鼻孔而引起鼻塞。早期可为一侧，晚期则双侧均可出现鼻塞，易误诊为鼻炎。

2. 耳部症状　肿瘤堵塞或侵犯咽鼓管咽口时，可引起该侧耳鸣、耳堵塞感及听力下降，可伴有鼓室积液，因此常可误诊为分泌性中耳炎。这种情况尤其多见于肿瘤原发于咽隐窝者。

3. 颈部淋巴结肿大　早期即可出现，主要发生在位于上颈部的颈深上淋巴结群。开始为单侧，继之发展为双侧，并可向颈中、下段蔓延。肿大的淋巴结一般无痛，质较硬，活动度差，迅速增大、固定和融合，因此常可误诊为结核性淋巴结炎或淋巴瘤。

4. 头痛　早期症状轻而部位不确定，当头痛剧烈而位置固定时，往往提示肿瘤已侵犯颅底或向颅内蔓延。应注意与一般的神经痛鉴别。

5. 脑神经症状　鼻咽癌引起的脑神经症状、眼神经症状复杂多样。肿瘤常沿颈内动脉管或破裂孔向颅内蔓延，一般先侵犯第 V 及第 VI 脑神经，继而可累及第 IV、III 及 II 脑神经。这时除头痛加重外，还可出现相应的脑神经受损表现，如复视、面部麻木、眼睑下垂、视物模糊，甚至眼球固定或失明等。肿瘤也可通过直接侵犯咽旁间隙或肿大的颈深部淋巴结压迫穿出颅底的第Ⅸ、Ⅹ、Ⅺ和Ⅻ脑神经，导致出现软腭麻痹、吞咽困难、声嘶、反呛和伸舌偏斜等延髓性麻痹表现。

6. 远处转移　鼻咽癌容易发生远处转移，常见的转移部位有骨（特别是脊椎、盆骨和肋骨）、肺和肝等，常多处同时发生转移性病变。这时患者可出现顽固性的咳嗽、胸痛、腰痛和肝区疼痛、黄疸等。

【检查】

1. 鼻咽部检查　有间接鼻咽镜、鼻内镜、电子鼻咽镜或光导纤维鼻咽镜检查，这些检查有助于发现早期的微小病变。咽隐窝和顶后壁是鼻咽癌的高发部位，应重点观察。早期病变不明显，可仅见黏膜局部充血、糜烂或粗糙不平，或仅有小结节和肉芽样突起，触之易出血。晚期肿瘤增大时可呈现为结节型、溃疡型、菜花型和黏膜下型的表现。尤其应注意黏膜下型，因其仅表现为病变局部黏膜隆起或一侧咽隐窝较饱满而表面黏膜光滑（彩图 3-5-3）。

2. 颈部触诊　应双侧对称地进行，重点检查上颈部特别是下颌角后下方的区域，注意是否触及质硬、活动度差或不活动、无痛性的肿大淋巴结。

3. EB 病毒血清学检查　EB 病毒的血清学检查可作为鼻咽癌诊断和判断治疗后是否复发的辅助指标。现已在临床上广泛开展的有 EB 病毒壳抗原、EB 病毒早期抗原、EB 病毒核抗原和 EB 病毒特异性 DNA 酶等抗体的检测。同时多种血清学指标阳性或以上特异性抗体随病情的发展而持续升高则更具临床意义。

4. 影像学检查　X 线的鼻咽侧位和颅底拍片有助于大概了解鼻咽和颅底的骨质情况，但如有条件，应尽可能采用分辨率更高的 CT 或 MRI 检查，以便更准确地了解肿瘤的侵犯范围及颅底骨质的破坏情况（图3-5-4）。PET（positron emission computed tomography）显像技术可从功能方面对原发病灶及转移灶做出早期诊断。放射性核素全身骨扫描可以比较早期地了解是否存在骨转移。此外，还可进行胸部 X 线、肝 B 型超声等检查，以了解是否存在其他转移病变。

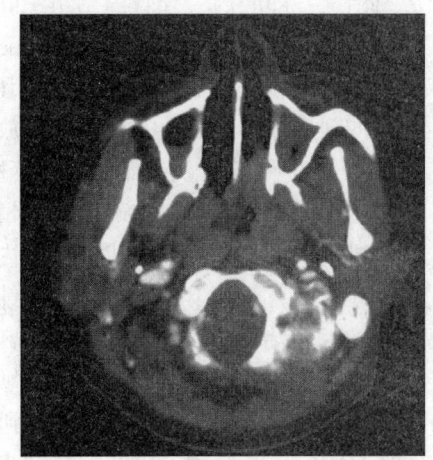

图 3-5-4　鼻咽癌增强 CT，可见鼻咽部占位，左侧突入鼻腔。

【诊断】　凡有耳鼻症状、持续 2 周以上，特别是原籍我国南方（尤其是广东）或东南亚居民伴有单侧头痛或颈侧上方有淋巴结肿大者，都应仔细检查鼻咽部。特别要注意鼻咽部易出血的黏膜小颗粒或小斑块，必要时取活检。同时还可进行 EB 病毒血清学和影像学等必要的检查，以助明确诊断。病理确诊后，为了了解是否存在转移病灶，还应进行放射性核素全身骨扫描、胸部 X 线、肝 B 型超声等检查，以便对患者的病情有一个全面的了解，有助于进行临床分期，为治疗方案的制订提供参考。必须要注意的是，对于部分黏膜下型的病例，往往需要多次活检才能获得阳性结果。因此，对于可疑的患者，应注意密切随访。对有颈部淋巴结肿大而高度怀疑鼻咽癌的患者，应重点检查鼻咽部，不要轻易行颈部的淋巴结活检，以免促进癌瘤的扩散。

【鼻咽癌 TNM 分期】（2009 AJCC 分期）

T_1　　　局限于鼻咽

T_2　　　侵犯鼻腔、口咽、咽旁间隙

T_3　　　侵犯颅底、翼内肌

T$_4$　　　侵犯脑神经、鼻窦、翼外肌及以外的咀嚼肌间隙、颅内（海绵窦、脑膜等）

N$_0$　　　影像学及体检无淋巴结转移证据

N$_{1a}$　　咽后淋巴结转移

N$_{1b}$　　单侧 I b、Ⅱ、Ⅲ、Ⅴa 区淋巴结转移且直径 ≤ 3 cm

N$_2$　　　双侧 I b、Ⅱ、Ⅲ、Ⅴa 区淋巴结转移，或直径 > 3 cm，或淋巴结包膜外侵犯

N$_3$　　　Ⅳ、Ⅴb 区淋巴结转移

M$_0$　　　无远处转移

M$_1$　　　有远处转移（包括颈部以下的淋巴结转移）

Ⅰ 期　　　T$_1$N$_0$M$_0$

Ⅱ 期　　　T$_1$N$_{1a \sim 1b}$M$_0$，T$_2$N$_{0 \sim 1b}$M$_0$

Ⅲ 期　　　T$_{1 \sim 2}$N$_2$M$_0$，T$_3$N$_{0 \sim 2}$M$_0$

Ⅳa 期　　T$_{1 \sim 3}$N$_3$M$_0$，T$_4$N$_{0 \sim 3}$M$_0$

Ⅳb 期　　任何 T、N 和 M$_1$

【治疗】　由于绝大多数鼻咽癌属于非角化性鳞癌，对放射治疗敏感，所以治疗上首选放疗。①常规放疗：常规体外选用高能射线，常采用 ^{60} 钴或直线加速器高能放疗。②近距离放射治疗：即腔内、导管内、组织间、术中置管和模治疗，包括鼻咽后装腔内放疗及组织间插植放疗。③三维适形放疗（3-dimensional conformal radiation therapy，3DCRT）：能精确将放疗量集中于病变区，同时保护周围正常组织。有报道 3DCRT 用于局部中晚期鼻咽癌具有明显的剂量分布优势。④调强适形放疗（intensity modulated radiation therapy，IMRT）：属于 3DCRT 的一种类型。全部采用计算机操作，是常规治疗计划的逆过程，又称逆向计划设计，可以依据医生的要求，按确定的剂量分布设计一个治疗方案，按设计好的射线强度分布，在治疗机上采用某种调强方式使射野内各处束流强度能按要求的方式调整，提供一个客观的优化治疗方案。对于早期的病例，单纯放疗即可取得良好效果，但中晚期病例应采用包括放疗在内的综合治疗方案，即放疗辅以化疗（新辅助化疗或称诱导化疗）或中医中药及免疫治疗，以防止远处转移、提高放疗的敏感性和减轻放疗的并发症，提高远期生存率。目前我国鼻咽癌治疗后的 5 年生存率已提高到 60% 左右。随着放疗技术的进一步改进，例如逆向调强等新技术的广泛应用，以及包括同步化疗等临床综合治疗方案研究的进展，鼻咽癌的远期治疗效果可望得到进一步的提高。

鼻咽癌的手术适应证主要是：①足量放疗后鼻咽部的残余病灶或短期内的复发灶，但疗效不佳；②足量放疗后颈部淋巴结的残余肿块，疗效已获肯定；③对放疗不敏感的腺癌。

案例

患者，男性，44岁，因反复鼻阻、鼻出血1年来诊。1年来出现反复鼻阻、鼻出血，左侧为重，无流涕、打喷嚏、鼻痒，无头痛，嗅觉减退。电子鼻咽喉镜检查示：鼻咽肿物，形状不规则，表面破溃。增强CT示：鼻咽占位，考虑恶性。

问题：1. 疾病的初步诊断是什么？

2. 有何诊治计划？

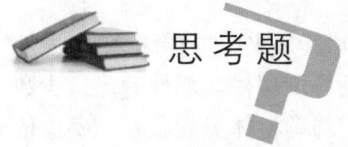 思考题

1．简述鼻咽癌的流行病学特征。
2．如何诊断鼻咽癌？
3．试述鼻咽癌的治疗方案。

（王　宇）

第三节　口咽肿瘤

一、咽部良性肿瘤

口咽良性肿瘤较少见，但良性肿瘤种类繁多。较常见的良性肿瘤有乳头状瘤、纤维瘤、混合瘤、血管瘤、腺瘤，罕见的有脂肪瘤、畸胎瘤、淋巴管瘤等。以乳头状瘤和纤维瘤最多见。

1．乳头状瘤　为咽部最常见的良性肿瘤。病因可能为人乳头瘤病毒（HPV）感染。常发生于悬雍垂、软腭、腭舌弓、腭咽弓及扁桃体黏膜表面。表面呈颗粒状，形若桑葚，色白或淡红，常多个聚集，广基者多见，单个带蒂者较少见。多无明显症状，常在检查时发现。治疗时可将其切除，并用激光灼烧基底部防止复发。位于扁桃体表面者可连同扁桃体一并切除。

2．纤维瘤　为咽部较常见的良性肿瘤。发生部位和乳头状瘤相似。瘤体多呈圆形突起，表面光滑，覆有正常黏膜，触之较硬，可有广基和带蒂者。肿瘤小时可无症状，肿瘤逐渐增大时常妨碍言语和吞咽，甚至引起呼吸障碍。治疗以切除肿瘤为主。

二、扁桃体恶性肿瘤

扁桃体恶性肿瘤（carcinoma of tonsil）为口咽部常见恶性肿瘤，占口咽部恶性肿瘤的一半以上，其病因尚不明确，可能与长期炎症刺激、吸烟、饮酒以及扁桃体角化症、白斑病等癌前病变等因素有关。

【病理】　扁桃体癌发生率较高，包括鳞癌、淋巴上皮癌、未分化癌、腺癌；肉瘤发病率次之；其他恶性肿瘤有恶性淋巴瘤、恶性血管内皮瘤、恶性黑色素瘤等。

【临床表现】　扁桃体恶性肿瘤早期症状不典型，常为咽部不适、异物感，逐渐可出现一侧咽痛，吞咽时明显。晚期咽痛加剧，引起同侧反射性耳痛、吞咽困难、言语含混、呼吸困难等。

【检查】　一侧扁桃体明显肿大，表面溃疡不光滑或呈结节状隆起，质地硬，触之易出血（彩图3-5-5）。扁桃体与周围组织粘连、不活动。可有同侧颈深上组淋巴结或中组淋巴结肿大。影像学检查如CT和MRI可了解肿瘤大小、侵犯范围以及与周围结

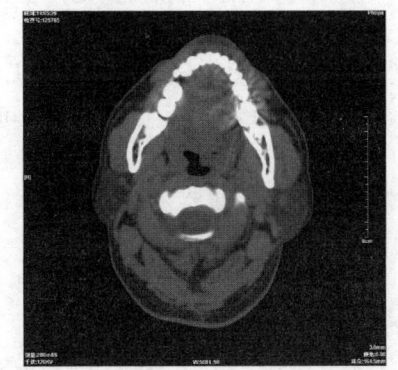

图 3-5-6　口咽部 CT 片。左侧扁桃体鳞状细胞癌，可见扁桃体肿大，接近中线

构的关系（图3-5-6）。

【诊断】　对于中年以上出现单侧扁桃体肿大、表面溃疡（尤其是火山口样溃疡），质地硬、不活动，伴同侧颈深上段或中段淋巴结肿大的病例，应高度怀疑扁桃体恶性肿瘤。少数病例一侧扁桃体肿大、充血，表面光滑，颈部无肿大淋巴结，需与扁桃体炎症鉴别。确诊依靠组织病理活检。影像学检查能为临床分期提供依据。

【治疗】　放射治疗是主要的治疗手段，同时配合化疗和免疫治疗。扁桃体切除术适用于病变局限于扁桃体者。颈淋巴结转移者行颈淋巴结清扫术，术后行辅助化疗和放疗。

案例 3-5-2

患者，男性，49岁，因咽部异物感1年来诊。1年来无明显诱因下出现咽部异物感，无咽痛等症状。查体可见左侧扁桃体Ⅲ度肿大，表面可见破溃，予以局部组织活检，结果为高分化鳞状细胞癌。

问题：疾病的治疗原则有哪些？

思考题

1．咽部有哪些常见良性肿瘤？
2．扁桃体癌有哪些病理类型？

（王　宇）

第四节　喉咽肿瘤

一、喉咽部良性肿瘤

喉咽部良性肿瘤较为少见，主要为乳头状瘤、血管瘤、纤维瘤、脂肪瘤等，可发生于梨状窝、咽侧壁及咽后壁。

【临床表现】　临床症状不典型，早期常与慢性咽炎相似，易造成喉咽部肿瘤延误诊断甚至误诊。肿瘤增大或压迫周围结构可出现吞咽梗阻感、喝水反呛感等。

【诊断】　喉咽部肿瘤由于自身解剖部位隐匿，间接喉镜难以发现早期小的肿瘤，尤其是被覆正常黏膜时更难发现。纤维喉镜、电子喉镜结合喉咽部 CT、MRI 等影像学检查，有助于诊断（彩图3-5-7）。

【治疗】　纤维瘤、脂肪瘤需要采用支撑喉镜下手术治疗，血管瘤可辅助激光、冷冻等治疗。

二、喉咽恶性肿瘤

喉咽部恶性肿瘤一般指喉咽癌（下咽癌）。按发病部位分为梨状窝癌（最多，占70%～85%）、喉咽后壁癌及环状软骨后区癌（较少）。

【病因】　未明确。可能与长期大量吸烟、饮酒等慢性刺激以及营养因素有关，女性患者可能与内分泌功能紊乱有关。

【病理生理】　鳞状细胞癌占绝大多数（97%），腺癌、肉瘤、淋巴瘤少见。

下咽鳞癌一般分化较差，以浸润型生长为主，易侵犯临近组织器官，如喉、颈段食管、气管、甲状腺，甚至口咽、舌根等。下咽癌易出现转移，一般半数以上的患者早期出现颈部淋巴结转移，主要为颈深中组淋巴结。血行转移主要转移到骨、肝、肺等。

【临床表现】　早期症状不典型，仅仅表现为咽部异物感、喉部轻压迫感等非特异性表现。一旦出现下列症状，表示病程已到中晚期。

1. 吞咽困难　为肿瘤累及梨状窝尖、食管入口等部位所致。随肿瘤增大，吞咽困难逐渐加重，由进普食到流食，最后严重时滴水不能进。

2. 咽喉疼痛　肿瘤破溃或继发感染或侵及喉部软骨时可出现疼痛，甚至剧痛。

3. 声音嘶哑　当肿瘤累及环杓关节、喉返神经及声带时可出现。

4. 转移症状　颈部淋巴结肿大非常常见，有时成为就诊的首发症状。肿大淋巴结质硬、无痛，多为单侧，亦可是双侧。晚期出现骨、肝、肺等远处转移。

【检查】　最简单、常用的检查方法是间接喉镜检查。还可以采用纤维喉镜、电子喉镜、支撑喉镜等检查活检。常见于梨状窝肿块，可为正常黏膜覆盖，也可破溃出血，形成溃疡、菜花样，累及周围结构后很难判断原发部位（彩图3-5-8，图3-5-9）。

【诊断】　早期诊断很困难。因此，对于年龄大于40岁，咽部不适、异物感、咽痛、声嘶等出现两周者，应作进一步详细检查。间接喉镜、纤维喉镜应列为常规检查。影像学检查（CT、MRI）可了解病变部位、肿瘤侵犯范围、软骨破坏情况、颈淋巴结转移情况。也可采用增强手段，确定肿瘤血供及与颈部大血管的关系。最后确诊依靠病理检查。

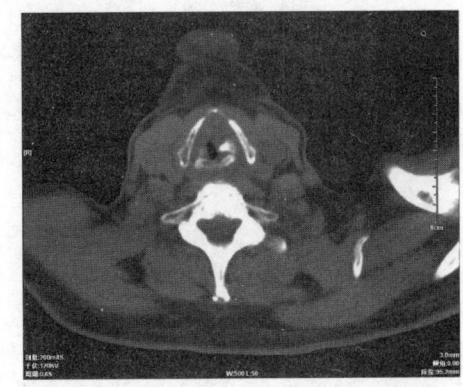

图 3-5-9　喉癌增强 CT 片。声门左侧可见信号增强肿物。

【治疗】　首选手术治疗，辅以术前或术后化学治疗或放射治疗，单一治疗目前少用，效果不佳，现主张联合治疗。最常用的联合治疗为手术加术后放疗。

案例 3-5-3

患者，男性，59岁，因渐进性声音嘶哑3个月来诊。3个月来无明显诱因下出现声音嘶哑，逐渐加重。电子喉镜检查示左声带前端白色不规则新生物，表面破溃，予以活检，结果显示高分化鳞状细胞癌。

问题：根据喉癌的分型和分期原则对本病进行诊断。

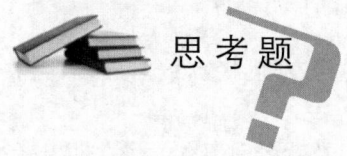思考题

1. 喉咽常见良性肿瘤有哪些？
2. 喉咽恶性肿瘤有哪些临床表现？

（王 宇）

第六章

咽部的其他疾病

学习目标

1. 了解咽异物的临床表现。
2. 掌握腺样体肥大的诊治要点。

第一节　腺样体肥大

咽扁桃体又称腺样体，正常情况下 6～7 岁时发育最大，但到 10 岁以后开始萎缩。由于鼻咽部炎症的反复刺激，咽扁桃体发生病理性增生，而引起相应的症状，称咽扁桃体肥大，习称腺样体肥大。

【病因】　鼻咽部及其毗邻部位或腺样体自身炎症的反复刺激，使腺样体发生病理性增生。

【临床表现】　腺样体肥大的主要症状为鼻塞。由于肥大的腺样体堵塞后鼻孔，患者长期张口呼吸，致使面骨发育障碍，上颌骨变长，腭骨高拱，牙列不齐，上切牙突出，咬合不良，上唇厚、翘起，鼻翼萎缩，鼻孔狭窄，鼻唇沟平展，精神萎靡，面容呆板，反应迟钝，出现所谓"腺样体面容"。腺样体肥大常并发鼻炎、鼻窦炎，有鼻塞及流鼻涕症状。说话时带闭塞性鼻音，睡觉时可发出鼾声。因分泌物向下流并刺激呼吸道黏膜，常引起咽、喉及下呼吸道黏膜炎症，并发气管炎。肥大的腺样体可阻塞咽鼓管咽口，或反复发炎而并发分泌性中耳炎，导致听力减退和耳鸣，是儿童患分泌性中耳炎的主要原因之一。腺样体肥大对儿童发育有不良影响，主要表现为全身发育及营养状况较差，并有睡眠不足、打鼾、夜惊、磨牙、遗尿、消瘦、低热、贫血、性情烦躁、记忆力减退、注意力不集中等症状。此外，长期呼吸道阻塞，肺换气不足，将引起患儿肺动脉高压和肺源性心脏病，重者可导致右心衰竭。对心理发育的影响除智力差外，还会产生自卑、退缩等心理，性格倔强怪异。

【检查】　有上述"腺样体面容"的患儿应考虑本病。患儿张口呼吸，口咽检查可见硬腭高而窄，常伴有腭扁桃体肥大。患儿有鼻阻塞症状，前鼻孔镜检查可见鼻腔内有黏性或黏脓性分泌物。对鼻甲大、不易检查者，可充分收缩鼻黏膜后进行检查，可经前鼻孔看到鼻咽部红色块状隆起。对能合作的儿童可进行鼻咽镜检查，可见鼻咽顶部和后壁表面有纵行裂隙的分叶状淋巴组织团块，似半个剥去外皮的橘子，纵沟中常有分泌物，肥大显著的咽扁桃体可充满鼻咽腔。也可用纤维鼻咽镜、鼻内镜检查（彩图 3-6-1）。对患儿可用手指触诊，可触及鼻咽顶部有柔软的块状增生物。鼻咽部侧位 X 线拍片、CT 可协助诊断（彩图 3-6-2）。

【治疗】　症状轻者可采用黏膜血管收缩剂，如 0.5%～1% 麻黄碱滴鼻液，或用抗生素溶液滴鼻，保持鼻腔通畅。预防感冒，治疗邻近器官炎症。若症状重，影响呼吸，伴有鼻炎、鼻窦炎、咽炎、扁桃体炎、气管炎、支气管炎，或分泌性中耳炎久治不愈，以及已有"腺样体面容"或影响小儿发育者，应施行手术切除。手术时一般常同肥大的腭扁桃体一并切除。但是腭扁桃体肥大不明显，也无明确的手术指征者，可单独切除腺样体。腺样体肥大症状重、年龄在 4 岁以上者，宜及早手术切除。

腺样体切除术一般采用全身麻醉，将腺样体切除器或刮除器沿咽后壁放入鼻咽部（图3-6-3），将腺样体完全切除。也可以用低温等离子消融或电动吸割器切除腺样体。

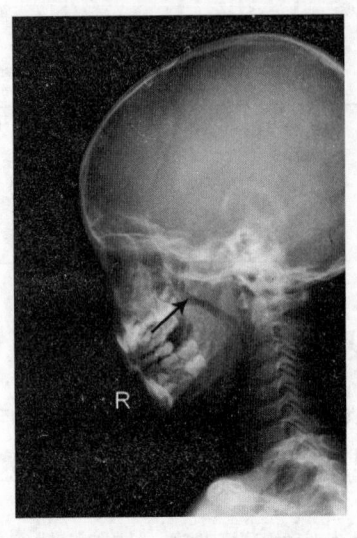

图 3-6-2　鼻咽侧位片显示鼻咽部软组织
　　　　　增厚（腺样体肥大）

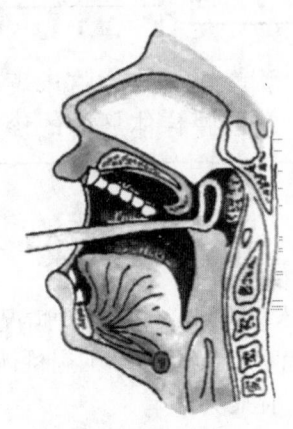

图 3-6-3　腺样体切除术

（孙建军）

第二节　咽部灼伤

【病因】咽部灼伤多为误咽沸水或化学腐蚀剂所致，常见于儿童，可导致口腔、咽部黏膜损伤，重者还出现全身中毒。若发生在成人，可见于精神失常或企图自杀者。常见的腐蚀剂为强酸、强碱、甲酚皂等。

【病理】　咽部黏膜灼伤程度因误咽物质的温度、化学性质、浓度、进入量及停留时间而异。

【临床表现】

1. 症状　伤后主要症状为口腔、咽部疼痛，饮水及进食使疼痛加重，吞咽疼痛导致咽下困难、流涎。如伴有喉水肿，可出现呼吸困难，重度灼伤者常有发热及中毒症状。

2. 检查　口腔及咽部受伤较重的部位常在唇、颊、咽峡、咽后壁、喉入口等处。可见局部充血、肿胀，黏膜起泡、糜烂或表面覆盖白膜。轻度灼伤如无继发感染，3 ~ 5 天后白膜自行消退，创面愈合。重度灼伤2 天至 3 周后结缔组织增生，形成瘢痕粘连致咽喉狭窄甚至闭锁。

【治疗】

1. 对伤后呼吸困难渐趋严重者，应准备行气管切开术，以保持呼吸道通畅。

2．对因强酸、强碱灼烧咽喉部而立即就诊者，应给予中和疗法。强碱灼伤可用醋、橘子汁、柠檬汁中和，强酸灼伤可用镁乳、氢氧化铝凝胶中和。

3．应用抗生素控制感染。

4．较重的咽喉灼伤者应使用糖皮质激素治疗，以预防水肿和抑制结缔组织增生。

5．加强口腔护理，用1%过氧化氢、朵贝尔溶液漱口，局部可涂甲紫或紫草油，或喷洒碱式碳酸铋粉末保护创面。

6．进食困难者可采取鼻饲、静脉营养、肠内营养以维持水、电解质、酸碱平衡。

（孙建军）

第三节　咽异感症

咽异感症（abnormal sensation of throat）常泛指除疼痛以外的各种咽部异常感觉。祖国医学称之为"梅核气"。

【病因】　产生咽异感症的病因极为复杂，许多有关的生理和病理变化还有待进一步探讨，通常认为与下列因素有关：

1．咽部疾病　各种类型的炎症、扁桃体及会厌病变等。

2．咽邻近器官的疾病　茎突过长、甲状软骨上角过长、咽侧间隙和颈部肿块、喉部疾病（如慢性喉炎、喉部良性肿瘤和恶性肿瘤）、口腔疾病等。

3．远处器官的疾病　消化道疾病、心血管系统疾病、肺部疾病、膈疝等。

4．全身因素　严重的缺铁性贫血、自主神经功能失调、长期慢性刺激（如烟、酒、粉尘和化学药物）、更年期内分泌失调等。

5．精神因素和功能性疾病　咽喉、气管、食管无器质性疾病，主要由大脑功能失调所引起的咽部功能障碍。

【临床表现】　本症临床常见，30～40岁女性较多。患者感到咽部或颈部中线有团块阻塞感、烧灼感、痒感、紧迫感、黏着感等。位置常在咽中线上或偏于一侧，多在环状软骨或甲状软骨水平，其次在胸骨上区，较少在舌骨水平，吞咽饮食无碍。病程较长的患者，常常伴有焦虑、急躁和紧张等精神症状，其中以恐癌症较多见。

【检查】

1．排除器质性病变　对咽异感患者，首先应考虑器质性因素，以免误诊和漏诊。

2．仔细检查咽部　观察有无黏膜充血、肿胀、萎缩，淋巴组织增生，瘢痕或肿瘤等，还应注意咽黏膜皱褶之间的微小黏膜糜烂、鼻咽顶部的咽囊开口、咽隐窝内的粘连、黏膜下型鼻咽癌、扁桃体实质内的病变等。除视诊外，触诊亦很重要。可采用下列方法进行：①咽部触诊；②颈部触诊；③咽 - 颈部联合触诊。

3．邻近器官及全身检查。

【诊断】根据症状和检查的全部资料进行综合分析后方可做出诊断。诊断中注意区分器质性因素和功能性因素，区分全身因素和局部因素。

【治疗】

1．病因治疗　针对各种病因进行治疗。

2. 心理治疗　排除器质性病变后，针对患者的精神因素如"恐癌症"等，耐心解释，消除其心理负担。

3. 对症治疗

(1) 避免烟、酒、粉尘等，服用镇静剂。

(2) 颈部穴位封闭法，可取穴廉泉、双侧人迎，或加取阿是穴进行封闭。

(3) 中医中药治疗。

（孙建军）

第四节　咽异物

【病因】　咽部异物常由于疏忽、仓促进食、牙齿不全，无意中将未咀嚼碎的食物或食物中夹杂的异物咽下而发生。

异物的种类其多，有矿物、化学物品，动物、植物等，常见发生原因有下列情况：①饮食不慎，将肉骨、鱼刺、果核等咽下；②儿童玩耍嬉闹，将硬币、曲别针、小钉、小玩具、笔帽等放入口内，不慎咽下；③昏迷、睡眠或酒醉时发生误咽，将口含物或义齿咽下；④患者企图自杀，有意将较大尖锐的异物咽下，如小水果刀、小剪刀、钥匙等。异物可停留于咽部成为咽异物，如咽下进入食管，可造成食管异物。

鼻咽部异物，常发生在呕吐、呛咳时误将呕吐物、药片等挤入鼻咽部，或鼻咽部手术填塞物遗留，或在取喉咽及食管异物时口内脱落，进入鼻咽部。

口咽及喉咽部异物多是经口进入的细长尖锐异物，常刺入扁桃体、咽侧壁、舌根或会厌谷等处。较大的异物咽下常在梨状窝存留。偶见尖锐异物刺透黏膜进入黏膜下层，埋于咽部黏膜下，成为"埋藏性异物"，常引起继发感染，甚至形成脓肿（图 3-6-4）。

【临床表现】　咽部异物最常见的症状是有咽部异物感，吞咽困难，局部疼痛，多呈刺痛，部位比较固定而持续，吞咽时或推动喉部时症状加重。鼻咽部异物常见有鼻阻塞症状，异物存留过久常有腥臭味。若咽部黏膜下有"埋藏性异物"，可有急性炎症症状。如"埋藏性异物"属金属异物（如不锈钢针、屑），亦可长期埋

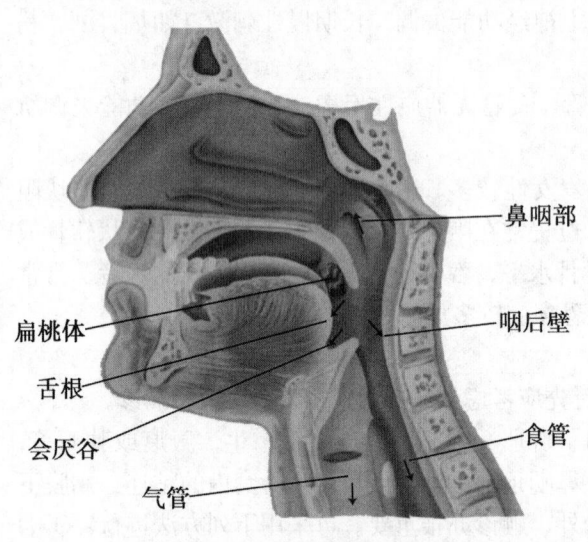

扁桃体
舌根
会厌谷
气管
鼻咽部
咽后壁
食管

图 3-6-4　咽部异物容易停落的部位及可能进入的方向

藏而无任何症状。

【诊断】　咽部异物经细心的口咽视诊或做间接喉镜、鼻咽镜检查，一般都较容易发现。如经一般检查未能发现异物，而异物属不透 X 线的异物时，可采用 X 线拍片、CT 扫描检查确诊定位。

【治疗】　口咽部的异物大部分可在压舌板显露下用镊子或异物钳取出；若部位较深，如

位于舌根、会厌谷、梨状窝、咽侧壁等处的异物，可用 1% 丁卡因溶液黏膜表面麻醉后，在直接或间接喉镜下用异物钳取出。鼻咽部的异物经检查确诊定位后，做好充分麻醉，牵开软腭，可在间接鼻咽镜下用后鼻孔弯钳取出，或用纤维鼻咽镜取出。穿入咽壁黏膜下层的"埋藏性异物"，因日久并发咽后或咽旁脓肿者，需经口或颈侧切开排脓，将异物取出；确诊为咽壁"埋藏性异物"但无症状者，也可暂时观察不予处理。

（孙建军）

第四篇　喉科学

第一章

喉科学基础

学习目标

1. 了解喉的软骨支架，包括环状软骨、甲状软骨及会厌软骨。
2. 了解环杓后肌是喉内肌中唯一一对使声门开放的肌肉，由喉返神经支配。
3. 了解喉的生理功能。
4. 了解喉部常用检查方法。

第一节　喉的应用解剖学

喉（larynx）为单一不成对器官，居于颈前正中，其上方为舌骨及舌根，下方为气管，前方有颈前带状肌及甲状腺，后方有下咽腔及颈椎。成人喉投影高度相当于 $C_4 \sim C_6$ 水平，由一系列软骨、连接软骨的韧带、黏膜及保证软骨活动的肌肉所组成。

一、喉软骨

组成喉的软骨（laryngeal cartilage）分为支架软骨和活动软骨。支架软骨包括环状软骨、甲状软骨及会厌软骨，它们均位于颈前正中，单一不成对；活动软骨是杓状软骨，为成对软骨，在发音及吞咽活动中发挥着重要作用。此外，构成喉软骨支架的还有小角软骨、籽状软骨及楔状软骨，由于这些软骨有的并不恒定存在，且在喉生理活动中并无太大作用，故临床意义不大（图4-1-1）。

（一）甲状软骨（thyroid cartilage）

甲状软骨位于喉正前方，是所有喉软骨中体积最大者。甲状软骨由左、右两块甲状软骨板于颈前正中线相互融合而成，融合形成的前角称为喉结，在成年男性多为90°，在女性这个前角多为120°～150°，故成年男性的喉结较女性明显。每侧甲状软骨板外面有一条从后上斜向前下方的骨嵴，称为甲状软骨板斜线，为胸骨甲状肌附着处。甲状软骨板上缘的前正中线区软骨向下凹陷呈"V"形，称为甲状软骨切迹，此切迹常作为颈前正中线的解剖标志。

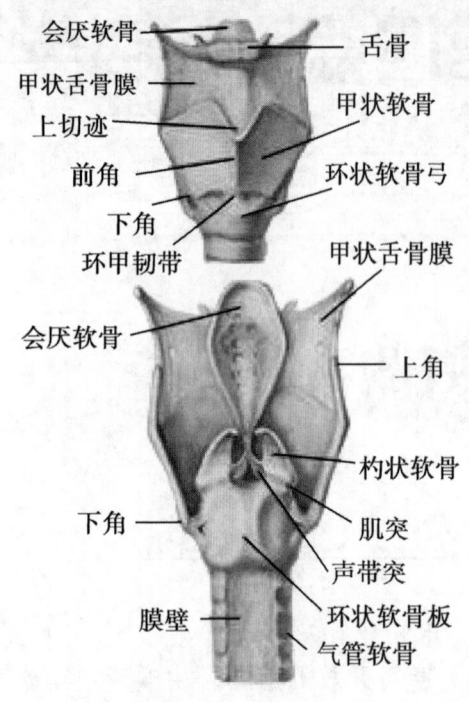

会厌软骨
舌骨
甲状舌骨膜
甲状软骨
上切迹
前角
环状软骨弓
下角
甲状舌骨膜
环甲韧带
会厌软骨
上角
杓状软骨
下角
肌突
声带突
膜壁
环状软骨板
气管软骨

图 4-1-1　喉结构图

甲状软骨板后缘分别向上、向下延伸，形成甲状软骨上角及甲状软骨下角。两侧的甲状软骨下角与其下方的环状软骨形成环甲关节，而甲状软骨上角借甲舌侧韧带与舌骨大角相连接。成年以后的甲状软骨板会不同程度的骨化。

（二）环状软骨（cricoid cartilage）

环状软骨位于喉最下方，约达 C_6 水平，是所有喉软骨中唯一完整的软骨环。环状软骨形似一枚戒指，前部称为环状软骨弓，后部称为环状软骨板。环状软骨的每侧分别有上、下两个关节面，上方关节面位于环状软骨板上缘，与其上的杓状软骨形成环杓关节，下方关节面位于环状软骨侧方相当于环状软骨弓与环状软骨板交界处，该关节面与甲状软骨下角形成环甲关节。环状软骨环的完整性对于维持喉腔的通畅至关重要，外伤或手术若造成其断裂，则可引起喉狭窄。

（三）会厌软骨（epiglottic cartilage）

会厌软骨位于舌骨及舌根喉部，形似一片"站立的"树叶，其下方的会厌脚借甲状会厌韧带附着于甲状软骨前角上 1/3 与中 1/3 交界处内面。会厌软骨有前、后两个面，前面紧邻舌根，称为舌面，后面面对喉腔，称为喉面。会厌舌面正中黏膜与舌根之间形成舌会厌皱襞，该皱襞两侧为会厌谷。会厌舌面黏膜下组织较为疏松，炎症时易肿胀而阻塞喉腔。

（四）杓状软骨（arytenoid cartilage）

杓状软骨左、右成对，位于环状软骨板上方，其形似三棱柱状，高度约 1.5cm，其基底部与下方的环状软骨板形成环杓关节，该关节使杓状软骨具有侧滑及旋转活动能力。杓状软骨基底部有两个突起，一个突起向前，有声带肌附着，称为声带突，另一个突起向后外侧，有其他喉内肌附着，称为肌突。杓状软骨借其侧滑与旋转活动能力而影响声门的开闭，故其在嗓音功能活动中具有重要临床意义。

二、喉的关节、韧带

（一）喉的关节（laryngeal articulation）

1. 环甲关节（cricothyroid articulation）　由甲状软骨下角与环状软骨板关节面之间形成，该关节囊外面有三条小韧带加固，其活动范围很有限，主要是使甲状软骨向前下移位，从而拉紧声带。如环甲关节活动障碍，必将影响声带的弛张，使声门裂在发声时不能紧闭，出现梭形缝隙。

2. 环杓关节（cricoarytenoid articulation）　从嗓音生理学意义上来说，环杓关节是所有喉的关节中最重要的一对关节，由呈凹面的杓状软骨关节面与其下方呈凸面的环状软骨关节面所组成。环杓关节囊非常松弛，作用是方便杓状软骨进行侧滑及绕中轴的旋转运动。环杓后肌的收缩使杓状软骨肌突内收，从而使声带突外展而打开声门；反之，环杓侧肌的收缩使声带突内收，从而使声门关闭。

（二）喉的韧带及膜（laryngeal ligament and membrane）

喉的软骨借相互间的膜及韧带相互连接，这种膜及韧带又把喉与毗邻器官及组织相连接为一个有机整体。从功能上来说，喉的韧带和膜又可分为喉内韧带和膜及喉外韧带和膜。

1. 喉内韧带和膜　主要有环甲膜、甲状会厌韧带及喉弹性膜。

（1）环甲膜（cricothyroid membrane）：为连接环状软骨上缘与甲状软骨下缘的较为坚韧的一层纤维膜，其中份增厚称环甲中韧带，两侧较薄称为环甲侧韧带。

（2）甲状会厌韧带（thyroepiglottic ligament）：为连接会厌脚末端与甲状软骨前角后面的纤维韧带。

（3）喉弹性膜（elastic membrane of larynx）：为喉腔黏膜下一层增厚的纤维，这层纤维膜局部增厚形成三组韧带将杓状软骨分别与会厌及甲状软骨连接起来。这三对韧带分别是连接会厌侧缘与杓状软骨外侧缘的杓会厌韧带、室韧带及声韧带（vocal ligament）。

2. 喉外韧带和膜　主要作用是将喉体与上方的舌骨及下方的气管环相连，主要包括环气管膜、甲状舌骨膜及舌会厌膜。此外，还有附属的小韧带，舌会厌韧带及咽会厌韧带分别将舌根、咽腔与喉相连接。

三、喉肌

喉肌（laryngeal muscle）按功能分为喉内肌及喉外肌。喉内肌的起止均在喉软骨上，直接参与喉的功能活动；喉外肌将喉与颅底、下颌骨、舌骨及胸骨相连，间接参与喉的功能活动。

（一）喉内肌（laryngeal intrinsical muscle）

根据喉内肌的不同功能活动特点，将喉内肌分为声门开放肌、声门关闭肌、声带紧张肌及会厌活动肌（图 4-1-2）。

1. 声门开放肌　主要为环杓后肌（posterior cricoarytenoid muscle）。左右成对，起于环状软骨板背面，止于杓状软骨肌突后内侧。该肌收缩时使肌突向内旋，从而带动声带突向外转，导致声门开放。环杓后肌是喉内肌中唯一一对使声门开放的肌肉，由喉返神经支配。

2. 声门关闭肌　包括环杓侧肌及杓（间）肌。

（1）环杓侧肌（lateral cricoarytenoid muscle）：左右成对，起于环状软骨弓上缘的后外侧，肌肉斜向后上行走，止于杓状软骨肌突前面。该肌收缩时使杓状软骨声带突内旋，导致声门关闭，其作用与环杓后肌相反。

（2）杓（间）肌（interarytenoid muscle）：为不成对肌，由深面的横肌束及浅面的斜肌束构成，起、止于双侧杓状软骨背面。该肌收缩时使双侧杓状软骨向内滑行，从而关闭声门。

环杓侧肌及杓（间）肌由喉返神经支配。

3. 声带紧张肌　包括环甲肌及甲杓肌。

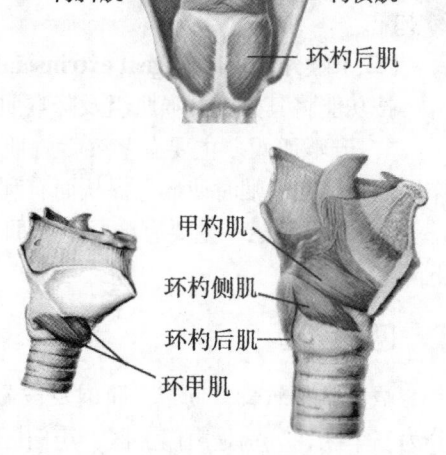

图 4-1-2　喉内肌

（1）环甲肌（cricothyroid muscle）：形似宽三角状，左右成对，起于环状软骨弓前面，其肌纤维呈扇形向后上行走，止于甲状软骨板下缘及甲状软骨下角前缘。该肌收缩时使甲状软骨板向前下转动，从而拉紧声带（图4-1-3）。环甲肌是唯一不受喉返神经支配的喉内肌，由喉上神经外支支配。

（2）甲杓肌（thyroarytenoid muscle）：左右成对，其肌纤维的构成在喉内肌中最为复杂，一般可分为甲杓上肌、甲杓中肌及甲杓下肌几个部分。甲杓下肌是真正意义上的声带肌，起于甲状软骨前角后面下1/3，肌纤维向后走行，止于杓状软骨声带突，收缩时使声带张力增加。甲杓中肌起点同甲杓下肌，其肌纤维向后走行，分别止于杓状软骨外侧、杓会厌皱襞及会厌侧缘，收缩时使声门关闭，使会厌向喉腔方向关闭。甲杓上肌起于甲状软骨前角后面上1/3，肌纤维向后止于杓状软骨肌突外侧，收缩时使声带内收。甲杓肌由喉返神经支配。

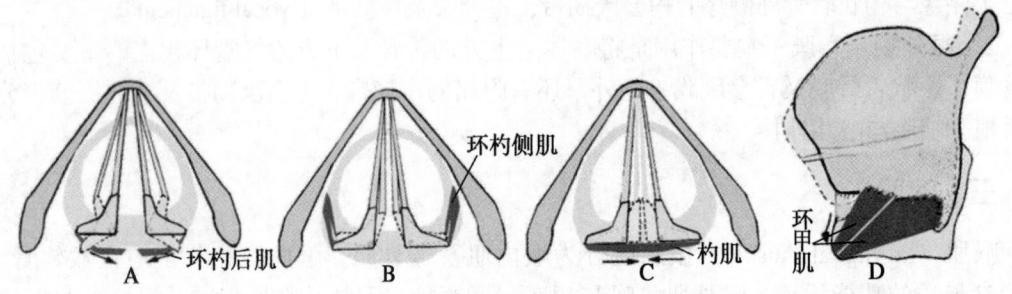

图 4-1-3　喉肌功能示意图

A. 环杓后肌收缩使声带外展，声门开大；B. 环杓侧肌收缩使声带内收，声门关闭；C. 杓肌收缩使声带内收，声带关闭；D. 环甲肌及甲杓肌收缩，使声带紧张

4. 会厌活动肌　包括甲状会厌肌及杓会厌肌。甲状会厌肌（thyroepiglottic muscle）起于甲状软骨前角后面，止于会厌两侧缘，收缩时会厌向前上转动。杓会厌肌（aryepiglottic muscle）实为甲杓中肌之一束，收缩时会厌向后下转动。甲状会厌肌及杓会厌肌均为喉返神经支配。

（二）喉外肌（laryngeal extrinscial muscle）

按功能将其分为升喉肌组及降喉肌组。

1. 升喉肌组　主要有茎突舌骨肌、二腹肌、下颌舌骨肌、颏舌骨肌及甲状舌骨肌，其作用主要是在吞咽时使喉上提从而有利于会厌下降而关闭喉腔。

2. 降喉肌组　主要有胸骨舌骨肌、胸骨甲状肌及肩胛舌骨肌等，其作用主要是使喉体下降。

四、喉腔

喉的各种软骨、韧带、肌肉及被覆的黏膜上皮围成了喉腔，从上到下按解剖及病理特点分为三个区，分别是声门上区、声门区及声门下区。

（一）声门上区（supraglottic portion）

声门上区为位于声门之上的区域，由两个部分组成，分别是上方的喉前庭及下方的室带、喉室。喉前庭形似漏斗口状，前部由会厌喉面构成，两侧为杓会厌皱襞，后部为杓间区。室带前端起于甲状软骨前角中部的后面，向后止于杓状软骨，表面覆盖黏膜，深层为增厚韧带及肌肉。喉室为介于上方室带及下方声带之间的凹陷腔。在喉镜下，喉室为介于室带与声带之间的缝隙状小腔。

（二）声门区（glottic portion）

声门区为位于左、右两条声带之间的区域，这个区域呈一个尖端向前的等腰三角形裂隙，其长度在男性为 25～30mm，在女性为 20～23mm。两条声带位于室带下方，但其游离缘较室带更靠中线。声带上面呈水平状，构成喉室的底，下面则斜向外、下方，与声门下区相连。左、右两条声带在前端呈锐角相接，形成声带前联合；在声带后方，则由双侧杓状软骨声带突及杓（间）肌构成声带后联合；在喉镜下，声带呈珠白色，透过黏膜可见少许纵行纤细的血管。

（三）声门下区（infraglottic portion）

声带以下至环状软骨下缘以上区域称为声门下区，形状呈一口在下、底朝上的倒漏斗形，其下界接第一气管环。

五、喉的血管

喉的每一侧均有三支供血动脉，分别是喉上动脉、喉下动脉（环甲动脉）及喉后动脉。喉上动脉起源于甲状腺上动脉，于甲状软骨上角稍前方深入甲状舌骨膜，降行于梨状窝黏膜下，供应声门上区喉组织，其终末支与同侧喉后动脉吻合。喉下动脉（环甲动脉）同样起源于甲状腺上动脉，发出后沿同侧甲状软骨板外面斜线下行，于环甲膜前面穿入并与同名对侧血管吻合，形成环甲动脉弓，供应声门下区前部。喉后动脉起源于甲状腺下动脉，管径较小，发出后沿气管两侧上行，并与同侧喉返神经伴行，穿入咽下缩肌后走行于环杓后肌表面，与同侧喉上动脉吻合，供应喉腔后部区域。

喉的静脉与同名动脉伴行，喉上及喉下静脉汇入甲状腺上静脉，喉后静脉汇入甲状腺下静脉，部分小静脉直接汇入咽静脉，最终汇入颈内静脉。

六、喉的淋巴

喉的淋巴（laryngeal lymph）分成两个高度分隔的系统，即浅层和深层淋巴系统。浅层淋巴系统为喉的黏膜内系统，左右交通；深层淋巴系统为喉的黏膜下系统，左右互不交通，分为声门上区淋巴及声门下区淋巴，声门上区淋巴网特别丰富，而声门下区淋巴网则相对较细、少，声带游离缘淋巴网最不丰富。因此，声门上癌最易发生淋巴转移，声带癌的转移率极低，声门下癌有向对侧转移的倾向。

七、喉的神经

喉的神经（laryngeal nerve）主要包括喉上神经及喉返神经，这两支神经均是迷走神经的分支。

（一）喉上神经（superior laryngeal nerve）

喉上神经是以感觉为主的混合神经，起自颈静脉下方的迷走神经干，斜向前、向下走行，于舌骨大角水平分为内、外两支。外支沿咽下缩肌表面垂直下降，于甲状软骨板后缘弯曲向前达环甲肌并支配该肌，部分纤维穿入环甲膜，分布于声门下区黏膜；内支穿入甲舌膜后，又多分为 3 小支，司同侧喉腔黏膜感觉。

（二）喉返神经（recurrent laryngeal nerve）

喉返神经是以运动为主的混合神经，其左、右行程不同。左侧喉返神经起源于胸腔的迷走神经干，向后绕到主动脉弓后方后上行于气管食管沟内，再沿左侧甲状腺背面继续上行达喉。右侧喉返神经于颈根部由迷走神经发出，然后绕过右锁骨下动脉，沿右气管食管沟上行达喉。双侧喉返神经在咽下缩肌下缘水平穿入喉腔。大部分喉返神经于环甲关节稍下方分为前、后两支，前支发出分支支配除环甲肌以外的所有喉内肌，后支上行与同侧喉上神经内支的一个终末支吻合形成盖氏神经吻合支。

第二节　喉的生理

喉既是发声器官，又是呼吸道的门户。其主要生理功能包括发音、呼吸、吞咽、屏气及咳嗽。

一、发音功能

知识链接

声音具有三个主要因素，即音调、声强和音色。音调的高低和声带振动的频率有关，频率快则音调高，频率慢则音调低。声强的大小取决于振幅的大小和呼出气压的强弱。音色是由混入基音的泛音所决定的，每个基音又都有其固有的频率和不同声强的泛音，使形成的每个声音各有其特殊的音色。

有关喉发音机制的学说有多种，到目前为止，任何一种单一学说均难以全面解释嗓音的发生、发展及变化规律。根据空气动力肌弹力学说，肺呼气时气流的振动产生声音，而这个振动就是由声带产生的。声带 Reinke 间隙的存在为声带表面黏膜的振动创造了有利条件，发音时双侧声带全段同步内收在中线靠拢关闭，当声门下腔的压力高于声门关闭压时，气流冲出声门而振动声带，而当高速气流通过声门时，由于 Bernoulli 效应吸引双侧声带相互在中线靠拢关闭声门，声门下腔的压力又升高，当此压力高于声门关闭压力时，声门又被气流冲开，如此周而复始，形成一个人声音的基本频率。当然，正常嗓音最后的形成还有赖于咽腔、口腔、鼻腔及口唇的结构及功能正常。

二、呼吸功能

声门为上呼吸道最狭窄处，平静呼吸时，声带位于轻外展位（声门裂大小约为 13.5mm），吸气时声门稍增宽，呼气时声门稍变窄。喉对肺泡的换气及保持体液酸碱平衡也有辅助作用。喉黏膜内存在化学感受器，刺激可经喉返神经传至中枢。肺的传入神经系统可以反射地影响喉的肌肉运动，因而影响呼吸功能。呼吸活动的正常进行有赖于喉腔的正常开放及管腔结构的完整，尤其是环状软骨的正常完整。

三、吞咽功能

喉在吞咽活动中扮演着重要角色。当吞咽、呕吐及食物反流时，喉腔需及时关闭以防止误吸。这是一个复杂的反射动作，通过升喉肌的作用使喉体上升，以利于会厌关闭喉入口，开放咽及食管入口；通过喉内收肌组的作用使室带及声带内收关闭喉腔，使呼吸抑制。

四、屏气功能

当需要胸、腹腔有一定压力而有助于进行如举重、跳高、咳嗽及排便等活动时，声带内收使声门关闭，呼吸暂停，胸、腹腔内保持一定压力，从而有利于上述活动的完成。

五、喉的循环反射系统

主动脉压力感受器的传入纤维，经过喉的深部组织、交通支、喉返神经感觉支，传至中枢神经，形成反射弧。喉内这些神经如果受到刺激则会减慢心率或出现心律不齐。喉内表面麻醉不会消除这种反射，因为神经位置深，但当施行气管插管和喉、气管支气管镜检查喉部扩张时，则会引起这一反射，此反射可用阿托品抑制。

第三节　喉的临床检查

一、病史询问

完善的病史询问有助于了解病变性质和部位，临床工作中要将患者的主诉和临床表现相结合，将局部、全身以及情感等对嗓音有影响的各种因素考虑在内，全面了解疾病的来龙去脉，有助于制订有效的诊疗方案。

（一）全身情况

主要包括基础疾病、手术外伤史、个人史和外伤史。

> **知识链接**
>
> 心脏手术、肺部手术以及甲状腺手术均有可能造成喉返神经损伤，引起患者术后声嘶甚至呼吸困难。全身麻醉插管一方面由于暴力操作所致的环杓关节脱位可以引起声嘶，另一方面由于插管时间过长或套囊压力过大，可引起声门下喉狭窄，导致嗓音改变和呼吸改变。

（二）局部症状

最重要的是喉的功能障碍。发声障碍是喉病的典型症状，可见于喉的急性和慢性炎症、肿瘤、外伤、神经麻痹、关节损伤以及癔症等。喉病引起的呼吸困难以吸气性呼吸困难为主，常伴有喉鸣和三凹征。喉部疼痛表现多样，喉入口病变引起的疼痛常在吞咽时加重，有时出现吞咽障碍，声带病变引起的疼痛多见于发声时，喉部疼痛最初可仅表现为感觉异常。

二、喉部的一般检查

（一）喉的外部检查

首先观察喉的外部有无畸形、大小是否正常、位置是否在颈前正中部、两侧是否对称。应注意喉部有无肿胀、触痛、畸形，以及颈部有无肿大的淋巴结或皮下气肿等。触诊时用拇指、示指按住喉体向两侧推移，可扪及正常喉关节的摩擦和移动感觉，如病变累及喉内关节，这种感觉往往消失。

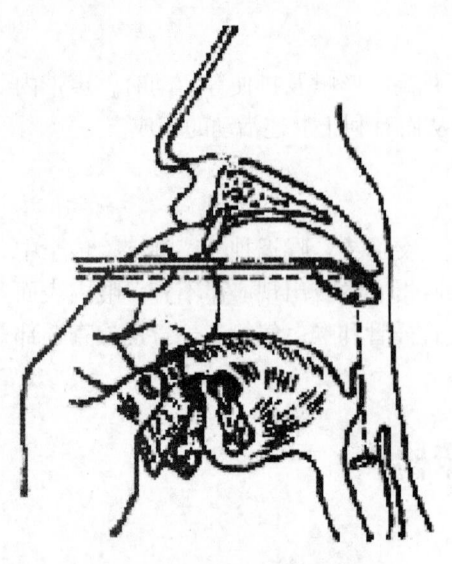

图 4-1-4　间接喉镜检查

（二）间接喉镜检查

间接喉镜检查是临床最常用、最简便的检查法。将间接喉镜置于口咽部，观察镜中喉及喉咽部的影像。检查时让受检者正坐，上身稍前倾，头稍后仰，张口，将舌伸出。检查者先调整额镜对光，使焦点光线能照射到悬雍垂，然后用纱布包裹舌前部 1/3，避免下切牙损伤舌系带，以左手拇指（在上方）和中指（在下方）捏住舌前部，把舌拉向前下方，示指推开上唇，抵住上列牙齿，以求固定。再用右手按执笔姿势持间接喉镜，稍稍加热镜面，使不起雾，但切勿过热，以免烫伤黏膜。将喉镜伸入咽内，镜面朝向前下方，镜背紧贴悬雍垂前面，将软腭推向上方，避免接触咽后壁引起恶心（图 4-1-4）。检查者可根据需要，略转动和调整镜面的角度及位置，首先检查舌根、舌扁桃体、会厌谷、喉咽后壁、喉咽侧壁、会厌舌面及游离缘、杓状软骨及两侧梨状窝等处。然后嘱受检者发"衣"声音，使会厌上举，此时可观察到会厌喉面、杓状会厌襞、杓间区、室带与声带及其闭合情况（图 4-1-5）。

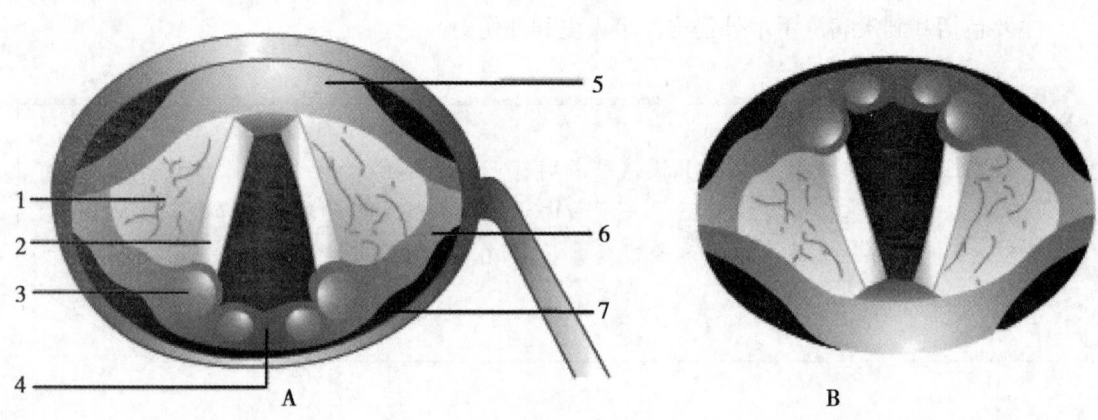

图 4-1-5　A．间接喉镜检查所见镜面喉像；B．喉实体位置

1. 室带（右）；2. 声带（右）；3. 杓状软骨（右）；4. 杓状软骨间切迹；5. 会厌；6. 杓会厌襞（左）；7. 梨状窝（左）。

在正常情况下，喉及喉咽左右对称，梨状窝无积液，黏膜呈淡红色，声带呈珠白色条状。发"衣"声时，声带内收，向中线靠拢，深吸气时，声带分别向两侧外展，此时可通过声门窥见声门下区及部分气管软骨环。检查时应注意观察喉的黏膜色泽，有无充血、水肿、增厚、溃疡、瘢痕、新生物或异物存留等，同时观察声带及杓状软骨活动情况。若会厌不能上举妨碍观察，可让受检者发高音的"衣"声，以便暴露声门。若经上述努力仍检查困难，可在黏膜表面麻醉后，让受检者自己拉舌，检查者用左手持喉镜，右手持会厌拉钩或喉用卷棉子将会厌拉起，进行检查。对于咽反射敏感者，可于悬雍垂、软腭和咽后壁处喷以 1% 丁卡因 2～3 次，表面麻醉黏膜后再进行检查。

三、喉的内镜检查

（一）纤维喉镜

检查时患者取坐位或仰卧位，在鼻、咽喉处施以表面麻醉。检查者左手握镜柄的操纵体，右手持镜杆远端，轻轻送入鼻腔，沿鼻底经鼻咽部，进入口咽，调整远端伸至喉部。注意观察舌根、会厌谷、会厌、杓状会厌襞、梨状窝、室带、喉室、声带、前连合、后连合及声门下区，可直视间接喉镜不能检查的部位，如会厌喉面、喉室等处。纤维喉镜可顺利检查颈部有畸形和张口困难者，亦可用于年老体弱者。若镜管同时配以负压吸引及活检钳插入通道，可同时进行吸引及局部活检。

（二）电子喉镜

喉电子内镜影像系统是在纤维内镜尖端配以电荷耦合装置，获得的影像转换为电子信号后传输，同时可连接于数字影像处理系统，进行实时动态处理、重建放大，并可避免传统喉镜影像上的蜂房影像。由于最初的尖端相对较厚，起先用于胃肠道的检查，后用于支气管镜检查。1993 年鼻喉电子内镜影像系统投入市场，比传统的纤维喉镜具有更佳的辨别率。

（三）频闪喉镜

频闪喉镜是利用物理学原理，通过频闪光源代替平光使高速振动的声带变为肉眼可见的慢速运动，从而使我们能观察到声带黏膜上的微细病变。它是一种无创、无损伤、痛苦小的检查手段，可以准确地研究声带振动情况，观察声带黏膜的细微变化。在嗓音病的早期诊断和鉴别诊断上，是其他喉镜所不能代替的。

（四）直接喉镜检查

直接喉镜（direct laryngoscope）检查并不是喉的常规检查法，它的基本原则是使口腔和喉腔处于一条直线上，以便视线直达喉部，检查喉腔各部。一般用于间接喉镜检查不能查明的局部病变，目前已较少采用，对患者刺激较大，建议全身麻醉下操作。

四、影像学检查

影像学检查在喉部疾病的诊断中有重要作用，目前所采用的方法有常规 X 线检查、计算机断层摄影（CT）和磁共振成像（MRI）。

（一）常规 X 线检查

有喉正、侧位片和喉正位体层摄片，原用于诊断喉部肿瘤及喉狭窄的范围，但现多已被 CT 取代。

（二）CT 检查

包括横断面扫描、造影剂增强扫描。喉外伤时通过平扫可显示有无喉软骨骨折、错位，喉腔内有无黏膜撕脱、黏膜下血肿及外伤后喉腔阻塞的情况。用于诊断喉肿瘤时可了解肿瘤大小、侵犯范围，喉软骨是否受累，颈部淋巴结转移情况等，为喉癌的 TNM 分期和制订手术方案提供依据。

（三）MRI 检查

MRI 对软组织的显示优于 CT，对喉软骨的显示不如 CT，故目前 MRI 检查在喉部的应用主要是显示肿瘤的大小以及侵犯的范围，并能更清楚地显示颈部淋巴结转移。

（王 军 肖 洋）

第二章

喉部先天性疾病及畸形

 学习目标

了解喉部常见的先天性疾病。

第一节　先天性喉蹼

喉腔内有一先天性膜状物，称为先天性喉蹼（congenital laryngeal web），约占喉先天性疾病的 10%，其具体发病原因不详，可能与遗传及喉腔发育不全有关。本病可伴有其他先天性畸形，亦有一家中数人发生的报告。发生于声门上区的喉蹼称为声门上蹼，多见于两侧室带之间；发生于两侧声带之间的喉蹼称为声门间蹼；发生于声门下区的喉蹼称为声门下蹼。声门间蹼最多见，其次为声门上蹼，声门下蹼较少见。胚胎第 8 周时，杓间的封闭上皮开始吸收，若喉腔内组织吸收不全，形成先天性喉蹼，若基本没有吸收，则形成先天性喉闭锁。组织吸收过程为自后向前，因此以声门前部喉蹼较多见，少数出现于声门后段。

【临床表现】　喉蹼的临床表现随蹼的大小不一而异，婴幼儿症状与成人症状亦有差异。大的喉蹼常导致喉阻塞及严重的吸气性呼吸困难，患儿无哭声，若不及时抢救，可因窒息而死亡，中、小程度的喉蹼常出现声音嘶哑、哭声弱及不同程度的吸气性呼吸困难。成人小喉蹼常无明显症状，可出现不同程度声嘶，不经喉镜检查常难以发现疾病。

【诊断】　早期诊断，以防引起患儿窒息。喉镜检查时，可见喉腔内有白色、粉红色蹼状膜，多位于双侧声带之间，声带外展时，蹼平整，声带内收时，蹼可向上或向下皱缩，呈团块状。

知识链接

先天性喉闭锁

出生时喉腔不能通气，为最严重的先天性喉狭窄。

产科医生需加深对本病的认识，如发现新生儿无哭声、有呼吸动作但无空气吸入，应立即在直接喉镜下，用婴儿支气管镜穿破膜性闭锁进入气管内，并给氧和人工呼吸。如为软骨性闭锁，支气管镜不能插入气管内，应立即做气管切开术，开放气道。若不立即治疗，新生儿多于出生后不久窒息死亡。

【治疗】 喉蹼小而无明显症状时，可不治疗。蹼较大而引起明显声嘶或呼吸困难时，可应用激光切除。

第二节 先天性喉软骨软化

先天性喉软骨软化（congenital larynomalacia）又称喉软化症，是婴儿先天性喉喘鸣最常见的病因。多因妊娠期营养不良、缺钙及其他电解质紊乱，导致喉部组织（会厌、杓状软骨和杓会厌襞）过度柔软和松弛，吸气时过软的组织向喉内卷曲，堵塞喉腔发生喘鸣。

【临床表现】 婴儿出生后即出现吸气期喉鸣及胸骨上窝、肋间窝、锁骨上窝凹陷，喉鸣声响大小不一，症状可为间歇性或持续性，有的随体位改变，睡眠或安静时无症状，哭闹时症状明显，其特点是哭声及咳嗽声正常，无声音嘶哑现象。症状严重者可出现呼吸困难及发紫绀等症状。

【诊断】 详细询问病史，根据出生后即出现吸气性喉鸣、"三凹"征，无声音嘶哑，哭声正常可作出初步诊断，直接喉镜下挑起会厌后喉鸣消失，则可确诊。

知识链接

先天性喉软骨软化分型

Ⅰ型：杓状软骨黏膜向喉腔脱垂。

Ⅱ型：杓会厌襞缩短。

Ⅲ型：会厌后移。

部分患儿为Ⅰ型和Ⅱ型的混合型。

【治疗】 症状不严重者可不治疗，仅需对患儿精心护理并加强营养，预防感冒及上呼吸道感染，一般在 6～18 个月后喉腔增大，喉组织渐变正常，喉喘鸣即渐消失。吸入性呼吸困难明显者，需行气管切开术。

（王 军 肖 洋）

第三章

喉部的炎性疾病

 学习目标

1. 掌握急性会厌炎的诊治及并发症。
2. 掌握小儿急性喉炎的诊治特点。
3. 了解小儿急性喉炎与其解剖特点的关系。

第一节 急性喉炎

急性喉炎（acute laryngitis）是喉黏膜急性弥漫性炎症，病情轻重悬殊。此病多发于冬春季节，是一种常见的急性呼吸道感染性疾病。

【病因】

1. 感染 常发生于感冒之后，多在病毒感染的基础上合并细菌感染，多继发于鼻腔、鼻咽及口咽部的急性卡他性炎症，也可单发于喉部。

2. 用声过度 用声过度也可引起急性喉炎，如说话过多、大声喊叫、剧烈咳嗽等。

3. 其他 喉部外伤、吸入有害气体及粉尘、烟酒过度等均可引起急性喉炎。

【临床表现】

（一）症状

1. 声嘶 是急性喉炎的主要症状，严重者可失音。

2. 喉痛 一般不严重，发音时加重，伴有咽喉部不适、干燥和异物感。

3. 咳嗽、咳痰 初为干咳，至晚期则脓性分泌物增多，出现咳痰现象，一般不严重。伴有气管、支气管炎症时，咳嗽、咳痰会加重。

4. 急性喉炎 常发生于感冒之后，故有鼻塞、流涕、咽痛等症状。

5. 成人全身症状轻，小儿多严重，可有发热、畏寒、食欲缺乏等症状。

（二）检查

喉镜检查可见喉黏膜弥漫性充血，以声带处为重，声带表面有黏液或黏脓性分泌物附着，声带有时增厚，虽运动尚好，但闭合不全。

【诊断】 根据有上呼吸道感染病史及过度用声等诱因而导致声嘶，以及喉镜检查见双声带充血，即可诊断急性喉炎。

【治疗】

1. 控制用声 尽量少讲话，使声带得以休息。

2. 可以行蒸气或雾化吸入 使喉黏膜保持湿润，同时也可加入药物吸入而达到治疗目的。

3. 药物治疗 如病情较重并伴有细菌感染，可全身应用抗生素和糖皮质激素治疗。

4. 辅助用药 可配合应用咽喉含片以及全身给予支持治疗。

第二节 小儿急性喉炎

小儿急性喉炎（acute laryngitis in children）是小儿以声门下为主的喉黏膜急性炎症。好发于6个月至3岁的儿童，由于小儿喉腔小、黏膜下组织疏松，炎症时易发生肿胀而导致喉腔狭窄，从而出现呼吸困难。另外，小儿咳嗽反射差、力量小，分泌物不易咳出。同时小儿神经系统不稳定，易受炎症刺激而发生喉痉挛，因而其症状较严重。

【病因】 多继发于上呼吸道感染，如普通感冒、急性鼻炎、急性咽炎等。也可继发于流行性感冒、麻疹、百日咳等某些急性传染病。

【临床表现】 起病急，主要症状为声嘶、阵发性犬吠样咳嗽、吸气性喘鸣。严重时，可出现吸气性呼吸困难、三凹征，同时可出现发绀、面色苍白、出汗、烦躁不安，此时如不及时治疗，会造成患儿死亡。

【诊断】 依据病史、症状及体征可以做出初步诊断。因小儿不配合，若强行检查易引发喉痉挛造成窒息，故行喉镜检查应慎重。在诊断时也应与气管异物、小儿喉痉挛、先天性喉病等疾病相鉴别。

【治疗】

1. 本病易造成喉梗阻而危及患儿的生命，故解除呼吸困难是治疗该病的关键。及时、足量应用抗生素及激素进行抗炎和消除水肿，同时做好气管切开的准备，如药物治疗无好转，则应及时行气管切开。

2. 吸氧、雾化或蒸气吸入、化痰、解除痉挛也是重要的治疗手段。

3. 使患儿安静，减少哭闹。

4. 加强全身支持治疗，维持水、电解质平衡。

案例 4-3-1

小儿急性喉气管支气管炎

患儿，女性，3岁，感冒发烧2天，出现声音嘶哑、喘鸣，继而出现呼吸困难，应用抗生素加激素治疗，呼吸困难好转不明显。胸部X线检查有肺纹理增粗和肺不张表现。

诊断：小儿急性喉气管支气管炎

问题

1. 为什么小儿急性喉炎易出现呼吸困难？

2. 为什么小儿急性喉气管支气管炎出现呼吸困难不易缓解？

第三节 急性会厌炎

急性会厌炎（acute epiglottitis）又称急性声门上喉炎，起病急，发展迅速，容易导致上呼吸道梗阻，是一种可危及生命的严重感染，多发生于冬春季。

【病因】

1. 感染 感染是最常见病因，致病菌有流感嗜血杆菌、葡萄球菌、A群链球菌、肺炎链球菌等。

2. 变态反应 对某种变应原发生反应，引起会厌变态反应性炎症而导致会厌肿胀。

3. 其他 外伤、异物、创伤、吸入有害气体、误咽化学物质、放射线损伤等。

4. 邻近组织的急性感染波及会厌。

【临床表现】

（一）症状

1. 全身症状 起病急，有发热、畏寒，体温在38～39℃，全身不适。

2. 局部症状 ①咽喉疼痛：多数患者有剧烈咽喉痛，吞咽时加重，严重者出现说话含糊。②呼吸困难：会厌肿胀严重时，可出现吸气性呼吸困难，如病情进一步恶化，可导致窒息，甚至死亡。③吞咽困难：轻者咽部有阻塞感，重者可出现饮水呛咳，甚至连唾液也难以咽下。

（二）检查

应特别注意患者的全身状况，有无明显的呼吸困难。喉镜检查：可见会厌明显充血、肿胀，严重时会厌肿胀可呈球形，由于会厌肿胀无法抬举，故声带、室带等喉部结构不能窥清。实验室检查：白细胞总数增加，中性粒细胞多增加。影像学检查：一般较少应用，儿童不能配合检喉时，喉部X线侧位片有助于诊断。

【诊断】 对有剧烈咽喉疼痛且吞咽加重者，口咽部检查无明显异常或不足以解释症状时应做喉镜检查，如见充血、肿大的会厌即可诊断为急性会厌炎。

【治疗】

1. 抗感染 全身应用足量抗生素和糖皮质激素。

2. 气管切开 患者床边应准备好气管切开包及抢救设施，呼吸困难严重者需立即做气管切开。

3. 如有会厌脓肿，需及时做脓肿切开。

4. 注意全身状况的纠正，注意水、电解质平衡。

案例 4-3-2

急性会厌炎

患者，男性，31岁，因剧烈咽喉痛，吞咽时加重，唾液潴留，说话含糊，轻度呼吸困难就诊。检查口咽部无明显改变，间接喉镜检查显示会厌充血肿胀。

诊断：急性会厌炎

问题

1. 为什么急性会厌炎患者一定要留院观察？

2. 急性会厌炎的治疗原则是什么？

第四节 慢性喉炎

慢性喉炎（chronic laryngitis）是指喉部慢性非特异性炎症，是喉部常见病，临床上将其分为慢性单纯性喉炎（chronic simple laryngitis）、肥厚性喉炎（hypertrophic laryngitis）和萎缩性喉炎（atrophic laryngitis）。

【病因】

1．过度用声或用声不当　多见于长期用嗓的人员，如教师、讲解员、导游等。

2．急性喉炎反复发作或迁延不愈。

3．鼻腔、鼻窦及咽部慢性炎症　这些部位的炎症可直接蔓延到喉部。

4．吸入有害气体或粉尘　如长期在粉尘环境下工作、烟酒过度等。

5．下呼吸道疾病　长期咳嗽及分泌物刺激喉部黏膜。

【临床表现】

（一）症状

1．声音嘶哑为慢性喉炎的主要症状，程度轻重不一。有些患者禁声一段时间后声嘶缓解，但讲话多了又出现声嘶。还有一些患者晨起声嘶较重，待讲一段时间话后或喉部分泌物咳出后声嘶反而减轻。

2．喉部不适感，喉部有时有疼痛感、异物感、烧灼感及干燥感。

3．有的患者喉部分泌物增多，每当讲话时需咳嗽清嗓才感轻松。

（二）检查

1．慢性单纯性喉炎　喉黏膜弥漫性充血，声带为粉红色，声带边缘圆钝，两侧对称，黏膜表面有黏稠的分泌物附着，常于声门运动时在两侧声带之间形成黏液丝。

2．肥厚性喉炎　两侧声带除充血外，还有不同程度的肥厚，边缘圆钝，室带也肥厚，且常因肥厚而掩盖声带，杓间区黏膜亦肥厚。

3．萎缩性喉炎　喉黏膜干燥、变薄而发亮，严重者喉黏膜表面有黄绿色或褐色痂皮形成，声门常常闭合不严。

【诊断】　临床上根据症状和检查，诊断并不难。但引起声嘶的原因很多，需与诸多疾病相鉴别，如急性喉炎、喉异物、白喉、声带小结或声带息肉、癔症性失声、声带麻痹、喉结核或喉梅毒、喉外伤、喉乳头状瘤以及喉癌等。

【治疗】

1．去除病因　如避免长期过度用声，注意嗓音休息，戒除烟酒，去除有害气体和粉尘等刺激因素，积极治疗鼻、鼻窦、口咽及下呼吸道等部位的慢性疾病。

2．雾化吸入　局部可用抗生素及糖皮质激素雾化吸入治疗。

3．中西医结合治疗。

案例 4-3-3

慢性喉炎

患者，女性，45岁，主诉咽干不适，声音嘶哑。声嘶在不同时间段轻重不一，禁声后好转。检查见室带和声带肥厚，声带闭合不严。

诊断：慢性喉炎

问题

1．为什么说慢性喉炎是与职业相关的疾病？

2．慢性喉炎如何预防？

（崔晓波）

第四章

嗓音与言语疾病

 学习目标

> 1. 掌握嗓音疾病的种类和治疗原则。
> 2. 熟悉嗓音疾病的病因、诊断和治疗方法。

言语交流是人类活动的基础，人的发声器官具有复杂的功能，主要是发声和言语。临床嗓音学是一门研究发声和言语障碍病因、临床表现及防治方法的科学。

第一节　发音障碍

【发声器官及病因】　声音的发生有赖于以下器官：动力器官、振动器官、共鸣器官和构音器官。发音时声门下气流振动声带产生原始基音，后经共鸣及构音器官的调节形成最终的言语。当以上四种器官的任何一种或多种出现病变时，声音将会出现相应的改变，严重时形成嗓音疾病。

1. 动力器官　包括肺、胸廓及有关的呼吸肌群。其主要功能是提供声音产生及维持的气流动力。

2. 振动器官　主要的振动器官是喉，其振动体为声带，靠呼出的气流冲击和振动闭合的声带而发出声音。声音具有三个主要因素，即音强、音调和音色。音强（intensity）指声音的强弱，取决于声带振动的幅度，并与声门下气流压有关。音调（pitch）指声音的高低，取决于声带振动的频率，而其频率与声带长度、厚度、紧张度有关。音色（timbre）指声音的品质，因人而异，取决于人声泛音的多少和强弱。

3. 共鸣器官　发声时参与共鸣的器官有鼻腔、鼻窦、咽腔、喉腔、口腔、胸腔等。其作用是使微弱音量、单调难听之喉原音变成和谐、圆润、丰满的声音，并赋予声音独特个性。

4. 构音器官　主要通过唇、舌、齿、腭及颊，变化口腔和咽腔形状或容积，发出元音和辅音。

【临床表现】　患者出现音强、音调及音色三方面的反常，影响日常生活。

1. 音强反常　正常的声响强度调整范围有上下 20dB 的变化。

（1）功能过强性嗓音障碍（hyper-functional voice disorders）：发出的声音尖、弱、不悦耳，是由于声带及共鸣腔肌肉过度收缩，使声带张力太大，声门关闭过紧，共鸣腔变小所致。

（2）功能减弱性嗓音障碍（hypo-functional voice disorders）：发出的声音如吹风样呼气声，声音嘶哑，漏气，低弱，发声不能持久、易疲劳，是由于喉肌张力减退、声带松弛所致。检

206

查可见声带闭合不全。如双侧减弱，发声时声门裂呈梭形或三角形裂隙，单侧减弱时呈弓形裂隙。多见于各种原因引起的喉麻痹、发声方法不当或喉内肌肌炎后肌纤维萎缩导致的喉肌张力下降。

2. 音调反常 正常的语调，女性约为 256Hz，男性约为 128Hz。语调的高低虽然有个体差异，但如语调超过或低于正常人一个音阶（8 度音调）以上，则属音调反常。男性青春期变声障碍为高频反常，又称"男声女调"，是由于性激素分泌不足或受精神因素等影响，变声期音调不降，带着童声进入成年期。低频反常较少见，女性用男性激素治疗疾病后可出现语调过低。

3. 音色反常（abnormal timbre） 喉部病变引起的音色反常表现为发出的声音沙哑、嘶哑、粗糙及失声等。共鸣腔病变所致的音色变化表现为开放性鼻音和闭塞性鼻音。

【检查】

1. 一般检查

（1）喉部检查：频闪喉镜及纤维喉镜检查，了解声带的色泽、形态、运动、黏膜波和声门闭合状况。频闪喉镜具有与声带振动频率一致并同步的光源，检查时可观察声带振动方式、幅度、黏膜波、对称性、周期性及闭合状况等。正常情况下，发低音时，声带振动速度慢，振幅大；发高音时，声带振动速度快，振幅小。正常两侧声带振动时声带黏膜波同步对称。

（2）共鸣器官检查：包括鼻腔、鼻窦、咽腔、口腔的检查，有无水肿、炎症及肿瘤等。

2. 气流动力学评估

（1）最长发声时间：是深吸气后能持续发声的最长时间，可以推测受检者喉部调节功能及发声的持续能力。

（2）气流率测定：以每秒钟经声门呼出之气流量（ml）除以声时（s）所得的值为气流率。正常时认为气流率小于 200ml/s。声带有病变时，由于声时缩短，气流率高于正常人。

3. 嗓音客观评估 通过嗓音分析软件，测试声音的特征。可以客观地评估嗓音质量，指导嗓音疾病的进一步治疗。

4. 喉肌电描记法 是利用肌电描记器将声带肌、环甲肌等喉内肌活动时所产生的肌电流引导出来，加以放大并将其电位变化记录下来而形成的描记图。

5. 影像学检查 平静呼吸及发声时喉部影像学检查可用于嗓音病变的研究。X 线喉侧位片、胸部正侧位片、食管钡透及喉 CT、MRI 等检查，有助于音声障碍病因的查找和鉴别诊断。

【治疗】 发音障碍的病因较复杂，目前常用的治疗方法包括：

1. 发音休息 声带因炎症或手术后引起反应性充血、肿胀时，应禁声或少说话，使声带休息，以利炎症消退。

2. 音声训练 嗓音训练治疗在国内还没有广泛开展，但是对于嗓音疾病的治疗有重要的意义。

（1）对于喉肌功能过强如男声女调、男性青春期变声异常致语调高尖者，应引导在发声时使喉肌放松，语调降低。采用发声咀嚼法或叹息哈欠法，可有助于改善发声。

（2）对于喉肌功能弱者，练习屏气动作，使声带紧闭；或采用挤压甲状软骨板法，使声带内收。经过反复练习，有助于增加声带张力。

（3）对于音色反常者，进行呼吸训练，调节呼吸及发音，改胸式呼吸为胸腹式混合呼吸，控制呼气能力，使呼气慢而均匀，呼气期延长。

3. 药物及物理治疗

（1）雾化吸入与理疗。

（2）肉毒素 A 喉内肌注射。

4. 手术治疗　经过嗓音训练和内科治疗无效的嗓音疾病，可以选择手术治疗。目前的手术治疗方法主要有嗓音显微外科手术、声带注射、喉的框架手术等。

5. 精神心理治疗　功能性发音障碍的患者进行嗓音及言语矫治的同时应配合心理治疗。

第二节　言语障碍

语言（language）是用声音、姿势、动作、表情、图画等符号作为代码的系统。言语（speech）是口说的语言。以语音为代码的言语是人类最常用于交流的工具。眼、耳等感觉器官接受外界各种事物后，传递至大脑，经言语中枢、神经系统和舌、腭、咽、唇、齿等言语器官的配合协调，最终形成言语。

正常言语的形成须具备 5 个基本解剖生理条件：①听觉、视觉功能良好；②完善的言语中枢：习惯用右手者，言语中枢在左侧大脑颞叶，惯用左手者，则在右侧颞叶；③与言语有关的神经联络通路通畅；④小脑的协调功能良好；⑤声带、舌、腭、唇、齿等言语器官正常。如形成言语的任何一个环节有病变，均可引起言语障碍。此外，言语的正常与否，还与精神、情绪、习惯、训练及环境条件等有关。

【分类及临床表现】

1. 言语缺陷

（1）学语滞迟：小儿言语发育的年龄可有个体差异，一般 2 岁时仍不会任何言语者可列入学语滞迟。常见的病因有听力障碍、大脑发育不全、智力低下、脑外伤、言语器官结构异常，表现为表达能力低于同龄儿童，或所用词汇与其年龄不相适应。重者则不会讲话。

（2）发声困难：是构音器官缺陷或支配发音运动的神经系统功能障碍所致的言语问题。多由中枢运动神经系统功能障碍或周围性肌肉病变，如小脑病变、脊髓空洞症、重症肌无力时，舌、软腭等言语器官的肌肉发生痉挛、瘫痪或共济失调而引起。表现为言语含糊不清，讲话费力、缓慢，发不出或发不好某些音，但无语句结构或用词方面的缺陷。

（3）言语困难：系对言语的组成、表达及理解有障碍的病态，常伴有定向力丧失、进食困难及大小便失禁等。多发于脑血管意外、颅脑外伤、脑炎后遗症、脑肿瘤等。以言语表达能力缺陷为主者，表现为不能用单词或语句表达自己的意愿；以接受能力障碍为主者，常表现为不理解别人的言语。

（4）失语症：是由大脑病变引起的言语功能障碍。脑脓肿、脑血栓、脑肿瘤如侵犯大脑颞叶言语中枢，则引起失语症。有言语表达障碍，不能说出想说的话，用手势表达意愿者，为运动性失语。说话能力正常，但不能记忆起有关的词语，不能理解别人说话的意义，为感觉性失语。对有关的或特定的人、物和事的名称或其相互关系不能准确而恰当地说出者，为命名性失语。

2. 语音缺陷

（1）构音困难：腭裂、舌体肥大、舌系带过短、咬合不佳、腭咽闭合不全、软腭麻痹、听力障碍、不良发声习惯等可引起语音不清，吐字不准。

(2) 口吃：是言语节律异常，多发生于儿童言语发育时期。病因不明，可能与大脑对言语器官的支配不协调、不正确的模仿、遗传等因素有关。常表现为首字难发、语句中断或语词重复，致说话不流畅。

【治疗】 针对病因，采取相应的治疗措施。

1．因听力障碍致病者，应尽早进行声导抗测试、耳声发射检测及听性脑干诱发电位等检查。根据病因及听力减退的程度，积极治疗，提高听力，并加强言语训练。

2．及时治疗腭裂、唇裂等言语器官疾病，以便尽早进行言语训练。

3．言语训练 对于学语迟缓、口吃、脑血管意外遗留的言语障碍，应加强言语训练。训练要有耐心，持之以恒，并使其克服紧张情绪，树立信心，敢于与人交谈，增加实践机会。

（王 辉）

第五章

喉 肿 瘤

 学习目标

1. 掌握喉癌的早期症状、临床与病理分型。
2. 了解喉部乳头状瘤的病因、病理、临床表现和治疗。
3. 了解喉癌的国际分期（TNM）与综合治疗的内容。

第一节　喉部良性肿瘤

喉部良性肿瘤指发生于喉部，在临床及病理表现上具有良性特点的真性肿瘤。这些良性肿瘤多起源于上皮或结缔组织，由高分化的成熟细胞组成，不向邻近组织浸润或远处转移。喉部的良性肿瘤以乳头状瘤最多见，其他还有神经鞘瘤、血管瘤、软骨瘤、纤维瘤等，但在临床上少见。本节将对喉乳头状瘤着重介绍。

喉乳头状瘤（1aryngeal papilloma，LP）是喉部的一种非浸润性良性上皮瘤，约占喉部良性肿瘤的70%，发病率无明显性别差异。临床上分为小儿型和成人型两种。小儿喉乳头状瘤（JLP）的80%发生于7岁以前，尤以4岁以下多见。一般为多发型，较成人发展快，易复发，很少恶变。成人喉乳头状瘤一般为单发，易恶变，恶变率国内外报道不一，国外报道为13%～15%，国内多数报道在20%以上。

【病因】　喉乳头状瘤的病因尚不十分清楚，目前认为由人乳头瘤病毒（HPV）感染引起，研究证明HPV的各个亚型中HPV6和HPV11是喉乳头状瘤的主要致病因素，电镜检查已证实在细胞内有人乳头瘤病毒体的存在。也有证据表明喉乳头状瘤与喉部慢性炎症刺激及内分泌代谢紊乱有关。

【病理】　光镜下见喉部鳞状上皮或纤毛上皮呈乳头状改变，HE染色可见上皮中有空泡化细胞，胞质透亮，核圆形或椭圆形、深染、较肥大，为病毒感染细胞的病理组织特征。

【临床表现】

1. 症状　声音嘶哑以至失声是最常见症状，随病程延长，肿瘤较大者可出现喘鸣及呼吸困难。小儿患者均有声嘶或哭声低弱，有的患儿有慢性咳嗽、阵发性喘鸣、反复呼吸道感染，而后出现呼吸道梗阻、吸气或呼气均有喘鸣，甚至可出现鼻翼扇动及吸气性三凹症状。

2. 检查　喉镜检查可见喉部有广基多发或单发、淡红或暗红色、表面不平、呈菜花或乳头状的肿瘤。小儿患者的基底往往较广，成人则以单个带蒂者较为常见。喉乳头状瘤好发于鳞状上皮与纤毛柱状上皮交界处，如会厌喉面中央、喉室上下缘、声带表面或下缘、声带

下面、气管隆嵴、支气管树等。此外，乳头状瘤可以侵及鼻前庭至肺的呼吸道的各个部位，喉是最常受累的部位。当小儿感染毒力较强的 HPV 时，感染可通过呼吸道广泛传播直达肺实质，肺部受累时会出现致命性的危险。因此，也要检查鼻咽、咽、气管、支气管等处。气管切开术后的患者，乳头状瘤好发于气管切开造瘘口周围及套管远端气管内壁（与气管套管末端接触处），故应行气管检查。

【诊断】 根据病史、临床表现及成群的核异型空泡细胞和密集乳头状等组织学改变，结合 HPV 感染的实验证据，即可确诊。

【治疗】 由于喉乳头状瘤具有高度的复发性、侵袭性和自限性的发病特点，近年来针对喉乳头状瘤手术治疗的概念和方法学也发生了变化，成人喉乳头状瘤术后极易复发，少数可以恶变，手术仍为最主要的治疗方法。针对儿童喉乳头状瘤的治疗发展出许多方法，目前公认的治疗原则为：解除喉梗阻，保留喉功能，减缓复发。

1. 手术切除 目前应用较多的为显微镜下支撑喉镜手术和喉内镜结合支撑喉镜下手术，手术方式有 CO_2 激光切除肿瘤、低温等离子射频手术切除肿瘤、切削刀切削肿瘤组织结合电凝止血等。采用喉钳切除肿瘤，常需反复多次手术，易引起喉狭窄或肿瘤种植，临床应用越来越少。应用 CO_2 激光切除肿瘤的优点为切除范围准确，出血少，损伤小，术后不易引起喉水肿，缓解期较长，气管切开率低。应用等离子射频刀切除肿瘤的优点为切割、消融、吸引、止血、冲洗等多种功能集于一体，视野清晰；40 ~ 70℃低温下操作，术后创面不形成焦痂和炭化，对周围组织的热损伤小，切除范围容易控制，对肿瘤的边界及基底处理更加精细。应用切削切除肿瘤的优点在于可以缩短手术时程，并根据病变大小调整切割速度（病变大时加快速度），边切除边吸引，创面较清晰，深度能准确掌握。声带由于其韧性与弹性一般不易损伤。

2. 药物治疗 包括各种抗病毒制剂、抗肿瘤制剂、抗代谢制剂等。可作为手术切除肿瘤后的辅助治疗，目前应用较多的是干扰素和西多福韦。干扰素具有干扰病毒代谢、抑制其繁殖的作用，但对于已生长的肿瘤并无清除作用。

3. 免疫疗法 近年来有学者试用疫苗、转移因子等免疫疗法治疗喉乳头状瘤，对病情有暂时缓解作用。预防性疫苗用于预防 HPV 感染，包括病毒外壳蛋白疫苗、合成多肽疫苗和核酸疫苗；治疗性疫苗用于抑制 HPV 引起的相关肿瘤，包括重组蛋白疫苗、多肽疫苗、嵌合疫苗和核酸疫苗。

4. 中药治疗 国内有学者报道采用具有滋补肺肾、养阴生津、清热解毒功能的草药辅助治疗，取得满意效果。

案例 4-5-1

喉乳头状瘤

患儿，男性，5 岁，渐进性声嘶 5 个月，活动时出现呼吸困难 1 个月。患儿父母承认有不洁性交史。电子喉镜检查：左侧声带、室带、喉室有肿物生长，呈淡红色，乳头状，大小不等。入院后行气管切开术，全身麻醉支撑喉镜下摘除（钳夹）肿瘤组织，然后激光处理创面，术后肌内注射干扰素。术后病理：喉乳头状瘤。

思考题

1. 喉乳头状瘤的临床特点是什么？
2. 喉乳头状瘤为什么容易复发？

（王俊阁　吴慧丽）

第二节　喉部癌前病变

喉癌前病变（laryngeal premalignant lesions）指喉黏膜上皮生长异常或成熟异常及过分角化，在形态学上是一种良性病变，但比正常组织更具恶变倾向。正常鳞状上皮由增生逐步发展成为恶性肿瘤要经过一个由量变到质变的过程，组织病理学改变的顺序为：正常上皮、单纯增生、非典型增生、原位癌、浸润癌。非典型增生的上皮细胞具有基底层细胞形态、核染色质深染及轻度多形性，有部分不典型、散在的有丝分裂象，上皮下间隙充满了免疫活性细胞。WHO 将喉癌前病变分为：单纯过度增生、角化病、非典型增生（轻度、中度、重度）、原位癌。临床上喉癌前病变主要包括喉角化症、喉乳头状瘤（成人）、喉黏膜白斑、喉厚皮病等。

喉白斑病（leukoplakia of the larynx）为喉黏膜上皮增生和过度角化所发生的白色斑块病变，病变可发生在喉内不同部位，以声带最为常见。多见于 40 岁以上的男性，其发病与吸烟、嗜酒、喉慢性炎症、胃食管咽喉反流等因素刺激有关，全身因素和维生素 A、B 的缺乏也与发病有关。

喉白斑病的主要症状是持续性声音嘶哑。检查可见黏膜表面呈白色斑块状隆起，一般为单个，大小约数毫米，轻者白斑质软，边界清楚，稍高出于黏膜表面，重者呈疣状或颗粒状。如伴有糜烂，应考虑可能有恶变。

喉白斑病根据病史和局部检查多可做出诊断，但确诊仍需要病理检查。喉白斑病一旦诊断，应积极行显微镜下支撑喉镜手术，完整剥离、切除白斑。目前显微镜下支撑喉镜 CO_2 激光切除被认为是较好的治疗方式，其手术损伤小，术后发音功能恢复较好。此外，对一些刺激诱发因素也应积极预防治疗。

喉癌前病变的早期干预有助于控制病变的恶化发展，阻断癌前病变向癌转变，从而防止癌症的发生。目前随着微创手术的发展，喉癌前病变的早期干预越来越简单有效，显微镜下支撑喉镜 CO_2 激光治疗喉癌前病变疗效显著，且手术创伤小，术后恢复快，是目前公认的治疗喉癌前病变的好方法。另外，喉癌前病变的早期干预还应包括减少致癌因素的刺激、免疫调节治疗、药物治疗促进非典型增生的细胞向正常细胞转化等。

案例 4-5-2

喉白斑病

　　患者，男性，54 岁，声音嘶哑 2 年，无疼痛和喘憋，吸烟史 30 年。电子喉镜检查：咽峡淡红，双声带充血，右侧声带前、中 1/3 处可见白色斑块，边界清楚，声带运动良好。会厌、室带无新生物。临床诊断：右侧声带黏膜白斑。入院后全身麻醉显微支撑喉镜下行声带黏膜剥皮术。术后病理：鳞状上皮增生，棘层细胞增厚伴有角化亢进，诊断为声带白斑。

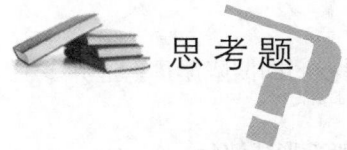

思考题

1. 喉白斑病可能的发病原因有哪些？
2. 喉癌前病变包括哪些疾病？

（王俊阁　俞琳琳）

第三节　喉癌

　　喉癌（carcinoma of the larynx）是头颈部常见的恶性肿瘤，发病率仅次于鼻咽癌，据 WHO 的 2008 年癌症报告，全世界喉癌发病率为 2.2/10 万。依据全国 32 个肿瘤登记处的数据合计，2003—2007 年我国喉癌发病率水平是 2.04/10 万，在全部恶性肿瘤新发病例构成中排列第 22 位。近年来喉癌的发病率保持平稳态势或略呈下降趋势。城市喉癌发病率高于农村，年龄别发病率随年龄的增加而增加，在 75 ~ 79 岁组达到高峰。男性比女性多见，其比例约为（7 ~ 10）∶1。喉部恶性肿瘤中 96% ~ 98% 为鳞状细胞癌，其他如腺癌、基底细胞癌、低分化癌、淋巴肉瘤和恶性淋巴瘤等较少见。

　　【病因】　喉癌的病因至今仍不十分明了，与以下因素有关，常为多种致癌因素协同作用的结果。

　　1. 吸烟及酗酒　吸烟与喉癌的关系肯定，并与患者开始吸烟的年龄、吸烟的量、持续时间以及香烟的质量有关。研究认为烟草燃烧后产生的苯并芘可使呼吸道黏膜充血、水肿、上皮增生和鳞状上皮化生，纤毛运动停止或迟缓，成为致癌的基础。当吸烟与酗酒同时存在时，患者出现喉癌的风险可进一步增加，而戒烟后癌变的风险降低。

　　2. 环境因素　多种环境因素可能与喉癌发生有关，其中包括各种有机化合物（多环芳香烃、亚硝胺）、化学烟雾（氯乙烯、甲醛）、生产性粉尘和废气（二氧化硫、石棉、重金属粉尘）和烷基物（芥子气）等。长期接触镭、铀、氡等放射性同位素可引起恶性肿瘤。有研究报道少数患者头颈部放疗可诱发喉癌、纤维肉瘤和腺癌等恶性肿瘤。

　　3. 胃食管反流　有研究报道喉癌患者伴随胃食管反流发病率高及胃食管反流患者中喉癌以及鳞状上皮内病变的比率较高，认为它们之间可能存在联系。

4. 其他因素　研究证明喉癌与人乳头瘤病毒有相关性，还与遗传、体内微量元素、精神因素及射线照射等有关。喉癌的发病还可能与体内某些雄激素水平及其受体相关。此外，营养因素如缺乏维生素 A、C、E 等或过度用声、慢性感染、激素失衡等均可能参与喉癌的发生和发展。

【病理】　原发性喉癌中鳞状细胞癌占 95% ~ 98%，其他类型的喉癌极少见，在鳞状细胞癌中以分化较好（Ⅰ~Ⅱ级）者为主。喉鳞癌早期病变仅局限于上皮层，基底膜完整，癌突破上皮基底膜后可在固有层内形成浸润癌巢。喉癌可发生于喉内所有区域，但以声门区癌（glottic carcinoma）最为多见，约占 60%；声门上区癌（supraglottic carcinoma）次之，约占 30%，但在我国东北地区则以声门上区癌为主，声门上区癌一般分化较差，转移较多见；声门下区癌（subglottic carcinoma）极为少见，约占 6%。

喉癌的大体形态可分为：

1. 溃疡浸润型　癌组织稍向黏膜面突起，表面可见向深层浸润的凹陷溃疡，边界多不整齐，界限不清。

2. 菜花型　肿瘤主要外突生长，呈菜花状，边界清楚，一般不形成溃疡。

3. 结节型或包块型　肿瘤表面为不规则隆起或球形隆起，多有较完整的被膜，边界较清楚，很少形成溃疡。

4. 混合型　兼有溃疡浸润型和菜花型的外观，表面凹凸不平，常有较深的溃疡。

【喉癌的扩散转移】　由于喉的解剖特点，喉癌的生长扩散受到下列因素的影响：①喉癌发生于喉腔黏膜，外有喉软骨、弹性膜和韧带包裹，形成阻碍喉癌局部扩散的有形屏障；②喉的发生来源于两个胚基，胚胎发育的差异可能在喉各区之间形成阻碍肿瘤扩散的天然屏障；③喉内淋巴管和血管的走向使肿瘤的转移扩散有一定的规律性。

喉癌的扩散转移与其原发部位、分化程度和肿瘤的大小等有密切关系，主要的转移途径有：

1. 直接扩散　喉癌常向黏膜下浸润扩散，位于会厌的声门上型癌可向前侵犯会厌前间隙、会厌谷、舌根等。声门型癌易向前侵及前联合和对侧声带，还可以向前破坏甲状软骨，侵犯颈前软组织。声门下型癌可向下蔓延至气管，向前外可穿破环甲膜至颈前肌层，向两侧侵犯甲状腺，向后累及食管前壁。

2. 淋巴转移　发生颈淋巴结转移的早晚与肿瘤的原发部位、分化程度以及患者对肿瘤的免疫力有关。一般来说，肿瘤的分化越差，患者的免疫力越低，则颈淋巴结转移越早。肿瘤原发部位的淋巴管越丰富，颈淋巴结转移率越高。声门上型喉癌多数分化程度较低，声门上区淋巴管丰富，因此易早期发生颈淋巴结转移。声门型喉癌一般分化程度较高，声门区淋巴管较少，因而早期很少发生颈淋巴结转移。声门下型喉癌多数转移至喉前和气管旁淋巴结。

3. 血行转移　少数晚期的喉癌患者肿瘤可随血液循环转移至肺、肝、肾、脑、骨等部位。

【喉癌的 TNM 分类】根据肿瘤的生长范围和扩散程度，按美国癌症联合委员会（AJCC）喉部肿瘤 TNM 分期系统方案（2010 年第 7 版）分类如下：

（一）解剖分区

1. 声门上区

（1）舌骨上会厌（包括会厌尖、舌面、喉面）；

（2）杓会厌襞，杓会厌襞喉面；

（3）杓状软骨；

（4）舌骨下部会厌；

（5）室带。

2. 声门区

（1）声带；

（2）前联合；

（3）后联合。

3. 声门下区

（二）TNM 临床分类

1. 原发肿瘤（T）

T_x：原发肿瘤不能估计。

T_0：无原发肿瘤证据。

T_{is}：原位癌。

（1）声门上

T_1：肿瘤限于声门上的 1 个亚区，声带活动正常。

T_2：肿瘤侵犯声门上 1 个以上相邻亚区，侵犯声门区或声门上区以外（如舌根、会厌谷、梨状窝内侧壁的黏膜），无喉固定。

T_3：肿瘤局限在喉内，有声带固定和（或）侵犯任何下述部位：环后区、会厌前间隙、声门旁间隙和（或）甲状软骨板内板。

T_{4a}：中等晚期局部病变；肿瘤侵犯穿过甲状软骨板和（或）侵犯喉外组织（如气管、包括深部舌外肌在内的颈部软组织、带状肌、甲状腺或食管）。

T_{4b}：非常晚期局部病变；肿瘤侵犯椎前筋膜，包绕颈动脉或侵犯纵隔结构。

（2）声门

T_1：肿瘤局限于声带（可侵犯前联合或后联合），声带活动正常。

T_{1a}：肿瘤局限在一侧声带。

T_{1b}：肿瘤侵犯双侧声带。

T_2：肿瘤侵犯声门上和（或）声门下区，和（或）声带活动受限。

T_3：肿瘤局限在喉内，伴有声带固定和（或）侵犯声门旁间隙，和（或）伴有甲状软骨板内板破坏。

T_{4a}：中等晚期局部病变；肿瘤侵犯穿过甲状软骨外板和（或）侵犯喉外组织（如气管、包括深部舌外肌在内的颈部软组织、带状肌、甲状腺或食管）。

T_{4b}：非常晚期局部病变；肿瘤侵犯椎前筋膜，包绕颈动脉或侵犯纵隔结构。

（3）声门下

T_1：肿瘤限于声门下区。

T_2：肿瘤侵犯累及声带，声带活动正常或受限。

T_3：肿瘤局限在喉内，伴有声带固定。

T_{4a}：中等晚期局部病变；肿瘤侵犯环状软骨或甲状软骨和（或）侵犯喉外组织（如气管、包括深部舌外肌在内的颈部软组织、带状肌、甲状腺或食管）。

T_{4b}：非常晚期局部病变；肿瘤侵犯椎前筋膜，包绕颈动脉或侵犯纵隔结构。

2. 区域淋巴结（N）

N_x：区域淋巴结不能评估。

N_0：无区域淋巴结转移。

N_1：同侧单个淋巴结转移，最大直径等于或小于 3cm。

N_2：同侧单个淋巴结转移，最大直径大于 3 cm，等于或小于 6cm；或同侧多个淋巴结转移，最大直径等于或小于 6cm；或双侧或对侧多个淋巴结转移，最大直径等于或小于 6cm。

N_{2a}：同侧单个淋巴结转移，最大直径大于 3 cm，等于或小于 6cm。

N_{2b}：同侧多个淋巴结转移，最大直径等于或小于 6cm。

N_{2c}：双侧或对侧多个淋巴结转移，最大直径等于或小于 6cm。

N_3：淋巴结转移，最大直径大于 6cm。

注：Ⅶ区（上纵隔淋巴结）转移也被认为是淋巴结转移。

3. 远处转移（M）

M_0：无远处转移。

M_1：有远处转移。

表 4-5-1　解剖分期 / 预后分组

0 期	T_{is}	N_0	M_0
Ⅰ 期	T_1	N_0	M_0
Ⅱ 期	T_2	N_0	M_0
Ⅲ 期	T_3	N_0	M_0
	T_1，T_2，T_3	N_1	M_0
ⅣA 期	T_{4a}	N_0，N_1	M_0
	T_1，T_2，T_3，T_{4a}	N_2	M_0
ⅣB 期	任何 T	N_3	M_0
	T_{4b}	任何 N	M_0
ⅣC 期	任何 T	任何 N	M_1

【临床表现】

1. 声门上癌　大多原发于会厌喉面根部。早期，甚至肿瘤已发展到相当程度时，常仅有轻微的或非特异性的症状，如喉部不适感、异物感、吞咽不适感等。声嘶在肿瘤侵犯杓状软骨、声门旁间隙或累及喉返神经以后出现。咽喉痛常于肿瘤向深层浸润或出现较深溃疡时才出现。呼吸困难、咽下困难、咳嗽、痰中带血或咯血等常为声门上癌的晚期症状。声门上癌分化差、发展快，早期即可发生淋巴转移，故肿瘤常在出现颈淋巴结转移时才引起警觉。原发于会厌喉面或喉室的肿瘤，由于位置隐蔽，间接喉镜检查常不易发现，纤维喉镜仔细检查可早期发现病变。

2. 声门癌　早期症状为声音改变，起初为发声易疲劳或声嘶，无其他不适，常误以为"感冒"或"喉炎"，特别是以往有慢性喉炎者。随着肿瘤增大，声嘶逐渐加重，可出现发声粗哑，甚至失声。呼吸困难是声门癌的另一常见症状，常为声带运动受限或固定，加上肿瘤组织堵塞声门所致。肿瘤组织表面出现糜烂时可出现痰中带血。晚期，肿瘤向声门上区或声门下区发展，除严重声嘶或失声外，尚可出现放射性耳痛、呼吸困难、咽下困难、频繁咳嗽、咳痰困难及口臭等症状。

3. 声门下癌 即位于声带平面以下、环状软骨下缘以上部位的癌肿。声门下型喉癌少见，因为位置隐蔽，早期症状不明显，不易在常规喉镜检查中发现。当肿瘤发展到相当程度时，可出现刺激性咳嗽、声嘶、咯血和呼吸困难等。

4. 贯声门癌 是指原发于喉室的癌肿，跨越两个解剖区域即声门上区及声门区，癌组织在黏膜下浸润扩展，以广泛浸润声门旁间隙为特征。该型癌肿尚有争议，UICC 组织亦尚未确认。由于肿瘤深在而隐蔽，早期症状不明显，当出现声嘶时，常已有声带固定，而喉镜检查仍未能窥见肿瘤。其后随癌肿向声门旁间隙扩展，浸润和破坏甲状软骨时，可引起咽喉痛，并可于患侧摸到甲状软骨隆起。

【局部检查】对可疑喉癌患者应使用间接喉镜、直接喉镜或电子喉镜等对喉部进行仔细检查，特别应注意会厌喉面、前联合、喉室及声门下区等隐蔽部位，以免漏诊。喉癌的形态有菜花样、结节样或溃疡样，常为灰白色或暗红色。检查时应注意观察声带的活动情况，仔细触摸颈部有无淋巴结肿大，喉体是否肿大，颈前软组织和甲状腺有无肿块。对可疑或确诊喉癌的患者行喉部 CT、MRI 等检查有助于了解肿瘤浸润的范围及颈部淋巴结转移情况。

【诊断与鉴别诊断】 对多数喉癌患者来说，根据症状、体征多可比较容易做出初步诊断，对可疑病变应积极行组织活检，以明确诊断。喉癌须与下述疾病相鉴别：

1. 喉结核 主要症状为喉部疼痛和声嘶，发音低弱，甚至失声，喉痛通常比较剧烈，常妨碍进食。喉镜检查见喉黏膜苍白、水肿，有浅溃疡，上覆黏脓性分泌物，偶可见结核瘤呈肿块状。病变多位于喉的后部。胸片检查，患者多患有活动性肺结核。喉部活检可作为鉴别时的重要根据。

2. 喉乳头状瘤 主要症状为声嘶，病程较长，肿瘤可单发或多发，呈乳头状生长，病变仅局限于黏膜表层，无声带运动障碍，喉部活检可确诊。

3. 喉梅毒 患者声嘶而有力，喉痛较轻。喉镜检查病变多位于喉前部，黏膜红肿，常有隆起的梅毒结节和深溃疡，组织破坏较重，愈合后常有瘢痕收缩粘连，致喉畸形。血清学检查及喉部组织活检可确诊。

4. 喉淀粉样变 主要症状为声嘶，检查可见声带、喉室或声门下区有暗红色肿块，表面光滑。病理检查易于鉴别。

【治疗】喉癌的治疗手段包括手术、放疗、化疗及免疫治疗等，目前多主张以手术为主的综合治疗。

1. 手术治疗 为治疗喉癌的主要手段，其原则是在彻底切除肿瘤的前提下，尽可能保留或重建喉的功能，以提高患者的生存质量。喉癌的手术包括喉全切除术和各种喉部分切除术。近几十年来，随着喉外科的发展和临床经验的积累，喉部分切除术逐渐被广泛地采用。喉部分切除术的术式很多，不同术式的选择主要根据肿瘤的部位、范围以及患者的全身状况等因素而定。早期声门型和声门上型喉癌可选择显微镜下支撑喉镜 CO_2 激光手术。

喉癌常有颈淋巴结转移，为此颈淋巴结清扫术是喉癌手术的重要组成部分。特别是声门上型喉癌，颈淋巴结转移率可高达 55%，N_0 期的隐匿性转移也可高达 38%。故除了对临床上可触及颈淋巴结肿大的病例行颈淋巴结清扫术外，对 N_0 期的声门上型喉癌，也应行分区颈淋巴结清扫术。

2. 放射治疗

（1）单纯放疗：主要适用于：①早期声带癌，向前未侵及前联合，向后未侵及声带突，声带活动良好；②位于会厌游离缘、比较局限的声门上型癌；③全身状况差、不宜手术者；

④晚期肿瘤，不宜手术治疗的各期病例，可采用姑息性放疗。

（2）术前放疗：对病变范围较广，波及喉咽且分化程度较差的肿瘤，常采用放疗加手术的方式。术前放疗的目的是使肿瘤缩小，癌细胞活力受到抑制，更有利于彻底手术切除病变。

（3）术后放疗：①原发肿瘤已侵至喉外或颈部软组织；②多个颈淋巴结转移或肿瘤已浸透淋巴结包膜；③手术切缘十分接近瘤缘（小于5mm）或病理证实切缘有肿瘤残留者可采用术后放疗。

3. 化学治疗 新辅助化疗称术前诱导化疗，指通过有计划、合理地联合应用多种治疗方法以期提高中晚期喉癌患者的生存率和生存质量，一般不推荐单独应用。新辅助化疗在晚期喉癌的治疗上有重要价值，特别是对于Ⅲ或Ⅳ期的喉癌患者，诱导化疗可在不降低生存率的基础上，明显提高原发灶切除率及喉功能保存率。目前新辅助化疗的适应证为：①中晚期喉癌、喉咽癌（T_3、T_4）且全身情况能承受化疗者；②全身情况较好但肿瘤无法切除、复发或姑息性切除后的患者。

4. 免疫治疗 免疫治疗的目的是增加肿瘤的免疫原性或增加肿瘤浸润性淋巴细胞的效力。西妥昔单抗是抗表皮生长因子受体的单克隆抗体，用于联合化疗或单药治疗复发或转移性头颈鳞癌患者，可改善患者的治疗效果。

【预后】 喉癌的预后与患者的全身状况、机体的免疫状态、肿瘤的分期和生物学特性、治疗方法的选择以及术后的康复情况等因素有关。总体来讲，早期喉癌的外科治疗5年生存率可达80%以上，中晚期喉癌的5年生存率在50%～60%之间。

案例 4-5-3

喉 癌

患者，男性，60岁，吸烟史30多年。半年前无明显诱因出现声嘶，伴咳嗽、咳痰、喘息，有时痰中带血，无喉痛不适，按"喉炎，支气管炎"给予抗感染及解痉等药物治疗后症状好转。1周前上呼吸道感染后感觉呼吸困难，胸部X线检查有轻微支气管炎症改变。血白细胞检查正常。电子纤维喉镜检查见右侧声带有新生物，肿物已侵犯整个声带、喉室，表面不整，菜花样，呈暗红色，右侧声带固定。右侧颈部可触及肿大淋巴结。肿物活检病理诊断为鳞状细胞癌，临床诊断为喉癌（声门型，$T_3N_1M_0$）。全身麻醉下行全右侧垂直半喉切除并选择性颈部淋巴结清扫术、气管切开术，术后给予根治性放射治疗。术后半年拔除气管套管。

 思考题

1. 喉癌与咽喉结核、喉梅毒和喉乳头状瘤如何鉴别？
2. 喉癌分哪几型？其临床表现、预后、治疗原则是什么？

（王俊阁 俞琳琳）

第六章

喉 梗 阻

学习目标

1．了解喉梗阻常见病因。
2．掌握呼吸困难分级及治疗原则。
3．熟悉气管切开适应证。

第一节　喉梗阻的诊断和治疗

喉梗阻（laryngeal obstruction）又称喉阻塞，是因喉部或其邻近组织的病变导致喉腔发生狭窄或阻塞，以致喉的呼吸功能发生障碍引起呼吸困难，是耳鼻喉科常见的急症之一，若治疗不及时，可引起窒息死亡。

【病因】

1．炎症　小儿急性喉炎、喉气管支气管炎、急性会厌炎、咽后脓肿、扁桃体周脓肿、口底蜂窝织炎等。

2．外伤　喉挫伤、喉裂伤、喉烧伤等。早期因喉黏膜肿胀，喉软骨骨折、错位或异物、血块存在等，导致喉腔狭小而妨碍呼吸；中后期因黏膜、软骨错位愈合或瘢痕形成可导致喉狭窄。

3．异物　喉异物，不仅造成机械性阻塞，还可引起喉痉挛而导致呼吸困难。大的食管异物亦可压迫气管后壁导致呼吸困难。

4．水肿　药物过敏反应或喉血管神经性水肿等。

5．肿瘤　喉癌、甲状腺癌、舌癌等。

6．畸形　喉蹼、先天性喉软骨软化、喉瘢痕畸形等。

7．声带麻痹　任何原因引起的两侧声带麻痹，包括中枢性和外周性病变。

8．其他　巨大喉息肉、喉结核、喉淀粉样变、喉囊肿、环杓关节固定等。

小儿因下列解剖和生理上的特点及某些易感因素，患病机会较成人多：

（1）小儿喉腔、声门均狭小，轻度的炎症和水肿就可导致呼吸困难。

（2）小儿喉软骨柔软，尚未钙化。

（3）小儿声门下区黏膜下组织疏松，淋巴组织丰富，炎症时易肿胀发生喉阻塞。

（4）小儿咳嗽功能不强，不易排出喉及下呼吸道分泌物，更使呼吸困难加重。

（5）小儿神经系统不稳定，更易发生喉痉挛。

219

【临床表现】

1. 吸气性呼吸困难 是喉梗阻的主要特征。主要表现为吸气延长、费力，呼吸深而慢，但通气量不增加。

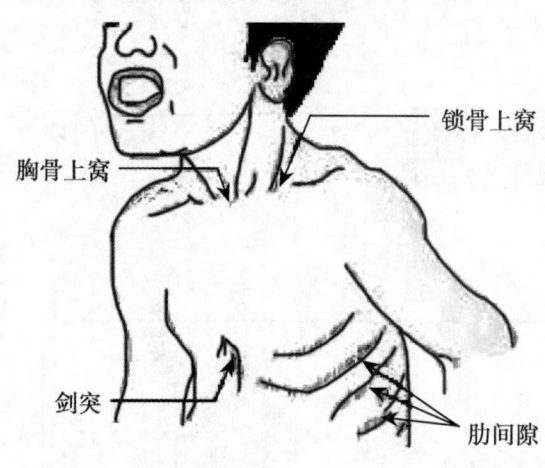

图 4-6-1 吸气性软组织凹陷示意图

（图中标注：锁骨上窝、胸骨上窝、剑突、肋间隙）

2. 吸气性喉鸣 吸气时气流通过狭窄的声门裂时，形成涡流，反向冲击声带出现的一种震颤的鸣响，通道越狭窄，响声越高。

3. 吸气性软组织凹陷 由于吸气时空气不易通过声门进入肺，胸腹部辅助呼吸肌加强运动，致使胸腔内负压增加，将胸壁及周围软组织吸入，出现胸骨上窝、锁骨上窝、肋间隙、剑突下凹陷，称四凹征（图4-6-1）。其程度随呼吸困难程度而异，儿童明显。

4. 声嘶 若病变发生于声带，则有声嘶，甚至失声。其他部位病变导致的喉梗阻，此症状不明显。

5. 全身症状 吸气性呼吸困难可导致严重缺氧，患者可出现烦躁不安、出冷汗、脉快、发绀，甚至心力衰竭、窒息、死亡。

【检查】 根据病情的程度，将喉梗阻分为四度。各度表现如下：

Ⅰ度：安静时无呼吸困难表现，活动或哭闹时有轻度吸气性呼吸困难、喉鸣和轻度四凹征。

Ⅱ度：安静时有轻度呼吸困难、喉鸣及四凹征，活动时加重，但不影响睡眠和进食，亦无烦躁不安等缺氧表现。

Ⅲ度：安静时有明显的呼吸困难及四凹征，且因缺氧出现烦躁不安、脉搏增快、不易入睡或入睡后被屡屡憋醒、不愿进食等，但心跳整齐有力。

Ⅳ度：呼吸极度困难，患者烦躁不安、手足乱动、出冷汗、面色苍白或发绀、心律不齐、脉搏细速、昏迷、大小便失禁等。如不及时抢救，可因窒息及心力衰竭而死亡。

【诊断】 喉梗阻主要是根据其典型的症状和体征进行诊断，但重要的是找出引起喉梗阻的病因，以便进行相应的治疗。轻者可以进行间接喉镜或为纤维喉镜检查，但小儿因易引起喉痉挛，因此做此检查要慎重；如果一时找不出病因或为重度喉梗阻，则先抢救，再找病因。另外应注意吸气性呼吸困难、呼气性呼吸困难、混合性呼吸困难的鉴别要点（表4-6-1）。

表 4-6-1　三种阻塞性呼吸困难的鉴别要点

	吸气性呼吸困难	呼气性呼吸困难	混合性呼吸困难
病因	舌根、咽喉及气管上段阻塞性疾病，如舌体肥大、扁桃体肥大、咽后脓肿、喉炎、肿瘤、喉异物	小支气管阻塞性疾病，如支气管哮喘、肺气肿	气管中、下段或上下呼吸道同时患阻塞性疾病，如喉气管支气管炎、气管肿瘤
呼吸深度与频率	吸气期延长，吸气运动增强，呼吸频率基本不变或稍慢	呼气期延长，呼气运动增强，吸气运动亦略增强	吸气与呼气运动均增强
四凹征	吸气期明显	无	不明显，若以吸气性呼吸困难为主则有
呼吸时伴发的声音	吸气期喉喘鸣	呼气期哮鸣	一般不伴发明显声音
检查	上呼吸道或气管内有阻塞性病变，肺膨胀不全	有肺气肿的体征	可闻及呼吸期哮鸣音

【治疗】　治疗原则：争分夺秒，迅速解除呼吸困难，避免造成窒息、心力衰竭和中枢神经系统损害。

应根据不同病因、呼吸困难与缺氧程度等具体条件，采取药物或手术治疗，尽快解决呼吸困难，使患者尽早脱离危险。

Ⅰ度：明确病因，针对病因进行积极治疗。由炎症引起者，使用足量类固醇激素和抗生素。

Ⅱ度：若为炎症或变应反应性水肿引起，及时使用类固醇激素和抗生素等药物治疗；若为异物，应予以手术取出；如为喉肿物、喉外伤、双侧声带麻痹等，应做好气管切开术的准备工作。

Ⅲ度：如短时间内病变能解除，呼吸困难能缓解，应积极对病因进行治疗，比如异物取出、炎性病变应用药物治疗等，并做好气管切开的准备工作。一旦保守治疗无效或梗阻时间较长，全身情况较差时，应及早手术，避免造成窒息或心力衰竭。若不能解除，如喉外伤、喉肿瘤、双侧喉返神经麻痹等，应及早行气管切开术。

Ⅳ度：立即行气管切开术，同时吸痰、给氧或进行人工呼吸，情况缓解后再行病因治疗。若病情十分紧急，可先行环甲膜切开术或气管插管术，再行气管切开术。

案例 4-6-1

患者，男性，30岁，主因"喉痛1天，加重伴活动后呼吸困难1小时"就诊。查体：神志清，发音含混，体温38.1℃，脉搏88次/分，平静时未见明显四凹征，无明显喉鸣，咽略红，双侧扁桃体不大，会厌红肿近球状并遮挡声门，双声带光滑，双杓活动可。

初步诊断：急性会厌炎

Ⅰ度呼吸困难

问题：1. 这名患者目前应给予哪些治疗？

2. 在这名患者留院观察过程中，应注意哪些症状和体征？如果症状进一步加重，应给予哪些治疗？

第二节　气管切开术和气管插管术

一、气管切开术

气管切开术（tracheotomy）是一种切开颈段气管前壁并插入气管套管，使患者直接经套管呼吸的急救手术。

【应用解剖】　颈段气管位于颈部正中，上接环状软骨下缘，下至胸骨上窝，有 7 ~ 8 个气管环，前覆有皮肤和筋膜，两侧胸骨舌骨肌及胸骨甲状肌的内侧缘在颈中线相接形成白色筋膜线，沿此线分离肌肉，较易暴露气管。甲状腺峡部一般位于第 2 ~ 4 气管环，气管切口宜于峡部下缘处，以避免损伤甲状腺造成出血。相当于第 7 ~ 8 气管环前壁横过无名动、静脉，故切口也不宜过低。气管后壁无软骨，与食管前壁相接，切开气管时，万勿切入过深，以免损伤气管后壁及食管。右胸膜顶较高，以儿童为著。暴露气管时过于向下分离或偏离中线，易伤及胸膜顶引起气胸。

> **知识链接**
>
> ### 颈部安全三角
>
> 　　颈总动脉、颈内静脉位于两侧胸锁乳突肌的深部，于环状软骨水平，上述血管离颈中线较远，向下逐渐移近颈中线，于胸骨上窝处与气管靠近。故以胸骨上窝为顶、两侧胸锁乳突肌前缘为边的三角形区域称为安全三角区（图 4-6-2）。气管切开术应在该区内沿中线进行，可避免误伤颈部大血管。

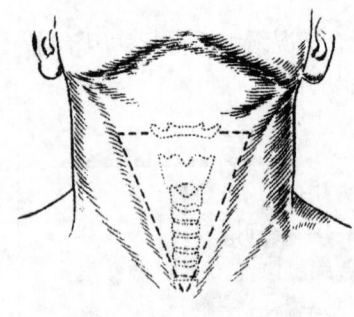

图 4-6-2　颈部安全三角

【适应证】

1. 喉梗阻　任何原因引起的Ⅲ ~ Ⅳ度喉梗阻，尤其病因不能很快解除时应及时行气管切开术。

2. 下呼吸道分泌物阻塞　如昏迷、颅脑病变、多发性神经炎、呼吸道烧伤、胸部外伤等。

3. 某些手术的前置手术　如颌面部、口腔、咽、喉部手术时，为防止血液流入下呼吸道或术后局部肿胀阻碍呼吸，行预防性气管切开术。

4. 较长期需人工呼吸机辅助呼吸者。

【术前准备】

1. 详细了解病情及颈部触诊，了解喉、气管的位置，颈前有无影响气管切开的因素。

2. 备好手术器械，包括手术刀、剪刀、甲状腺拉钩、止血钳、镊子、吸引器；备好氧气、气管导管、麻醉喉镜及抢救药品。

3. 按年龄选用不同型号气管套管，见表 4-6-2。金属套管用于普通患者，塑料套管主要用于喉、下咽、颈部肿瘤手术后需放疗以及气管切开后需行 CT、MRI 检查的患者，硅胶带气囊的套管用于需要人工呼吸机辅助呼吸的患者。

表 4-6-2　气管套管选用表

号别	00	0	1	2	3	4	5	6
内径（mm）	4.0	4.5	5.5	6.0	7.0	8.0	9.0	10
长度（mm）	40	45	55	60	65	70	75	80
适用年龄	1～5 个月	1 岁	2 岁	3～5 岁	6～12 岁	13～18 岁	成年女子	成年男子

【手术方法】

1. 体位　一般取仰卧位，垫肩、头后仰，并保持正中位。如垫肩后呼吸困难加重，则可待切开皮肤、分离颈前组织后再垫肩。若呼吸困难严重不能仰卧，可取半卧位或坐位进行手术。

2. 麻醉　一般采用局部麻醉。用 1% 普鲁卡因或利多卡因作颈前皮下及筋膜下浸润麻醉。

3. 操作步骤

（1）切口：有纵、横两种。纵切口于颈前正中，自环状软骨下缘至胸骨上窝上 2cm 处，纵行切开皮肤及皮下组织并进行分离，暴露颈前正中的白线（图 4-6-3）。横切口在环状软骨下约 3cm 处，沿颈前皮肤横纹做 4～5cm 切口，切开皮肤、皮下组织及颈阔肌后，向上、下分离。

（2）分离颈前带状肌：以止血钳沿正中线纵行钝性分离，用拉钩将胸骨舌骨肌、胸骨甲状肌以相等力量牵向两侧，并注意保持正中位。经常用手指探触气管环，以防气管移位。

（3）暴露气管：将肌肉均匀拉向两侧，即可看到甲状腺峡部横跨在第 2～4 气管环前，一般应沿其下缘稍行分离，向上牵拉暴露气管（图 4-6-4）。若峡部较宽，可将其切断、缝扎。

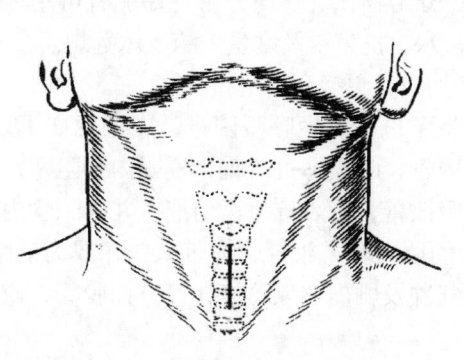

图 4-6-3　气管切开纵形皮肤切口

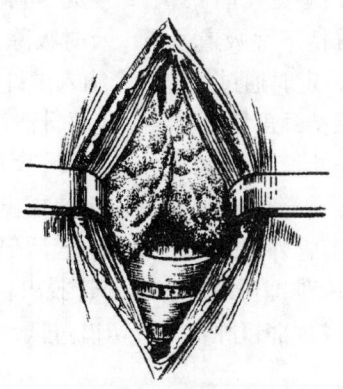

图 4-6-4　暴露气管

（4）切开气管：充分暴露气管前壁，不宜向气管两侧分离，避免发生气肿。在切开气管前先用注射器穿刺，若能抽出空气即可确认为气管，注入 1% 丁卡因 0.5ml 于气管内以免发生呛咳。在第 3～4 气管环处纵向切开气管或做一舌形瓣（图 4-6-5），避免切开第 1 气管环，以免损伤环状软骨而导致喉狭窄。切口亦不应低于第 5 气管环，以防发生大出血。

（5）插入气管套管：止血钳或气管扩张器撑开气管切口，插入带有管芯的套管（图 4-6-6），迅速拔出管芯，即有分泌物咳出，用吸引器将其吸除，并置入套管内管。如无分泌物咳出，可用少许棉絮置于管口，视其是否随呼吸飘动，如无飘动，则套管不在气管内，应

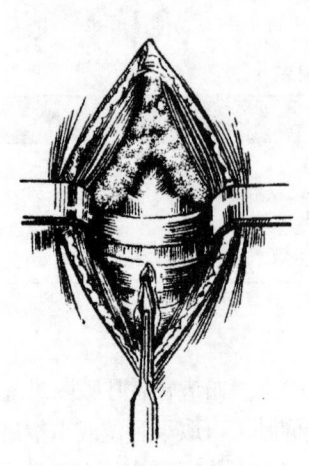

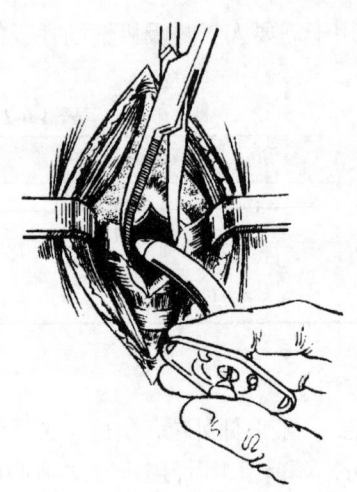

图 4-6-5 切开气管　　　　图 4-6-6　置入气管套管

拔出套管，重新插入。

（6）固定套管：将两侧系带缚于颈部，松紧要适当，以免套管脱出。

（7）处理切口：仅缝合套管上方的切口，套管下方切口不予缝合，以免发生气肿。放置气管垫于套管两侧。

【术后护理】

1. 保持套管内管通畅　是术后护理的关键。一般每 4 ~ 6 小时清洗套管内管 1 次，清洗消毒后立即放回。如分泌物较多，要增加清洗次数，以防分泌物干涸于管内壁阻塞呼吸。

2. 室内保持适宜的温度和湿度　室内温度宜在 22℃ 左右，湿度在 90% 以上，要注意气道湿化，避免气管干燥、纤毛运动障碍、痰痂形成，阻塞气道。

3. 维持下呼吸道通畅　及时吸除套管内分泌物，气管内分泌物黏稠者可用雾化吸入或蒸气吸入，定时通过气管套管滴入少许生理盐水、抗生素及糜蛋白酶或沐舒坦。

4. 保持颈部切口清洁　应每日清洁消毒切口，更换套管垫布。

5. 防止套管阻塞或脱出　气管切开后患者再次发生呼吸困难，应考虑如下三种原因，及时处理：①套管内管阻塞：迅速拔出套管内管，呼吸即可改善，说明内管阻塞，清洁后再放入。②套管外管阻塞：拔出内管后仍无呼吸改善，滴入抗生素药液，并吸除管内深处分泌物后呼吸困难即可缓解。③套管脱出：脱管的原因多见于套管缚带太松，或为活结易解开；套管太短或颈部粗肿；气管切口过低；皮下气肿及剧烈咳嗽、挣扎等。如脱管，应立刻重新插入套管。

6. 拔管　经治疗，喉阻塞及下呼吸道阻塞症状解除，呼吸恢复正常，可考虑拔管。拔管前先堵管 24 ~ 48 小时，如在活动及睡眠时呼吸平稳，方可拔管，并在 1 ~ 2 天内严密观察呼吸。

【术后并发症】

1. 皮下气肿　是气管切开术后最常见的并发症，约占 14%。其发生原因主要有：①过多分离气管前软组织；②气管切口过长及皮肤切口缝合过紧；③切开气管或插入套管时发生剧烈咳嗽。气体经切口进入颈部软组织中，沿肌肉、筋膜、神经、血管壁间隙扩散而达皮下。轻者仅限于颈部切口附近，重者蔓延至颌面部、胸、背、腹部等。皮下气肿一般在 24 小时内停止发展，可在 1 周左右自行吸收。严重者应立即拆除切口缝线，以利气体逸出。

2. **纵隔气肿** 多因剥离气管前筋膜过多，气体沿气管前筋膜向下发展进入纵隔所致。轻者症状不明显，X线检查时才能发现。重者呼吸短促，听诊心音低而远，叩诊心浊音界不明。X线片可见纵隔影变宽，侧位像见心脏与胸壁之间的组织内有条状空气影。应于胸骨上方，沿气管前下区向下分离，将纵隔气体放出。

3. **气胸** 右胸膜顶较高，以儿童为著。暴露气管时过于向下分离或偏离中线，易伤及胸膜顶引起气胸。也可因喉阻塞严重，胸内负压过高，剧烈咳嗽使肺泡破裂，引起自发性气胸。

4. **出血** 分为原发性和继发性出血。原发性出血较常见，多因损伤颈前动脉、静脉、甲状腺等，术中止血不彻底或血管结扎线头脱落所致。术后少量出血，可在套管周围填入碘仿纱条，压迫止血。若出血多，应立即打开伤口，结扎出血点。继发性出血较少见，其原因为气管切口过低，套管下端过分向前弯曲磨损无名动脉、静脉，引起大出血。遇有大出血时，应立即换上带气囊的套管或麻醉导管，气囊充气，以保持呼吸道通畅，同时采取积极的抢救措施。

5. **拔管困难** 多由气管切开位置过高，损伤环状软骨，气管腔内肉芽增生，原发疾病未彻底治愈或套管型号偏大等引起。应行喉镜、气管镜检查，喉侧位X线拍片及CT等，查明原因加以治疗。

二、环甲膜切开术

环甲膜切开术（cricothyroidotomy）是用于需紧急抢救的喉阻塞患者来不及作气管切开术的暂时性急救方法。

【手术方法】 摸清甲状软骨和环状软骨的位置，于甲状软骨、环状软骨间隙作一长 3 ~ 4cm 横行皮肤切口（图4-6-7），并分离颈前肌层，迅速行环甲膜处横切口，长约1cm直至喉腔完全切通，用止血钳撑开，插入气管套管。插管时间不宜超过48小时，待呼吸困难缓解后，尽快转作常规气管切开术以免环状软骨压迫受损并发喉狭窄。情况十分紧急，来不及切开时，可用一根粗注射针头或快速环甲膜穿刺器，经环甲膜直接刺入喉腔，暂时缓解呼吸困难。随后，可行气管插管，或转作常规气管切开术。

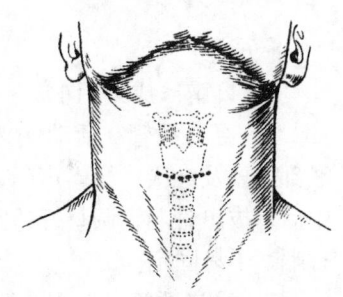

图4-6-7 环甲膜切开切口

三、气管插管术

气管插管术（trachea intubation）为紧急解除上呼吸道阻塞、保证呼吸道通畅、抽吸下呼吸道分泌物和进行辅助呼吸的有效急救方法。

【适应证】

1. **急性喉阻塞** 如新生儿呼吸困难、急性感染性喉阻塞、颈部肿块压迫喉或气管引起呼吸困难、紧急气管切开术预先置入气管导管以解除呼吸困难者。

2. 需抽吸下呼吸道潴留的分泌物。

3. **辅助正压呼吸** 各种原因导致的呼吸功能衰竭，需进行人工呼吸者。

4. 各种手术需实施静脉全身麻醉者。

【器械】 需麻醉喉镜（图4-6-8）和气管插管（图4-6-9）。常用的有硅胶聚乙烯、聚氯乙烯或橡胶插管，规格内径（ID）以毫米编号，每号相差0.5mm。

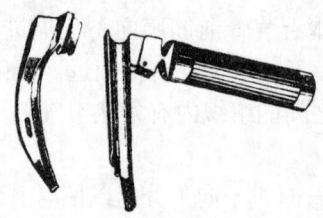

图 4-6-8　麻醉喉镜

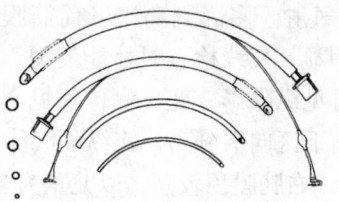

图 4-6-9　各型号气管插管

表 4-6-3　气管导管选择与规格

年龄	内径（mm）	外径（mm）	导管长度（mm）（从唇至气管中段距离）
新生儿	2.0 ～ 2.5	3.3 ～ 4.0	10
1 岁以内	3.0 ～ 3.5	4.7 ～ 5.3	11
1 ～ 2 岁	4.0 ～ 4.5	6.0 ～ 6.7	12 ～ 13
3 ～ 4 岁	4.5 ～ 5.0	6.7 ～ 7.3	13 ～ 14
5 ～ 6 岁	5.0 ～ 5.5	7.3 ～ 8.0	14 ～ 15
7 ～ 9 岁	5.5 ～ 6.0	8.0 ～ 8.7	15 ～ 16
10 ～ 14 岁	6.0 ～ 6.5	8.7 ～ 9.3	16 ～ 17
成年女性	7.0 ～ 7.5	10.0 ～ 10.7	18 ～ 20
成年男性	8.0 ～ 8.5	11.3 ～ 12.0	21 ～ 24

【方法】

1. 麻醉　成人用 1% ～ 2% 丁卡因喷咽、喉部表面麻醉，小儿可不用麻醉。

2. 经口插管　活动性义齿应取下，用纱布垫在上切牙处，术者左手持麻醉喉镜进入咽喉部，窥及会厌，暴露声门，右手持内有金属管芯的导管，经喉插入气管。确定已插入气管中后，拔出管芯，调整好适宜深度后，导管和牙垫固定于颊部。此方法操作较简便，但妨碍吞咽，不易固定。

3. 经鼻插管　选用合适的导管，将涂抹润滑剂的导管经鼻腔进入鼻咽、口咽，经喉插入气管。如遇到困难，可加用麻醉喉镜，在明视下将导管经声门插入。本方法易固定，不妨碍吞咽，但操作难度较大。

4. 经气管造瘘口插管　适用于某些特殊情况下经气管切开造瘘口的插管。

【并发症】　操作技术不熟练，或忙乱中未看清解剖标志及反复多次插管可引起并发症，如喉、气管黏膜损伤、溃疡、水肿、肉芽形成及环杓关节脱位等，严重者可致喉狭窄。

为减少并发症，应具有熟练的插管技术，选择大小适宜的导管，导管保留时间不宜超过 48 小时。带有气囊的导管不要充气过多，并每小时放气 5 ～ 10 分钟，以免发生局部压迫性坏死。

案例 4-6-2

患者，男性，60岁，主因"声嘶1年，憋气3天"就诊。查体：体温37.1℃，脉搏98次/分，平静时可闻及喉鸣，可见四凹征，会厌缘锐，右侧室带肿物遮挡声门，声门裂2～3mm，右杓固定，左杓活动部分受限。

初步诊断：喉肿物

问题：

1．目前首选治疗方案是气管插管还是气管切开？

2．还需完善哪些检查？过程中有何注意事项？

（王　军　肖　洋）

第七章

喉的其他疾病

学习目标

1. 了解喉外伤的症状和体征，掌握检查方法和急救措施。
2. 了解声带麻痹的常见病因。
3. 了解喉异物的治疗方法。
4. 了解声带小结与声带息肉的临床表现和治疗方法。

第一节 喉外伤

喉外伤（injuries of larynx）包括喉外部损伤和喉内部损伤两大类，其中喉外部损伤又可分为喉闭合性损伤和喉开放性损伤两种情况。由于喉在颈前部，受到上方的下颌骨、下方的胸骨、两侧的胸锁乳突肌保护，故单独的喉外伤较少见，通常合并其他组织损伤。约占全身外伤的 1%。

一、闭合性喉外伤

闭合性喉外伤（closed laryngeal trauma）指的是钝器撞击或挤压而颈部皮肤无伤口的喉外伤。

【病因】 多为外界暴力直接打击喉部所致，如撞伤、跌伤、击伤、勒伤、扼伤等。

【临床表现】

1. 喉部疼痛及压痛。

2. 声音嘶哑或失声 伤及声带、环杓关节或喉返神经者可有声音嘶哑或失声，伤及其他部位时此症状不明显。

3. 咯血 若喉黏膜有损伤则有少量咯血，如有软骨骨折伤及血管损伤，可引起较严重的咯血。

4. 颈部皮下气肿 如发生喉黏膜损伤和喉软骨骨折，可引起颈部皮下气肿，严重者可扩展到面部、肩部、胸部、纵隔。

5. 呼吸困难 若喉黏膜发生严重的肿胀，或出现血肿、喉软骨骨折、双侧喉返神经损伤，均可引起呼吸困难，甚至窒息。

【检查】

1. 颈部皮肤有肿胀及瘀斑。如喉黏膜损伤和喉软骨骨折，则可引起皮下气肿，此时触诊可有捻发感。颈部触诊可有压痛，有喉软骨骨折时有时可触及喉结畸形、骨摩擦感或软骨碎片。

2．喉镜检查可见喉黏膜肿胀或血肿（彩图 4-7-1）、声门变形、环杓关节脱位、声带断裂或运动障碍。

3．喉部 CT 可显示黏膜肿胀、声门形态、喉部软骨骨折和皮下气肿等情况（图 4-7-2）。

【诊断】　根据病史和检查所见，闭合性喉外伤的诊断不难确定。

【治疗】

1．若无呼吸困难或出现Ⅰ度、Ⅱ度呼吸困难但判定无喉软骨骨折、环杓关节脱位、声带断裂者，可先予抗生素、皮质类固醇激素、镇静药物治疗，密切观察患者皮下气肿及呼吸困难发展情况，多数患者无须特殊治疗而逐渐恢复正常。

2．若有喉软骨骨折、环杓关节脱位、声带断裂或喉黏膜严重撕裂，应及早行喉软骨复位、关节复位、黏膜或声带缝合，必要时放置喉模以防止喉狭窄（图 4-7-3）。

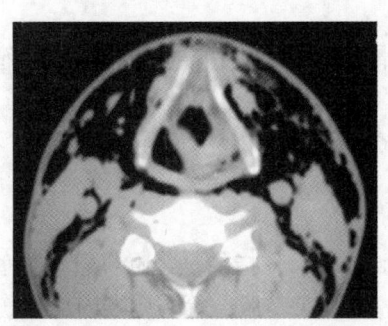 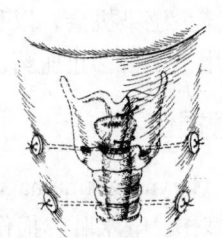

图 4-7-2　颈外伤所致颈部大量皮下气肿　　　图 4-7-3　将喉模置于喉腔后予以固定

3．Ⅲ度及以上程度的呼吸困难应立即行气管切开术。

4．喉软骨骨折、环杓关节脱位、声带断裂或喉黏膜严重撕裂者，1～2 周内应予鼻饲，以利于损伤部位的愈合。

二、开放性喉外伤

开放性喉外伤（open laryngeal trauma）常累及喉的软骨、筋膜以及邻近血管、神经、胸膜、颈椎等重要组织，特点是伤口自皮肤穿通到喉腔，又称贯通性喉外伤。

【病因】　喉切割伤、刺伤、炸伤、火器伤等。

【临床表现】　出血、呼吸困难和休克是开放性喉外伤的三个危象。

1．出血　多来自面动脉、喉上及喉下动脉、甲状腺组织和甲状腺上、下动脉，出血常较严重，可引起休克。若伤及颈内、颈外动脉，往往来不及救治而立即死亡。

2．皮下气肿　空气通过破损的黏膜进入皮下所致，损伤肺尖胸膜壁层可出现气胸。

3．呼吸困难　原因为：①喉软骨骨折；②喉黏膜肿胀或血肿；③血液或异物进入下呼吸道；④纵隔气肿或气胸；⑤喉神经损伤。

4．声嘶　伤及声带、环杓关节、喉返神经均可引起声嘶，甚至失声。

5．吞咽困难　疼痛可致吞咽困难。若伤口贯通咽腔、梨状窝或颈部食管，会有唾液或食物自伤口流出，造成吞咽障碍。

6．伤口情况　利器切割伤边缘较整齐；刺伤伤口小而深；爆炸伤伤口较大，边缘不整齐，常有异物。

【治疗】 原则是立即救治生命，维持呼吸道通畅，恢复喉的功能，预防并发症发生。

1. 急救治疗

（1）保持呼吸道通畅：清除呼吸道内的痰液、血块、异物等，有呼吸困难时应尽早行气管切开；有气胸或纵隔气肿时，应行闭式引流。

（2）止血和抗休克：在无充分准备时，伤口内的血凝块及异物不可轻易取出，以免发生大出血；活动性出血予以结扎，不易寻找时可压迫、填塞。迅速建立静脉通路，输入等渗溶液、代血浆或全血。

2. 手术治疗

（1）清创：先用生理盐水、肥皂水、3% 过氧化氢溶液清洗皮肤，再用碘附消毒皮肤，清除伤口内异物，尽量保留破碎的喉软骨及软组织，对于无生机的喉软骨及软组织要去除。

（2）修复：端端对位缝合喉黏膜，破碎的软骨予以复位并固定，逐层缝合软骨膜、肌肉、皮下组织和皮肤。

（3）放置喉模：有严重的喉黏膜损伤、喉软骨骨折的应放置喉模，预防喉狭窄。

（4）鼻饲：减少感染机会，以利伤口愈合。

（5）及早应用抗生素、止血药、破伤风抗毒素等。

三、喉插管损伤

喉插管损伤（laryngeal trauma secondary to intubation） 指的是经喉气管内插管引起的喉损伤，如喉黏膜擦伤、喉水肿、损伤性喉肉芽肿、环杓关节脱位等，属喉内部损伤。

损伤性喉肉芽肿多在插管后 2 ~ 8 周出现，主要表现为声音嘶哑，较大的喉肉芽肿可引起呼吸困难。检查可见声带中、后 1/3 交界处有息肉样物（彩图 4-7-4）。治疗可在喉镜下行肿物切除术。

环杓关节脱位主要是经喉气管内插管时操作不当造成的，主要表现为声音嘶哑或失声，少数患者伴有咽喉痛。检查见患侧环杓关节未在环状软骨板的关节面位置，发音时环杓关节固定或活动受限。治疗应及早行环杓关节复位术。

案例 4-7-1

患者，男性，30 岁，主因"颈部勒伤 2 小时"就诊。查体：神志清晰，体温 36.3℃，脉搏 30 次 / 分，血压 120/80mmHg，颈前可见勒痕，皮肤未破，颈部可及皮下气肿，无声嘶，无喉鸣，喉镜检查双声带光滑，声门下少量血迹，无活动性出血，双杓活动可。

初步诊断：闭合性颈外伤

问题

1. 需要完善哪些检查？

2. 颈部皮下气肿是如何形成的？需要如何处理？

第二节 喉麻痹

喉麻痹（laryngeal paralysis）又称声带麻痹，是支配喉内肌的运动神经损害所引起的声带运动障碍。临床表现为声带瘫痪，可发生于一侧或两侧声带。

【病因】 按病变部位分中枢性和周围性两种，周围性多见，两者之比约为1：10。因左侧喉返神经径路较长，故左侧的声带麻痹较右侧多见。

1. 中枢性 因喉内肌接受两侧皮质支配，故皮质病变必须是对称的，或巨大病变累及双侧喉的皮质运动中枢，方能引起喉麻痹，如脑出血、脑血栓、脑肿瘤等。

2. 周围性 迷走神经核以下的病变均属周围性，包括喉返神经分出处以上迷走神经的病变及累及喉返神经的病变。

(1) 外伤：颈部外伤，甲状腺手术，尤其是二次手术，引起喉返神经损伤最多见。

(2) 机械性压迫或牵拉：如甲状腺肿、颈淋巴结肿大、食管癌、纵隔肿瘤、肺尖疾患（肺癌、肺结核等）。

(3) 炎症：白喉、带状疱疹、流感、麻疹等。

(4) 原因不明：喉麻痹约有1/3原因不明，可能与病毒感染有关。

【临床表现】

1. 喉返神经麻痹 喉返神经发生器质性麻痹时，其支配外展肌的神经纤维受累较早，支配内收肌的神经纤维受累较晚，或仅支配外展肌的神经纤维受累。

表 4-7-1 喉返神经麻痹表现

		症状	喉镜
单侧	不完全性	轻度声嘶，剧烈活动可有气促	患侧声带不能外展，发声时声门可闭合
	完全性	声嘶，后期因代偿可好转，无明显呼吸困难	患侧声带固定于旁正中位
双侧	不完全性	明显呼吸困难，可窒息	双声带不能外展，发声时声门可闭合
	完全性	重度声嘶，呼吸困难	双声带固定于旁正中位

2. 喉上神经麻痹 少见，常与喉返神经麻痹同时发生。喉上神经麻痹后声带松弛，不能发高音，声音粗而弱。喉镜检查，见患侧声带皱缩，边缘呈波浪形，但外展、内收仍正常。单侧麻痹在发声时由于健侧环甲肌收缩，声门呈斜位；如为双侧麻痹，则喉部感觉缺失，丧失其保护下呼吸道的功能，食物及分泌物可流入气管，发生吸入性肺炎。

3. 混合型喉神经麻痹 为喉返神经及喉上神经全部麻痹。主要症状为声音嘶哑比较明显。单侧混合型喉神经麻痹后期由于健侧声带的代偿作用，发音稍好转。喉镜检查见患侧声带固定于中间位。双侧性者两侧声带均呈中间位固定，发声及吸气时均停滞不动（图4-7-5）。

【诊断】 根据上述临床表现，诊断并不困难。但由于造成喉麻痹的病因很多，而且常是一些重要疾病的首发症状，因此对来诊的喉麻痹患者，应认真检查找出原因，以防漏诊、延误治疗。

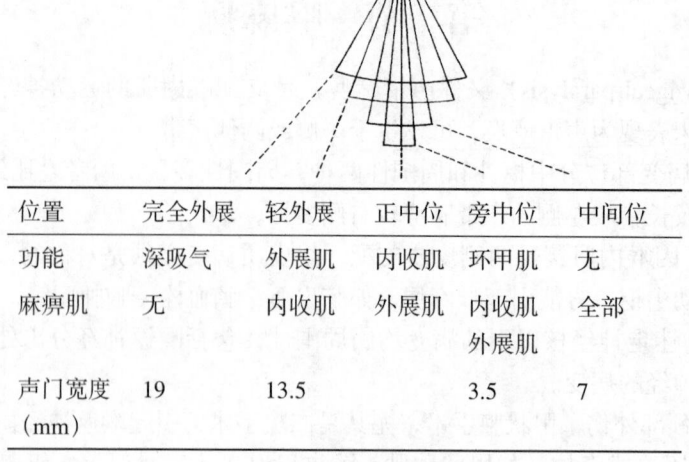

位置	完全外展	轻外展	正中位	旁中位	中间位
功能	深吸气	外展肌	内收肌	环甲肌	无
麻痹肌	无	内收肌	外展肌	内收肌 外展肌	全部
声门宽度 （mm）	19	13.5		3.5	7

图 4-7-5 声带运动位置

【治疗】

1. 单侧病变　因发声和呼吸功能尚好，可加强语言训练，并应给予神经营养剂如维生素 B_1、B_2 和 ATP 等，或给血管扩张剂、肾上腺皮质激素等治疗，也可应用针灸、理疗等。久治仍发音不良者可行声带内移术或声带充填术。

2. 双侧病变　双侧不完全麻痹时，因有明显的呼吸困难，可行气管切开术、声带外展术或一侧声带切除术。双侧完全麻痹时，因易导致吸入性肺炎，故可行声带内移术或声带充填术。

> **知识链接**
>
> ## 支撑喉镜下二氧化碳激光辅助杓状软骨切除术
>
> 为经口行单侧或双侧杓状软骨切除术，用来扩大声门裂宽度，同时，发音时声带前部或近全部仍可接触，发音功能不受损害。手术一般在显微镜下完成，具有精细、出血少、无颈外切口等优点，是目前治疗双声带麻痹的理想方法。
>
> 适应证：1. 双侧声带麻痹，无确切病因或病因不能治愈，观察 6 个月以上不恢复者；
>
> 　　　　　2. 杓状软骨良性肿瘤；
>
> 　　　　　3. 环杓关节固定，保守治疗无效者。

第三节　喉异物

喉异物（foreign bodies in larynx）是一种非常危险的疾病，多发生于学龄前儿童，导致喉阻塞。

【病因】　多因幼儿进食时突然大笑、哭闹、惊吓、跌倒等误将异物吸入所致。

【临床表现】　较大异物嵌顿于喉腔，立即引起失声、呼吸困难、发绀现象，重者于数分钟内窒息死亡；较小异物常引发阵发性剧烈咳嗽、喉部疼痛、声嘶、喉鸣、吞咽痛、呼吸困难等。

【诊断】 喉镜检查可见声门上异物即可诊断，声门下异物少见。

【治疗】

1．间接喉镜或纤维喉镜下取出，适用于异物位于声门上并能合作的患者。

2．直接喉镜下取出，成人、小儿均可采用。对于较大的异物、气道阻塞严重、有呼吸困难的病例，可先做气管切开，待呼吸困难缓解后，施行全身麻醉下直接喉镜异物取出术。

3．术后为防止喉水肿、喉气管支气管炎，可给予抗生素、激素雾化吸入等治疗。

知识链接

海姆利希手法（Heimlich maneuver）

紧急情况下，用右手掌或四指并拢在患者上腹部向内上方快速挤压，迫使横膈上抬，瞬间增加胸腔及气管内压力，可促使嵌顿于喉部的异物排至口中。

第四节　声带小结

声带小结（vocal cord nodules）位于双侧声带游离缘前中 1/3 交界的对称性结节状隆起，是造成声嘶的常见病因之一。

【病因】 此病多见于职业用声或用声过度的人，如歌唱演员、教师、讲解员以及喜欢喊叫的儿童。故目前认为长期用声过度或用声不当是本病的重要原因。

【病理】 声带小结按其发展过程可分为三个阶段。早期基质为水肿状，可有血管增生及扩张，表面为正常的鳞状上皮，外观似小息肉，其病理改变和息肉相似；中期基质有纤维化及透明变性，表面仍为正常鳞状上皮，此时小结的外观较坚实；晚期的小结基质和中期相似，但表面上皮有增厚及角化，也可有棘细胞层增厚和角化不全，故外观色苍白。

【症状】 主要为声嘶，早期程度较轻，为声音稍"粗"或基本正常，仅用声多时感疲劳，时好时坏，呈间歇性。以后逐渐加重，由间歇性发展为持续性，因声嘶演员不能唱歌或教师无法上课。

【检查】 喉镜检查：双侧声带前中 1/3 交界处有对称性结节状隆起。病程短的早期小结在声带游离缘前中 1/3 交界处呈粉红色小突起，形似息肉，于发声时有分泌物附着，声带外展时，分泌物呈丝状横跨于声门裂；病程长者，则呈白色结节状小的隆起，表面光滑。小结一般对称，间或也有一侧较大、另侧较小或仅一侧可见者。发声时两侧的小结互相靠在一起使声门不能完全闭合。

【诊断】 主要依据症状，即较长时间的声嘶，喉镜检查见双侧声带前中 1/3 交界处有对称性结节状隆起。有时肉眼看来似声带小结，实际上是表皮样囊肿，在喉镜下难以鉴别，常需手术切除后经病理检查方可确诊。

知识链接

声带囊肿

分为先天性和后天性。先天性为皮样囊肿或上皮下囊肿，内含干酪样物质；后天性常为由于创伤阻塞黏液腺管引起的声带内囊肿，多有发音滥用史，内含黏液性液体。主要表现为声嘶、不能发高调、发音易疲劳等，多位于单侧声带的中 1/3，发音时声门闭合不全。频闪喉镜下见局部振动不对称，黏膜波明显减弱或消失。手术中必须完全去除囊壁以防复发。

【治疗】

1. 一般治疗　早期声带小结通过禁声，让声带充分休息，多可自行消失。儿童的声带小结也可能在青春发育期自行消失。

2. 药物治疗　多为中成药或中药饮片。

3. 手术治疗　经一般治疗和药物治疗无效者，可在表面麻醉下经电子喉镜或纤维喉镜行声带小结切除，也可在全身麻醉支撑喉镜下行喉显微手术将小结切除。操作时应特别慎重，切勿损伤声带组织。术后应禁声 2 周，并用抗生素及糖皮质激素雾化吸入治疗。术后仍应注意正确的发声方法，否则仍可复发。

第五节　声带息肉

声带息肉（polyp of vocal cord）是声带固有层浅层局限性病变。好发于声带游离缘的前中 1/3 交界处，为半透明、白色或粉红色表面光滑的肿物，多为单侧，也可为双侧，是常见的引起声音嘶哑的疾病之一。

【病因】　发病机制尚不明确，常与用声不当与用声过度有关。上呼吸道病变可作为声带息肉发生的诱因。吸烟也可刺激声带，使血浆渗入 Reinke 间隙。由于声带息肉多见于更年期妇女，考虑可能与雌激素有关。

【病理】　声带的 Reinke 间隙发生局限性水肿，血管扩张或出血，表面覆盖正常的鳞状上皮，形成白色或粉红色的椭圆形肿物。病程长的息肉其内有明显的纤维组织增生或玻璃样变性。

【症状】　主要是较长时间声嘶，其程度和息肉大小及部位有关，通常息肉大者声嘶重，反之声嘶轻。息肉长在声带游离缘处声嘶明显，长在声带上表面对发声的影响小，广基大息肉可引起失声。声带息肉大者可以堵塞声门引起吸气性喉喘鸣和呼吸困难。

循环障碍 - 出血学说

声带振动时声带黏膜下的血管中血流变慢，甚至有时可停止。如振动剧烈，可发生血管破裂形成血肿。因覆盖声带的复层扁平上皮能伸展而不易破裂，血肿可扩大致周围组织中发生局部循环障碍，出现继发性水肿、血管扩张等。血肿扩大到一定程度，声带振动时，其黏膜运动在血肿基部减弱，使其得到部分修复，但可继发淋巴细胞浸润的炎症变化。

【检查】 喉镜检查可见一侧声带前中 1/3 附近有半透明、白色或粉红色的肿物，表面光滑，可带蒂，也可广基，带蒂的息肉有时随呼吸上下运动。上述病变也可见于双侧声带，少数患者可出现整个声带弥漫性息肉样变。

【治疗】 手术切除是治疗本病的主要方法。经保守治疗无效的声带息肉可采用手术切除。手术应强调在声带任克层浅层操作，避免过度损伤声带黏膜。

（王 军 肖 洋）

第五篇 气管与食管科学

第一章

气管与食管科学基础

学习目标

1. 掌握气管、食管的解剖特点及与异物的关系。
2. 了解气管、食管的内镜检查术。

第一节 气管及食管解剖

一、气管、支气管

气管（trachea）位于颈前正中、食管的前方，是由软骨、肌肉、黏膜和结缔组织构成的管腔。其上端起自环状软骨下缘，相当于第 6 颈椎平面，向下进入胸腔，下端相当于第 5 胸椎上缘，在此分成左右两主支气管（bronchi），分叉处称气管隆嵴（carina），其边缘光滑锐利。气管软骨以向后方开放的马蹄形软骨环为支架，共计 16 ～ 20 个，以气管环韧带将其互相连接。气管的长度及内径依性别、年龄及呼吸状态而不同。成年男性长约 12cm，女性约 10cm，气管内径左右 2.0 ～ 2.5cm，前后 1.5 ～ 2.0cm。软骨环约占气管横断面周长的 2/3，后壁由纵行的弹性结缔组织纤维和横行、斜行平滑肌封闭，称气管膜部，与食管前壁紧接，故呼吸时气管可以扩大或缩小。颈部气管前被覆皮肤、筋膜、颈前带状肌，在第 2 ～ 4 气管环前有甲状腺峡部跨越。颈部气管的长度及其位置深浅与头位有关，当头后仰时，颈部气管环较多，位置浅表，易于暴露。

气管壁自内向外有黏膜层、黏膜下层、纤维软骨层，其外层为纤维和肌肉层。黏膜层覆以假复层柱状纤毛上皮，纤毛运动呈波浪式，方向向上，促进下呼吸道分泌物排出。

支气管（bronchi）分左、右主支气管。右主支气管较短而粗，长约 2.5cm，直径 1.4 ～ 2.3cm，与气管纵轴的延长线成 20°～ 30°角；左主支气管较细而长，长约 5cm，直径 1.0 ～ 1.5cm，与气管纵轴成 40°～ 45°角。因此气管异物进入右侧的机会较左侧多。右主支气管约在第 5 胸椎下缘进入肺门，分三支，分别为上、中和下叶支气管；左主支气管约在第 6 胸椎处进入肺门，分为上、下叶支气管。支气管管壁构造基本上和气管一样。支气管在肺门内逐渐缩小，呈树状，按其分布情况分为主支气管、肺叶支气管、肺段支气管及细支气管四级。

气管的血供来源于甲状腺下动脉与甲状腺下静脉，在气管前平胸骨窝水平有无名动、静脉，气管切开术时，如果位置过低，套管弯度不合适，或感染波及上述血管时，可以造成严重的大出血。支气管和气管的血供来源于支气管动、静脉和肺动、静脉。

气管、支气管为交感神经和副交感神经支配。淋巴结有气管旁淋巴结、支气管旁淋巴结等。

二、食管

食管（esophagus）由肌肉和黏膜所构成，位于纵隔内，上起环咽肌下缘，下止贲门。成人的食管入口相当于第 6 颈椎平面，贲门相当于第 10 ～ 11 胸椎平面，长度为 23 ～ 25cm。食管管壁较薄，成人厚 3 ～ 4 mm，由三层组织组成，内为黏膜层，中为黏膜下层，外为肌层。肌层的内层系环行肌纤维，外层为纵行肌纤维，有一定扩张和伸缩性。但外层缺乏坚韧的浆膜层，故穿孔时易引起纵隔炎症。

食管可分为颈、胸、腹三段，自上而下有三个弯曲。颈段先位于颈椎正前方，然后略偏左，入胸后在第 4 胸椎处又渐恢复正前位置，至气管杈处又逐渐向左，最后穿过横膈的食管裂孔取偏左的方向而入胃。颈段食管与前面的气管相邻，在气管食管沟内有喉返神经经过。在胸段上端有气管、主动脉弓和左主支气管横过。左侧喉返神经绕过主动脉弓后才沿气管食管沟上升，胸段下段的食管位于左心室之后。食管的腹段甚短，直接入胃。

食管自上而下有四个比较狭窄的部位：第一狭窄是食管入口处，成人距离上切牙 16cm，位于环状软骨下缘，因环咽肌强有力的收缩将环状软骨拉向颈椎而致，是食管最狭窄处。在环咽肌与咽下缩肌之间，食管入口的后壁有肌缺损区，此处管壁软弱，为食管异物最易停留且容易损伤穿破之处。第二狭窄为主动脉弓横处，成人距上切牙 23cm，相当于第 4 胸椎平面。第三狭窄相当于第 5 胸椎平面，为左主支气管横过食管之处，成人距上切牙 27cm。第四狭窄相当于第 10 胸椎平面，是穿过横膈食管裂孔处，距上切牙 40cm。这四个比较狭窄的部位是食管最易受伤和异物最易停留的部位，尤以第一狭窄处为突出。

食管的血供非常丰富。甲状腺下动脉、锁骨下动脉、支气管动脉及胸、腹主动脉均有分支供应食管；食管上段的静脉经甲状腺下静脉汇入上腔静脉，中段回流到奇静脉，下段汇入门静脉系统。食管的交感和副交感纤维主要来源于上、下颈交感神经结与迷走神经。

（刘　莎）

第二节　气管与食管的生理

一、气管的生理

气管作为呼吸道的重要组成部分，对人体具有重要的作用。主要生理作用如下：

1. 呼吸调节作用　由于软骨环的支架作用，气管和支气管始终保持张开状态，维持了呼吸道的通畅。当吸气时，肺和支气管随吸气量扩张，当气体量达到一定容积时刺激位于气管、支气管内的平滑肌感受器，兴奋由迷走神经纤维传到呼吸中枢，抑制吸气运动，使吸气运动停止，开始呼气。呼气时，气管和支气管管腔缩小，感受器的刺激逐渐减弱，吸气中枢的抑制被解除而再度兴奋，重新开始呼吸运动。此外，管壁上皮内还有弥散的神经内分泌细胞，细胞内含有多种胺类或肽类物质，如 5- 羟色胺、蛙皮素、降钙素、脑啡肽等，分泌物可能通过旁分泌作用，或经血液循环，参与调节呼吸道血管平滑肌的收缩和腺体的分泌。

2. 清洁功能 气管的内表面为假复层纤毛上皮，黏膜下层为杯状细胞，可以分泌黏液。呼吸道的清洁功能有赖于气管、支气管内黏液与纤毛的协同作用。正常情况下，呼吸道的黏液腺每日分泌 100 ~ 200ml 的黏液，黏液中 95% 是水，2% ~ 3% 为无机盐，2% ~ 3% 为黏蛋白和一些脂质。黏膜分泌的黏液可黏附吸入空气中的灰尘颗粒，通过纤毛不断向咽部的摆动将黏液与灰尘排出，以净化吸入的气体。

3. 免疫功能 呼吸道分泌物中还含有各种免疫球蛋白，具有增强呼吸道防御能力的功能，主要有 IgA、IgG、IgM、IgE 等。这些免疫球蛋白在婴儿出生 4 ~ 6 个月后形成，4 ~ 6 岁后达到正常水平。此外，呼吸道内还含有溶菌酶、补体、乳铁蛋白等非特异性因子，可以溶解、杀灭细菌，减轻炎症对组织的破坏作用。

4. 防御性咳嗽反射 气管和支气管内壁黏膜下含有丰富的迷走神经末梢，外界的机械性和化学性刺激由神经末梢传入延髓，引起咳嗽反射。经过咳嗽反射可以把进入呼吸道的分泌物或异物排出。

二、食管的生理

食管为消化道的一部分，但并没有消化和吸收功能，其主要功能是通过蠕动把咽下的食团和液体运送到胃。

一般情况下，食管的两端封闭，使空气不能进入胃内。吞咽时，口腔与咽部的感觉神经末梢受到触发，引起一系列的反射，使食团通过食管的蠕动进入胃。食管的蠕动波分为原发性和继发性。原发性的蠕动向食管下端进行，是推动食物入胃的主要力量；继发波与口咽期咽下反射无关，主要出现在食管上端，与食管内的膨胀有关。

（刘　莎）

第三节　气管和食管的临床检查

一、气管检查

支气管镜检查是经支气管镜对气管、支气管内病变进行检查和治疗的一种诊疗方法。这种内镜有两种类型：一种是硬管支气管镜，由金属空心硬管制成，可以窥察各分叶支气管，其优点是视野较大，易于清理分泌物和积血，可以夹取较大的活检组织，便于腔内治疗和手术。另一种是纤维支气管镜，管身细、柔软、可弯曲，可导入各肺次段支气管内，对诊断支气管病变，特别是早期肺癌等，较硬管更为方便，患者痛苦少，效果好。

（一）适应证

1. 气管、支气管异物。纤维支气管镜不能用于较大的异物。

2. 原因不明的支气管阻塞、咳嗽、咯血、反复发生的肺炎。

3. 可疑的气管、支气管结核。

4. 需要明确病变范围和行活组织检查的气管、支气管以及肺部肿物。

5. 气管、支气管内用药和治疗。

6. 气管、支气管扩张。纤维支气管镜不适用。

7．清除下呼吸道分泌物或取分泌物涂片和培养。

8．气管切开术后长期不能堵管需要明确病因者。

9．可疑有气管食管瘘者。

（二）禁忌证

1．严重的颈椎病、头颈后仰受限、张口困难以及体质过弱者禁用硬管支气管镜，可选择纤维支气管镜检查。

2．严重高血压和心脏病。

3．主动脉弓瘤。

4．活动型肺结核和急性呼吸道感染。

5．近期曾有大量咯血者。

（三）术前准备

术前应该常规询问病史，行必要的检查，排除手术禁忌证，签署手术同意书。

器械的准备：根据患者的年龄和体形选择不同大小的支气管镜（表5-1-1）。

表5-1-1　支气管镜选用表

年龄	内径（mm）	长度（mm）
成人	8～9	300～400
13～17岁	5～7	300
6～12岁	5	300
3～5岁	4～5	250
7个月～2岁	3.5～4	250
4～6个月	3.5	250
＜3个月	3	200～250

（四）麻醉

对于成人和较大的儿童，在能够耐受的前提下可以选择表面麻醉；如果儿童年龄过小不能配合或者患者主观要求，可以选择全身麻醉。

（五）体位

硬管支气管镜检查多选择波义斯（Boyce）体位。受检者仰卧位，头部伸出检查台台面前缘，并使头高出台面15cm左右，助手协助固定，保持口、咽、喉、气管成一直线。支气管镜进入气管后，助手将患者头部降到手术台平面，进入左主支气管时头向右移，进入右主支气管时头向左移。纤维支气管镜检查时患者可采取坐位或卧位。

（六）手术方法及步骤

硬管支气管镜检查一般分间接与直接插入法两种。

1．间接法　适用于儿童。因幼儿支气管镜细小，难以看清声门，故借助直接喉镜暴露声门后将支气管镜插入检查，以减少喉部创伤机会。

2．直接法　术者右手持支气管镜，左手拇指在下、示指在上扶持镜体，沿舌背中央或稍偏右进入口腔，看到悬雍垂和会厌后，将镜远端移于会厌喉面并继续深入少许，看清杓状隆嵴，挑起会厌，此时患者头部渐后仰，使口腔、咽、喉与气管在同一直线上，左手拇指稍用力抬高支气管镜管，看清声门。将支气管镜柄恢复正中向前检视。可以在支气管分叉处见到气管隆嵴。如检查右主支气管，则可将头稍向左偏，镜管顺气管隆嵴右侧轻轻推进，即进入右主支气管，亦可按同样方法头向右偏检查左主支气管。

纤维支气管镜检查时较易进行，可以经鼻，亦可经口腔检查。检查过程中的解剖标志同硬管支气管镜。

（七）注意事项

1．支气管镜在气管内应保持正中位，应见到前、后、左、右各壁。

2．检查支气管时先查健侧，再查患侧。

3．注意黏膜有无充血、溃疡、肉芽、肿瘤、瘢痕以及管壁有无狭窄或腔外压迫等情况。

4．气管内分泌物应充分吸出，并注意分泌物来源于哪一支气管口。

5．应随时注意患者全身情况，如心率、呼吸等。

二、食管镜检查法

食管镜检查（esophagoscopy）是将食管镜插入食管内对病变进行检查和治疗的一种方法。与支气管镜一样，食管镜亦有硬管和软管两种类型。

（一）适应证

1．诊断并取出食管异物。软管镜只能取出较小、易于取出的异物。

2．食管肿物的诊断。

3．寻找原因不明的吞咽困难、咯血等症状的病因。

4．硬管食管镜可以用于食管狭窄的治疗、食管曲张静脉出血的治疗、食管良性肿物切除等治疗。

（二）禁忌证

1．严重的心脑血管疾病和高血压病。

2．主动脉弓瘤。

3．食管静脉曲张，近期曾有出血病史。

4．严重的食管腐蚀伤的急性期。

5．硬管食管镜禁用于有严重的颈椎病和张口困难者。

（三）术前准备

术前应该常规询问病史，行必要的检查，排除手术禁忌证，签署手术同意书。术前4小时禁食。

器械的准备：目前多应用椭圆或扁圆形食管镜，选用规格见表5-1-2。

表 5-1-2　食管镜选用表

年龄	内径（cm）	长度（cm）
成人	1×1.4	30～40～45
11～15岁	0.9×1.3	20～25～25
6～10岁	0.8～1.1	20～25
取食管上端异物	1.3～2	20～30
3～5岁	0.7×1	20
2岁以上	0.6×1	18～20

（四）麻醉

对于成人和较大的儿童，在能够耐受的前提下可以选择表面麻醉；年龄过小或年老体弱者，以及复杂的食管异物可以选择全身麻醉。

（五）手术方法和步骤

硬管食管镜检查操作时一般选择波义斯（Boyce）体位，患者头部位置同直接喉镜法。头部应高出台面15cm，先将食管镜沿口腔右侧插入喉咽部右侧的梨状窝，然后将食管镜的远端逐渐移向中线，于杓状软骨之后将镜管口向前下推进即达食管口，此时可见环咽肌在后壁隆起如一门槛，应等待食管口自动张开，或嘱患者做吞咽动作，看清食管入口空隙后，立即顺势将管端导入食管内。因该处后壁最薄，切忌不待食管口张开后盲目强行推入，以免发生食管穿孔。当食管镜进入中段食管后，应将头部逐渐放低，并向右稍偏，以适合食管偏左的方向。胸段食管较颈段宽阔，在食管与主动脉交叉处的食管左前方可见搏动，检查时应予以注意。检查食管下段时，患者头位常低于手术台2～5cm。食管镜检查时应始终保持镜管与管腔的方向一致，在能清晰地看清前、后、左、右四壁的情况下深入前进，不得偏向一侧，以免增加食管壁损伤机会。

软管食管镜检查时取左侧卧位，在镜管导入15cm左右时，嘱咐患者吞咽，顺势导入食管镜，然后吸干净分泌物，并充气使食管扩张，依次检查食管各壁的情况。

（范崇盛）

第二章

气管与食管异物

学习目标

了解气管、食管的内镜检查术。

第一节 喉、气管、支气管异物

喉、气管、支气管异物（foreign bodies of larynx , trachea and bronchi）是指外界物质误入喉、气管、支气管所致的疾病，是耳鼻咽喉科常见急重症之一。多发于 5 岁以下儿童，3 岁以下幼儿最多，可占 60% ～ 70%，也偶见于成人。病情常进展迅速，若异物较大或抢救不当，可因窒息而立即死亡。迁延时日，可致肺部并发症，故及时诊断与治疗至关重要。

【病因】

1．儿童进食时嬉戏或哭闹，或口含异物玩耍，可因惊吓、跌倒等原因将口内异物（如瓜子、花生、豆类、笔帽等）吸入呼吸道内。果冻等黏滑小食品所致也多有报告。

2．成人口含异物工作，不慎将异物吸入呼吸道，如小钉、别针等。

3．全身麻醉或昏迷患者或咽喉麻痹者，可将食物、呕吐物及松动的义齿等吸入呼吸道。

【临床表现】

1．喉异物

（1）多发于幼儿，较大异物嵌顿于声门，可致呼吸困难、发绀甚至窒息死亡。

（2）异物不完全堵塞喉腔常有剧烈咳嗽、声嘶、喉鸣及疼痛感。

2．气管异物

（1）异物进入气管，刺激黏膜，可引起剧烈呛咳伴呼吸困难，出现憋气，面色青紫。

（2）异物贴附于气管壁，可使症状暂时缓解。

（3）吸入较轻且光滑的活动性异物如西瓜子等，可随呼吸气流在气管内上下活动，导致阵发性咳嗽。撞击声门下时可产生拍击声，咳嗽时或呼气末于气管前听诊可清晰闻及。

（4）较大异物阻塞部分气管时可闻及哮鸣音。

（5）大异物嵌顿于声门或声门下，或阻塞双侧支气管开口，可导致窒息。

3．支气管异物

（1）早期症状与气管异物相似，异物进入支气管后，常因刺激减少，咳嗽减轻。

（2）植物性异物因脂肪酸刺激，可引起咳嗽、咳痰、喘鸣及发热等全身症状。

（3）一侧支气管异物多无明显呼吸困难，双侧支气管异物可致呼吸困难。

（4）不完全堵塞时，远端肺叶可出现肺气肿；完全堵塞时，远端肺叶可出现肺不张，对侧肺部出现代偿性肺气肿。

【诊断】

1．病史　异物吸入史是诊断的重要依据，结合典型症状、查体及 X 线检查，诊断多无困难。异物史不明确者，如有突发呛咳，或久治不愈的咳喘、支气管炎情况，尤其是儿童，应考虑呼吸道异物可能。

2．体格检查

（1）全身检查注意有无呼吸困难、心力衰竭情况出现。

（2）喉镜检查可见喉部异物，声门下异物常呈前后位。

（3）活动的气管异物在咳嗽或呼气末期可有拍击声，肺部听诊可闻及喘鸣音。

（4）支气管异物可有肺炎、肺气肿、肺不张的体征，应注意肺呼吸音减弱、消失及其他呼吸音异常情况。早期有时体征不明显，应注意两侧对比。

3．X 线检查

（1）胸透或拍片可确定不透光异物的位置、大小、形状等情况。

（2）透光的支气管异物，可通过间接征象推断，胸透较拍片具有更高诊断准确率。胸透可直接观察纵隔摆动的情况，纵隔摆动现象为支气管异物重要 X 线特征，对诊断非常有帮助。①肺气肿：胸透时可发现肺透明度增高，横膈下移，呼气时心脏和纵隔向健侧移位，吸气时心脏和纵隔向患侧移位，从而出现纵隔摆动现象。②肺不张：病变部位体积缩小，密度增高，横膈上抬。心脏与纵隔向患侧移位，呼吸时保持不变。③肺部感染：局部出现密度不均匀的片絮状模糊阴影。

4．支气管镜检查　是气管、支气管异物确诊的最可靠方法。

【治疗】　呼吸道异物可危及生命，应及时诊断，尽早去除。手术取出异物是唯一有效的方法。异物取出后，仍需对肺部及全身情况密切观察并适当处理。继发感染者，酌情应用抗生素以控制炎症。

1．喉异物

（1）小儿喉异物可在直接喉镜下钳取。

（2）成人喉异物可在黏膜表面麻醉下，经间接喉镜或直接喉镜下钳取。

2．气管异物　直接喉镜异物取出术适用于活动性气管异物，以鳄鱼嘴式异物钳置于声门下气管内，上下张开钳口，在异物随气流上冲时的瞬间钳取，即"守株待兔"法。

3．支气管异物

（1）支气管异物需在支气管镜明视下钳取。小儿宜在全身麻醉下进行，可经直接喉镜置入支气管镜，发现异物后，用适当异物钳夹住后取出。对较大异物难于经声门取出者，可行气管切开，自切开处取出异物。

（2）支气管深部细小异物，可经纤维支气管镜取出。

（3）异物较大且嵌顿牢固者，可酌情行开胸取出术。

【预防】　呼吸道异物是一种完全可以预防的疾病。通过加强卫生宣教，提高人们对此病危险性的认识，可以在很大程度上减少此类疾病的发生。

1．避免给 3 ～ 5 岁以下婴幼儿吃瓜子、花生、豆类等难于嚼碎的食物。儿童食物中应避免混有鱼刺、碎骨等物。不要大口吸食果冻等软滑的食物。

2．进食时不要嬉笑、打闹，以免深吸气时误将异物吸入。

3. 教育儿童不要口中含物玩耍，避免给幼儿能放入口中、鼻孔的小玩具。如有发现，应婉言劝其吐出，不要用手指强行抠取，以免引起哭闹吸入气道。

4. 成人更要改正口中含物作业的不良习惯。

5. 重视昏迷及全身麻醉患者护理，将头偏向一侧。防止呕吐物吸入下呼吸道，活动的义齿应事先取下。

第二节　食管异物

食管异物（foreign bodies in esophagus）是耳鼻喉科最常见的急症之一，可发生于任何年龄，多见于老年人及小儿。症状虽不及气管异物危急，但因其可能发生食管穿孔、大血管破溃致死等严重并发症，亦需引起足够重视。食管异物种类多种多样，可分为动物类、植物类、金属类、化学类等。因饮食种类、生活习惯各异，不同地区各类异物发生比例不尽相同。异物停留部位以食管入口最多见，其次为第二狭窄处，发生于下段者较少。

【病因】

1. 进食仓促，或口内含物时注意力不集中，误吞所致。

2. 老年人、吞咽有障碍者于进食或睡眠时，可误吞活动性义齿。

3. 精神失常者或轻生者，故意吞下特殊性质异物。

4. 食管疾病，如食管癌、食管狭窄可因病变部位食物阻塞形成异物。

【临床表现】　常与异物的大小、性质、形状、停留部位和时间，以及有无继发感染有关。

1. 吞咽困难和疼痛

（1）环后隙及食管入口处异物，吞咽困难明显，疼痛部位多在颈根部或胸骨上窝处。尖锐及不规则异物，疼痛尤其明显。轻者可进半流质或流质饮食，重者饮水亦感困难。小儿常伴有流涎症状。

（2）胸段食管异物，胸骨后疼痛较颈段轻，可向背部放射。若有剧痛，应考虑食管穿孔的可能。

2. 呼吸道症状　较大异物向前压迫气管后壁可导致咳嗽、呼吸困难，甚至窒息。

【诊断】

1. 病史　详询病史，了解误吞异物的性质、时间，对诊断治疗有重要意义。若多次出现异物经过，要高度注意食管狭窄及食管癌的可能。

2. 间接喉镜检查　有吞咽困难时，间接喉镜可见梨状窝有唾液潴留。

3. X线检查

（1）颈、胸正侧位片，对不透光异物可了解其所在位置及形状、大小。

（2）透光异物需用钡剂对比，观察有无钡剂存留，较小异物需用钡絮检查。

（3）怀疑食管穿孔者，需行食管碘油造影。明确诊断要依赖食管镜检。

4. 食管镜检查　对少数有明确异物史及有吞咽困难或吞咽疼痛等症状，但X线检查不能确诊者，应考虑行食管镜检查。发现异物，及时取出。

【并发症】　尖锐、形状不规则及巨大异物，可出现以下并发症：

1. 食管炎、食管周围炎及食管周围脓肿。

2. 食管穿孔合并颈深部感染和脓肿、纵隔感染和脓肿、皮下气肿、纵隔气肿。

3. 大血管破溃、致死性大出血。对胸段异物有呕血、便血者，应特别警惕。

4．食管气管瘘、肺部感染。

【治疗】 明确诊断后，及时行食管镜检查及异物取出术是唯一有效的治疗方法。试图靠强咽食物团将异物带入胃中的做法是错误及危险的。

案例 5-2-1

患者，老年女性，吃枣后出现颈部疼痛，不能进食，急诊就诊。查体见患者口咽、喉咽部光滑，双侧梨状窝有唾液残留，未见异物。

问题

1．患者的初步诊断是什么？

2．应进行哪些辅助检查？

3．治疗原则和可能的并发症是什么？

1．及时取出异物的方法

（1）经硬质食管镜取异物：是最常用的方法。① 选择适当的食管镜及异物钳。需根据患者的年龄，异物的大小、形状、部位等选择。② 麻醉：对于较易取出的异物，可采用黏膜表面麻醉；对于小儿及成人较大的异物，最好采用全身麻醉。③ 食管镜下窥见异物后，要查清异物与食管壁的关系。钳取异物后，尽力使异物长轴与食管纵轴平行取出，不应强行外拉，以免加重食管损伤和发生致命并发症。必要时，应行颈侧进路或开胸手术取出异物。

（2）经纤维食管镜或电子食管镜取异物：对于某些小的尖锐异物可以采用。

2．一般治疗

（1）根据病情进行补液及全身支持疗法。术后应禁食 1～2 天。

（2）药物治疗应重点防止并发症的发生，并改善饥饿、脱水、电解质紊乱等情况。

（3）局部感染时，应给予足量抗生素。

（4）疑有穿孔者，应行鼻饲饮食。

3．并发症的处理

（1）出现食管周围脓肿或咽后壁脓肿，且积脓较多者，应行颈侧切开引流。

（2）异物穿破食管壁，合并纵隔脓肿等胸科病变时，宜请胸外科协助处理。

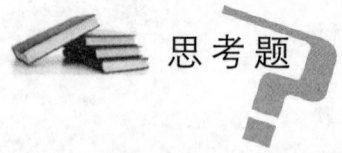 思考题

1．食管异物取出术可能的并发症及其生理解剖基础是什么？

2．试述气管异物的处理原则。

（王宁宇）

第三章

食管腐蚀伤

 学习目标

了解食管腐蚀伤的处理原则。

食管腐蚀伤（caustic injuries of esophagus）是由误服或有意吞服腐蚀剂所引起的食管损伤。严重者可发生食管穿孔、纵隔炎、腹膜炎或败血症，后期则可出现食管的瘢痕狭窄及瘢痕食管癌变。这是食管外伤中最常见的一种。腐蚀剂主要有强酸如硫酸、盐酸、硝酸等和强碱如氢氧化钠、氢氧化钾两大类。

【病理】 病变程度与腐蚀剂的性质、剂量、浓度、停留时间长短有关。酸性腐蚀剂会使局部水分吸收，蛋白质发生凝固，呈现凝固性坏死状态；穿透力稍弱，损害多局限于酸性腐蚀剂接触部位，但高浓度的酸性腐蚀剂仍会引起严重损伤。而碱性腐蚀剂有较强的吸水性，并可使脂肪皂化、凝固，蛋白质溶解，组织液化；穿透力强，病变易向组织深层及周围组织发展。

食管腐蚀伤可分为 3 度：

Ⅰ度：病变限于黏膜层。黏膜表面充血肿胀，愈后一般不留瘢痕。

Ⅱ度：病变深达肌层。局部可形成溃疡，愈后常形成瘢痕，以致食管狭窄。

Ⅲ度：食管壁全层受损。食管周围组织可累及，可发生食管穿孔等。

【临床表现】

1. 急性期 病程 1～2 周。

（1）全身症状：重症患者常在 2～3 天内出现全身中毒情况，如发热、脱水、休克等。

（2）局部症状

1）疼痛：吞入腐蚀剂后，即刻出现口腔、咽腔、胸骨后或背部疼痛。吞咽时疼痛加重。

2）吞咽困难：因疼痛不敢吞咽，常伴有流涎、恶心等。

3）声嘶及呼吸困难：若病变累及喉部，或引起食管入口的严重损伤，可因黏膜水肿而出现声嘶和喉阻塞症状。

2. 缓解期 1～2 周急性炎症消退，创面逐渐愈合，全身症状逐渐缓解，疼痛减轻，吞咽困难逐渐消失，饮食逐步恢复正常。

3. 狭窄期 约 50% 的食管腐蚀伤后出现瘢痕性狭窄，多见于病变较重、累及肌层者和未得到适当治疗者。患处因结缔组织增生、瘢痕收缩导致食管狭窄。患者再度出现进行性吞咽困难。轻者尚可进流质饮食，重者滴水不进，以致出现脱水及营养不良等全身症状。

【诊断】

1. 病史 有误服或吞服腐蚀剂病史，须详细了解腐蚀剂的性质、浓度、剂量及吞服时间。

2. 口腔、咽腔及喉的检查　急症患者，应检查口唇及口腔黏膜、咽部黏膜等受腐蚀处。观察有无充血肿胀、黏膜脱落情况、有无溃疡及假膜形成等。喉部受累者行间接喉镜检查，可见会厌、杓状软骨出现黏膜水肿。

3. 食管镜检查　可了解食管内病变的范围、程度，是观察食管内受损情况的重要方法。应在急性症状缓解后进行，一般在受伤 2 周后进行第一次检查，以避免过早检查加重损伤甚至引起穿孔的可能。与硬质食管镜相比，纤维食管镜更为安全。

4. X 线检查

（1）对疑有并发症者行 X 线胸、腹透视及拍片或 CT 扫描检查，观察有无纵隔气肿、气胸、腹腔积气等，可初步确定是否有食管穿孔。

（2）急性期过后可进行食管钡餐 X 线检查或碘油拍片以利于了解病变性质、部位与程度。但疑有食管穿孔者避免使用钡剂。

（3）对于狭窄期的患者，可做食管钡餐检查，如第一次检查阴性，2 ～ 3 个月内应定期复查。

【治疗】

1. 急性期

（1）中和剂的使用：受伤后，应立即使用中和剂。酸性腐蚀剂灼伤可用氢氧化铝凝胶、氧化镁乳剂进行中和，然后再服用牛奶、蛋清、植物油等，保护黏膜创面。避免使用苏打水，因可能产生大量二氧化碳气体而导致食管穿孔。碱性腐蚀剂灼伤可用食醋、2% 醋酸、柠檬汁、橘汁等分次少量服用。

（2）抗生素的应用：早期应用抗生素，可预防感染。

（3）糖皮质激素的应用：激素可减少创伤反应、抑制纤维肉芽组织形成，防止食管狭窄的发生。但对疑有并发症的重度烧伤者，慎用糖皮质激素，以防感染扩散。

（4）气管切开：病变累及喉部，出现喉阻塞症状者，应作气管切开解除呼吸困难。

（5）全身支持疗法：给予镇静、止痛及抗休克治疗。早期开通静脉通道，根据病情补充水、电解质。条件允许时，可置胃管鼻饲，以维持营养、维护管腔。

2. 缓解期

（1）急性症状缓解后，应做食管镜及食管钡剂检查，了解食管受损情况，必要时定期复查，观察病情变化，及早诊断和治疗食管狭窄。

（2）根据病情轻重使用抗生素及激素，逐渐减量至停用。

（3）有引起食管狭窄可能者，应继续保留或尽早插入鼻饲胃管。

3. 狭窄期　对于瘢痕期食管狭窄患者，可行以下措施：

（1）食管镜下探条扩张术：适用于病变范围较局限、狭窄较轻者。在食管镜直视下操作，选择直径适当的扩张探条，由小到大逐渐扩张。每周一次，直至能较顺利进食。

（2）吞线扩张术：有顺行、逆行或循环扩张法。顺行适用于较单纯的瘢痕狭窄，无须先行胃造瘘术。后两种方法适用于多处狭窄或狭窄段较长者，缺点是需先行胃造瘘术。

（3）外科手术治疗：对于上述方法效果不佳或估计不易成功的严重狭窄，应采用手术治疗。根据病情可采用狭窄段切除食管端端吻合术，空肠、结肠代食管术及食管胃吻合术等。

（王宁宇）

第四章

反流性食管炎

 学习目标

1. 了解反流性食管炎的临床表现。
2. 了解反流性食管炎的治疗原则。

胃食管反流（gastroesophageal reflux，GER）定义为胃内容物通过食管下括约肌（lower esophageal sphincter，LES）反流入食管。正常健康人可以发生生理性的胃食管反流，但如果出现病理性症状和体征，就称为胃食管反流病（gastroesophageal reflux disease，GERD）。酸（碱）反流导致的食管黏膜破损称为反流性食管炎（reflux esophagitis，RE）。RE 是胃食管反流性疾病的一种，是由于胃食管动力障碍，胃、十二指肠内容物反流至食管内而引起的食管黏膜的消化性炎症。本病常与慢性胃炎、消化性溃疡等病并存，也可单独存在。

【病因】

1. 食管或胃手术后　全胃或胃大部切除、迷走神经切断术后等，引起食管下括约肌功能障碍。

2. 呕吐物刺激　酸性呕吐物对食管黏膜的刺激性很大。十二指肠球部溃疡患者，由于胃窦痉挛及继发性幽门、十二指肠梗阻，引起高酸性胃液反流；某些疾病引起长期反复呕吐，如胆道疾病、慢性胃炎、功能性呕吐、偏头痛等，使胃、十二指肠内容物反流到食管，导致食管黏膜屏障和食管下括约肌的功能受损。

3. 饮食不当　大量烟酒、进食过于辛辣食物直接对食管黏膜造成刺激，过热食物易灼伤食管黏膜。另有些高脂饮食，如巧克力、咖啡、可口可乐等，可使胃酸分泌增加，在高胃酸的情况下，当食管下端括约肌功能不全时，易产生反流性食管炎。

4. 某些药物的副作用　茶碱类、抗胆碱能药物、β-受体阻滞剂、烟酸、黄体酮等药物既对食管黏膜有刺激，又可使食管下括约肌功能降低。

5. 内在因素　妊娠、自主神经功能紊乱、成年人特发性食管下端括约肌功能不全，均可影响食管下端括约肌正常关闭的张力。

【临床表现】

1. 症状

（1）胃灼热和反酸：胃灼热是指胸骨后或剑突下烧灼感，常由胸骨下段向上延伸。于餐后 1 小时左右多发，卧位、弯腰或腹压增高时可加重。本病反流物多呈酸性，此时称为反酸。反酸常伴有胃灼热。

（2）咽异物感、吞咽困难及吞咽痛：一些患者诉咽部不适，有异物感，但无真正吞咽困难，可能与酸反流引起食管上括约肌压力升高有关；部分患者有吞咽困难，可能是由于食管痉挛或功能紊乱，症状呈间歇性，进食固体或液体食物均可发生；少数患者由于食管狭窄引起吞咽困难，可呈持续性，进行性加重。有严重食管炎或并发食管溃疡者，可伴吞咽疼痛。

（3）胸骨后痛：疼痛发生在胸骨后或剑突下。严重时可为剧烈刺痛，可放射到后背、胸部、肩部、颈部、耳后，此时酷似心绞痛。多数患者由胃灼热发展而来，但亦有部分患者可不伴有胃灼热和反酸的典型症状，给诊断带来困难。

（4）其他：反流物刺激咽喉部可引起咽喉炎、咳嗽、声嘶等症状；吸入气管和肺可反复发生肺炎，甚至出现肺间质纤维化；有些非季节性哮喘也可能与反流有关。上述情况，如伴随的反流症状不明显或被忽略，则会因治疗不当而经久不愈。

2. 体征　间接喉镜检查可见喉黏膜充血、溃疡，甚至肉芽形成等。因反流物刺激咽喉部，可出现任克层水肿和息肉、声带小结等。部分病例可见发生于声带突处的接触性溃疡和肉芽肿，甚至出现喉、气管狭窄。

3. 辅助检查

（1）食管钡餐检查：可发现胃溃疡、食管裂孔疝等。

（2）食管镜检查：是诊断反流性食管炎的主要方法。

（3）pH 监测：应用双电极（咽、食管）或三电极（咽、食管、胃）pH 记录仪，可监测反流发作与食管和咽喉部酸化的关系。

（4）食管测压：食管上括约肌（up-esophageal sphincter，UES）和食管下括约肌（low-esophageal sphincter，LES）功能正常是防止胃液反流入食管和咽喉部的重要因素，特别是食管下括约肌，如果功能异常，此处压力降低，就会出现食管内 pH 降低，造成黏膜受损。

【诊断】　根据典型的症状、体征及辅助检查，反流性食管炎的诊断并不困难，但有些患者以咽异感症、咳嗽、声嘶等症状为主要表现，有些患者则出现类似于心绞痛的表现，往往会给诊断带来困难，甚至造成误诊。症状不典型的患者，需进行必要的辅助检查，如食管镜检查，或加作质子泵抑制剂（PPI）试验，可帮助诊断。

知识链接

质子泵抑制剂（PPI）试验

使用奥美拉唑 20 mg bid，共 7 天，如患者症状消失或显著好转，提示为明显的酸相关性疾病，在除外消化性溃疡等疾病后，应考虑反流性食管炎的诊断。

【治疗】　减轻或消除症状，防治并发症，预防复发。

1. 一般治疗　嘱患者抬高床头，戒除烟酒，避免高糖、高脂、刺激性饮食，避免饱食。宜饭后散步等适度活动，积极治疗消化性溃疡、咳嗽、便秘等疾病。加强卫生知识宣传，提高人们对本病的认识。

2. 药物治疗　轻度 GERD 及 RE 可单独选用 PPI、促动力药或 H_2 受体阻（H_2RA）；中度 GERD 及 RE 宜采用 PPI 或 H_2RA 和促动力药联用；重度 GERD 及 RE 宜加大 PPI 口服剂量，或 PPI 与促动力药联用。

（1）抑制酸分泌药物：①质子泵抑制剂：为首选药物，如奥美拉唑 20mg bid，疗程 8 周，维持量每日 10～20mg，至少 6 个月；② H$_2$ 受体阻滞剂（H$_2$RA）：如西咪替丁、雷尼替丁、法莫替丁等。

（2）促动力药：如西沙必利 10mg tid 或 qd，并维持治疗。

（3）黏膜保护剂：硫糖铝、胶体铋等。

知识链接

咽喉反流疾病

咽喉反流疾病（laryngopharyngeal reflux disease，LPRD）定义为胃内容物反流至食管上括约肌以上的咽喉部而造成的局部组织损害。喉与食管相比，由于没有重碳酸盐和黏膜屏障等保护机制，对胃酸和胃蛋白酶的损害更加敏感。当 pH 小于 4.0 时，食管上皮才出现细胞损害，而当 pH 为 5.0 时就出现喉上皮损伤，这样患者在还没有出现食管炎之前，就可能会出现咽喉反流疾病。

LPRD 可以引起耳鼻咽喉的一系列疾病，在临床上主要表现为声音嘶哑、发声不良、咽喉异物感、慢性咳嗽和吞咽困难等。临床内镜检查的常见体征有后联合水肿及红斑、假声带沟、室带肥厚、声带水肿、弥散型喉水肿、后联合高度肥厚、肉芽肿或肉芽组织、喉内较稠的黏液等。LPRD 与任克层水肿和声带息肉密切相关。由 LPRD 引起的喉气管激惹、痉挛为一常见危象。LPRD 是声门下及声门后部狭窄的主要原因。LPRD 还是喉癌的重要致病因素，对非吸烟患者意义更大。LPRD 与睡眠呼吸暂停综合征有关，消除 LPRD 是治疗睡眠相关疾病重要的一环。此外，在儿童和青少年，反流可能是中耳炎的重要原因。

3. 外科治疗 内科正规治疗无效或有并发症者可考虑外科手术治疗。

（王 军 肖 洋）

第六篇　颈部科学

第一章

颈部科学基础

学习目标

了解颈部血管神经和淋巴解剖。

第一节　颈部的应用解剖学

颈部上接颅底下连胸部，呈圆筒形。包含众多重要的器官如咽喉、气管、食管等，以及重要的血管、神经、淋巴管等解剖结构。

一、颈部的重要标志

颈前部的重要标志包括舌骨、甲状舌骨膜、甲状软骨切迹（喉结）、甲状软骨、环状软骨、气管环和胸骨上切迹（图6-1-1）。甲状软骨切迹是颈中线重要的体表标志。环状软骨弓位于甲状软骨切迹下方2～3cm处，是急性喉梗阻时确认并切开环甲膜的重要标志。

二、颈部的解剖分区（图6-1-2）

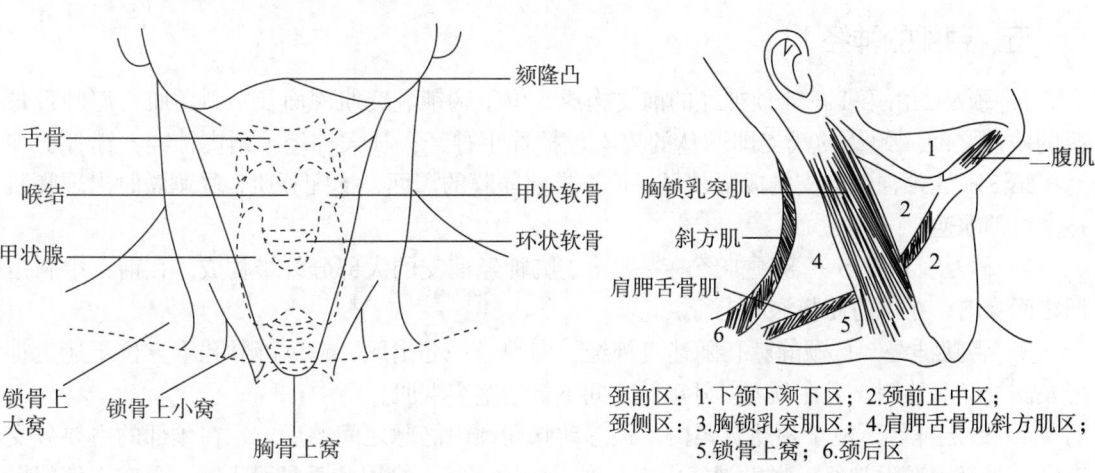

颈前区：1.下颌下颏下区；2.颈前正中区；
颈侧区：3.胸锁乳突肌区；4.肩胛舌骨肌斜方肌区；
5.锁骨上窝；6.颈后区

图 6-1-1　颈部的重要标志　　　　　图 6-1-2　颈部的解剖分区

三、颈部的筋膜

1. 颈浅筋膜层　即皮下结缔组织，包绕全颈。在颈前区的浅筋膜内有颈阔肌。

2. 颈深筋膜　又称颈固有筋膜，位于颈浅筋膜及颈阔肌深面，又分为浅、中、深三层。

颈深筋膜浅层包绕整个颈部，又称封套层。分层包绕颈部肌肉、腮腺和下颌下腺，并形成间隙；在前正中线与对侧融合构成颈白线的一部分。

颈深筋膜中层又称内脏筋膜，包绕咽喉、气管、食管和甲状腺等。两侧包绕动脉、静脉和神经构成颈动脉鞘。

颈深筋膜深层又称椎前筋膜，向上附着于颅底，向下与前纵韧带相融合。覆盖前、中斜角肌和肩胛提肌等。

四、颈部的血管

（一）颈部的动脉

1. 颈总动脉　左侧发自主动脉弓，右侧起自头臂干，均在胸锁关节后方。在相当于舌骨大角平面分为颈外和颈内动脉。颈总动脉的外侧有颈内静脉，两者之间后方有迷走神经，构成颈动脉鞘。颈总动脉末端膨大，称颈动脉窦，有压力感受器；在颈总动脉分叉部后方有颈动脉小体，为化学感受器。

2. 颈外动脉　自下而上依次分出甲状腺上动脉、舌动脉、咽升动脉、面动脉、枕动脉、耳后动脉、颞浅动脉和上颌动脉8个分支，是颈部血供的主要来源。

3. 颈内动脉　在颈部没有分支，垂直上升至颅底，为脑部主要供血动脉之一。颈内动脉的误伤或结扎可导致偏瘫、昏迷或死亡。

4. 锁骨下动脉　左侧起自主动脉弓，右侧起自头臂干。其主要分支为椎动脉和甲状颈干。甲状颈干有三个分支，即甲状腺下动脉、肩胛上动脉和颈横动脉。

（二）颈部的静脉

1. 颈部浅静脉　包括颈前静脉和颈外静脉，由下颌后静脉和耳后静脉在下颌角附近汇合而成，在斜角肌前方汇入锁骨下静脉。

2. 颈内静脉　位于颈动脉鞘内，与颈总动脉和迷走神经伴行，为颅内乙状窦的延续，是头颈部静脉回流的主要径路。

五、颈部的神经

1. 颈丛　由第1～4颈神经的前支构成，位于胸锁乳突肌深面及中斜角肌与肩胛舌骨肌的浅层之间。颈丛的浅支即颈丛的皮支包括枕小神经、耳大神经、颈皮神经、锁骨上神经。第3～5颈神经前支构成膈神经，位于椎前筋膜的深面，支配膈肌，受刺激时出现膈肌痉挛，即呃逆。

2. 臂丛　由第5～8颈神经前支和第1胸神经前支的大部分纤维构成。在前、中斜角肌之间穿出，在椎前筋膜深面走行。

3. 舌咽神经　自颈静脉孔随迷走神经、副神经一起出颅，在颈静脉孔下方位于迷走神经及副神经前外侧，后在颈内、外动脉之间下行达茎突咽肌。

4. 迷走神经　位于颈动脉鞘内，颈总动脉和颈内静脉之间的后方。在颈部的主要分支有喉上神经和喉返神经。喉上神经内支与喉上动脉伴行，穿甲状舌骨膜入咽，分布于声门以上喉黏膜司感觉；外支支配环甲肌。喉返神经两侧走行不同，左侧绕主动脉弓上行，右侧绕锁骨下动脉上行，双侧在颈部均走行于气管食管沟内，终支经环甲关节后方入喉，支配除环甲肌以外的喉内肌。

5. 副神经　运动神经支配胸锁乳突肌和斜方肌。出茎乳孔后在颈内动、静脉之间，向后下行经二腹肌和茎突舌骨肌的深面，穿入胸锁乳突肌上部深面，在其后缘上、中 1/3 处进入颈外侧三角，于斜方肌中、下 1/3 处进入斜方肌深面。副神经周围有较多淋巴结构成颈深部淋巴结的副神经淋巴结链。

6. 舌下神经　为舌的运动神经，支配舌的运动。其降支舌下神经袢又名颈袢，沿颈总动脉下行，支配带状肌。

7. 舌神经　为舌的感觉神经，由三叉神经下颌支发出，分布于舌前 2/3 及口底黏膜。

8. 颈交感神经链　由颈上、颈中和颈下三个神经节组成。颈上神经节位于颈动脉鞘后，相当于第 2～3 颈椎平面；颈中神经节相当于第 6 颈椎的高度；颈下神经节位于第 7 颈椎横突与第 1 肋骨之间的平面，在椎动脉后方。

六、颈部的淋巴结

颈部淋巴系统非常丰富，分布广泛。临床上常将颈部淋巴结分为 7 区。

Ⅰ区：包括颏下区及下颌下区淋巴结。ⅠA：颏下区，无临床重要性。ⅠB：下颌下区，为口腔肿瘤转移所在。

Ⅱ区：颈内静脉淋巴结上区，即二腹肌下，相当于颅底至舌骨水平，前界为胸骨舌骨肌侧缘，后界为胸锁乳突肌后缘。ⅡA：颈内静脉淋巴结，为头颈肿瘤主要淋巴引流集中区域，是第 1 站前哨淋巴结。ⅡB：位置在后上，被胸锁乳突肌覆盖，这部分淋巴结常常是鼻咽癌的转移处。外科颈清扫术后复发也常在此处。

Ⅲ区：颈内静脉淋巴结中区。从舌骨水平至肩胛舌骨肌与颈内静脉交叉处，前后界与Ⅱ区相同。

Ⅳ区：颈内静脉淋巴结下区。从肩胛舌骨肌到锁骨上，前后界与Ⅱ区相同。

Ⅴ区：包括枕后三角区淋巴结（或称副神经淋巴链）及锁骨上淋巴结。前界为胸锁乳突肌后缘，后界为斜方肌前缘，下界为锁骨。ⅤA：脊副神经淋巴结；ⅤB：锁骨上淋巴结。一般临床处理可以混合ⅤA 和ⅤB，但深入讨论锁骨上淋巴结问题时，应该分开。

Ⅵ区：内脏周围淋巴结（或称前区），包括环甲膜淋巴结、气管周围（喉返神经）淋巴结、甲状腺周围淋巴结。有人把咽后淋巴结也归属这一区。该区两侧界为颈总动脉和颈内静脉，上界为舌骨，下界为胸骨上窝。

Ⅶ区：上纵隔淋巴结。咽喉癌、食管癌及甲状腺癌可以转移至此，故有人建议将上纵隔淋巴结列为Ⅶ区。

第二节　颈部疾病检查法

一、一般检查法

一般取坐位，不能坐立者取卧位，头颈部完全暴露，在良好的光线下进行，依次行视、触、听诊。

1. 视诊 观察颈部的位置，有无斜颈、强直，有无活动受限，双侧是否对称，有无静脉异常充盈、血管的异常搏动；观察皮肤有无充血、肿胀、瘘管、溃烂等；注意喉结的位置和外形；观察有无包块或隆起，如有包块，应观察其部位、形态、大小和表面皮肤颜色，是否随吞咽上下移动；观察腮腺、下颌下腺和甲状腺部位有无肿大。

2. 触诊 是颈部一般检查中最主要的检查方法。检查者按一定顺序对每个区域进行系统触诊。嘱患者头微低、放松，一只手放在被检查者的后枕部协助其转动头部，使其充分松弛，以另一只手指尖进行触诊。触诊顺序一般是：颏下、下颌下、腮腺、颈侧和锁骨上区。注意各区域内淋巴结有无肿大，发现淋巴结肿大时，应注意其部位、大小、数目、硬度、压痛、活动度、有无粘连。触诊耳前、耳后、下颌下区时应注意腮腺、下颌下腺有无肿大，颈前区触诊时应注意甲状腺情况。

甲状腺触诊包括甲状腺峡部和侧叶的检查。

（1）甲状腺峡部：检查者站于受检者前面用拇指或站于受检者后面用示指从胸骨上切迹向上触摸，可感到气管前软组织，判断有无增厚，嘱受检者吞咽，可感到此软组织在手指下滑动，判断有无增大或肿块。

（2）甲状腺侧叶：检查者站于受检者前面，一手拇指施压于一侧甲状软骨，将气管推向对侧，另一手示指、中指在对侧胸锁乳突肌后缘触诊；或检查者站于受检者身后，一手示指、中指施压于一侧甲状软骨，将气管推向对侧，另一手拇指在对侧胸锁乳突肌后缘向前推挤甲状腺，示指、中指在其前缘触诊。配合吞咽动作，重复检查，多可触及被推挤的甲状腺。

3. 听诊 甲状腺功能亢进者因其腺体内血流增加，可在甲状腺区听到一持续低调的静脉"嗡鸣"音。颈动脉瘤者可听到收缩期杂音。咽和颈段食管憩室者，吞咽时可在颈部相应部位听到气过声。喉阻塞者可听到喉鸣音，声门下有活动异物时可闻及拍击音。

二、颈部影像学检查

颈部影像学检查主要包括超声、X线、CT、MRI、数字减影血管造影检查和放射性核素检查。

1. 超声检查 目前多采用B超检查以及彩色多普勒血流显像和超声多普勒等技术综合应用。常用于甲状腺、腮腺、淋巴结和颈部肿块的检查，对于确定有无占位性病变、囊性或实性变，以及确定深部肿块与邻近血管的关系有很好的临床实用价值。同时，对肿块的良恶性判断也有一定的临床价值。超声引导下的颈部穿刺活检亦广泛应用于临床。

2. X线检查 由于颈部的解剖结构特点，目前主要用于正位片显示气道是否狭窄、移位，软组织内是否有钙化等。侧位片可以显示椎前软组织、气道、甲状腺、喉的侧位表现。

3. CT和MRI检查 目前CT和MRI已成为头颈部的主要检查技术。多平面重建、三维重建、血管成像、仿真内镜等技术的应用，使颈部器官解剖结构、病变及病变与周围的关系更加清晰。MRI对软组织的显示具有优势，能够明确显示肿瘤的范围及侵犯的深度，可用于观察肿瘤沿神经、肌肉蔓延的情况，诊断鼻咽癌、腮腺肿瘤，鉴别鼻咽癌放疗后改变与复发等。尤其对颅底、颅神经的侵犯，MRI显示比CT更清晰、更准确。MRI还可做颈部的血管造影，显示血管异常。二者结合具有较强的诊断和鉴别诊断价值。

4. 数字减影血管造影检查（digital subtraction angiography，DSA） 是通过向血管内注入造影剂，使用计算机减影技术，使动脉或静脉显像，减影后图像的对比敏感度明显高于未减影图像，从而特异性显示出所观察区域病变情况。此项技术对于与血管有关的颈部肿块具有重大的诊断和治疗意义。DSA 还可以用于经血管内导管将栓塞物注入目的血管内，阻断其血供，达到治疗肿瘤和控制出血的目的。

5. 放射性核素检查 是应用放射性核素及其标记化合物对肿瘤进行诊断的检查方法。它可以显示肿瘤大小、部位以及提供肿瘤及其周围组织的血供及其代谢状况，这是 CT 和 MRI 难以比拟的。20 世纪 80 年代初，由于发射型计算机断层扫描术（emission computed tomography，ECT）被广泛使用，放射性核素检查广泛用于肿瘤的诊断。其中正电子 ECT（positron emission tomography，PECT）应用发射正电子的放射性核素标记的化合物，如葡萄糖、多巴胺、5- 羟色胺等，显示机体生理生化过程，是影像学检查的又一巨大进步。颈部放射性核素检查多用于甲状腺检查，常用的成像剂为 ^{131}I 和 ^{99}Tc，用于诊断异位甲状腺、判断甲状腺结节的功能、探查甲状腺癌及其转移灶等。

三、颈部细胞学和病理学检查

对颈部肿物的最终诊断往往有赖于细胞学和病理学检查。活体组织可以通过穿刺或手术切除组织而获得。穿刺检查简单易行、痛苦小，易为患者所接受。为使穿刺操作更加准确，可在超声或 CT 引导下进行。但由于穿刺获得的组织有限，有时不能获得阳性结果。经穿刺检查不能明确诊断，以及可疑为恶性转移，虽经反复检查未能发现原发病灶的颈部肿块，宜行肿块完整切除而非部分切除，然后将肿块作病理检查，以免引起肿瘤的扩散。对于颈部淋巴结肿大，术前需要对原发灶进行活检。尽可能不作颈部活检。外科医生在颈部清扫手术结束后，应该将颈清扫标本按分区作记号，便于病理医生检查。颈部标本淋巴结病理检查时，应将标本内所有淋巴结均作切片，不能只切一两个淋巴结而遗漏病变。

（张天宇）

第二章

颈部先天性疾病与畸形

学习目标

了解常见的颈部先天性疾病与畸形。

第一节 甲状舌管囊肿

甲状舌管囊肿（thyroglossal duct cyst）是颈部最常见的先天性疾病，常位于颈中线。男性多于女性，大多在 10 岁以前发病，少数中年后发病。极少数病例可癌变。

【病因】 病因不明，可能与遗传有一定关系。胚胎发育早期甲状腺始基由口底向颈部下移的过程中，形成一条与始基相连的细管称为甲状舌管。在胚胎第 6 周时甲状舌管开始退化，至第 8 周时甲状舌管完全消失，其上端残留形成舌盲孔。若甲状舌管未退化或退化不完全，则形成甲状舌管囊肿或瘘管。同时，由于甲状舌管退化过程中左右两侧舌骨开始在中线融合，因此未退化的甲状舌管可位于舌骨腹侧或背侧，也可能位于舌骨中。

【病理】 覆有柱状纤毛上皮或鳞状上皮，有时其内可见甲状腺组织。

【临床表现】 可发生在自舌盲孔至胸骨上切迹之间颈中线的任何部位，大多数位于舌骨以下、甲状腺以上。多无明显症状。检查可见颈部皮下呈半圆形隆起，一般直径 1~3cm。触诊表面光滑而有弹性，与皮肤无粘连，与舌骨紧密附着，随吞咽或伸舌而上下移动。囊肿发展较慢，继发感染时可迅速增大，局部出现红、肿、热、痛的炎症表现。控制感染后迅速缩小。囊肿可反复感染，形成脓肿，脓肿破溃可形成瘘管。

【诊断】 根据颈中线胸骨上切迹以上肿块、触之光滑、随吞咽活动以及生长缓慢的特征，多可做出诊断。若行穿刺抽吸，可吸出黄色液体。也可行 B 超检查了解囊肿的性质、部位以及与甲状腺的关系。甲状腺同位素扫描可排除异位甲状腺，可作为术前常规检查。

【鉴别诊断】

1. 甲状腺肿块 发生于甲状腺锥体叶的甲状腺腺瘤或癌可表现为酷似典型甲状舌管囊肿，以致部分患者经术后病理检查方可确诊，B 超检查有助诊断。

2. 舌根或会厌囊肿 极易与发生于舌根部的甲状舌管囊肿相混淆。舌根冠位 CT 或 MRI 有助鉴别。

【治疗】 甲状舌管囊肿一经确诊，应尽早手术切除。一旦感染，将增加手术难度。如已有感染，须在感染控制后手术。小儿可推迟至 4 岁以后进行手术。

目前手术时无论儿童或成人多采用全身麻醉。术中必须切除所有不正常的组织，包括囊肿、瘘管及舌骨体中部（约 15mm），以及延伸至舌盲孔的纤维条索，否则术后易复发。

手术方法：在囊肿最隆起处作与舌骨平行的横行切口，向上、向下牵开皮肤与肌肉瓣暴露囊肿。自下而上分离囊肿直达舌骨下缘，将舌骨体中部与附着肌肉及甲状舌骨膜分离后，将其连同骨膜一起切断并向外牵出，继续向舌盲孔方向分离瘘管，直至舌体内。接近舌盲孔时由助手经口向前顶压舌盲孔处，在此处结扎、切断瘘管。术腔较大时需要置负压引流管。

对于发生于舌根部的甲状舌管囊肿，首先采用经口内镜下的激光或低温等离子手术。若有复发，则可采用颈部舌骨入路，将颈部瘘管连同舌骨体及与舌盲孔相连的舌根部一并切除。

第二节　鳃裂囊肿和瘘管

【概述】 鳃裂囊肿和瘘管（branchial cyst and fistula）起源于各鳃裂或咽囊，外瘘口皆位于颈侧，故又称颈侧囊肿和瘘管（lateral cervical cyst and fistula），罕见恶变者。通常将咽内和颈侧皮肤均有开口者称瘘管（fistula）；仅在咽内或颈侧皮肤有开口者称窦道（sinus）；两端均无开口，因上皮残留、分泌物潴留而形成者称囊肿（cyst）。

第 1 鳃裂瘘管较少见，外瘘口位于耳垂的前或后方或上颈部（舌骨以上），有时开口于腮腺的表面，内瘘口与外耳道或中耳相通。部分瘘管壁存在软骨组织，瘘管可走行于面神经主干的外侧或内侧，可穿行腮腺。第 2 鳃裂瘘管最为常见，外口位于胸锁乳突肌前缘的中、下 1/3 相交区域，瘘管沿颈动脉鞘上行，经舌下神经与舌咽神经的浅面，穿经颈内、外动脉之间，向内终止于扁桃体窝之内口处。第 3 鳃裂瘘管极少见，约占 1%。其外口与第 2 鳃裂瘘管外口的部位大致相同，瘘管沿颈动脉鞘上行，经舌下神经的浅面、舌咽神经的下方，穿过甲状舌骨膜，终止于梨状窝区域。第 4 鳃裂瘘管罕见，外口与第 2、3 鳃裂瘘管外口相同或在胸前部，瘘管沿颈动脉鞘下行至胸部，左侧者绕过主动脉弓、右侧者绕过锁骨下动脉上行，到达上段食管处。鳃裂囊肿可以出现在瘘管走行中的任何部位。

【病因】 目前研究认为部分鳃裂畸形与遗传因素有关，为常染色体显性遗传。多数瘘管是由于胚胎发育过程中鳃裂或咽囊或二者不完全闭合引起，囊肿是胚胎发育过程中上皮细胞残留所致。

【病理】 瘘管壁或囊肿壁衬有复层鳞状上皮（源自鳃裂的外胚层），约占 90%，或假复层纤毛柱状上皮（源自咽囊的内胚层），约占 8%。发生感染者，上皮结构可破坏或紊乱。衬有复层鳞状上皮的真皮内可含有皮脂腺、汗腺及毛囊，部分第 1 鳃裂瘘管内含有来自中胚层的软骨。

【症状】 通常瘘管的发病年龄较早，多在 10 岁以前；囊肿起病较晚，多见于 10 ~ 30 岁。一般为单侧性，双侧者极少见。男女发病率无明显差异。

临床表现为颈侧部光滑、圆形、有波动感、无痛且逐渐增大的肿块，也可呈间歇性肿胀。瘘口处可有分泌物溢出，第 2、3、4 鳃裂瘘管甚至可在饮水时出现漏水的情况，穿行于腮腺的瘘管进食时会有唾液溢出。若并发感染，可有发热、疼痛，囊肿体积迅速增大，患者可觉颈部压迫感。部分合并耳前瘘管、副耳等耳郭畸形。

第 1 鳃裂瘘管可有耳溢液，当其感染时偶尔会波及面神经，出现面瘫症状。第 2 鳃裂瘘管可导致反复发作的单侧化脓性扁桃体炎，即使切除扁桃体，仍反复发生单侧扁桃体窝的化脓性炎症。第 2、3、4 鳃裂瘘管局部膨大成囊状，当吞咽时囊内可以充满气体、液体或食物，感染时还可充满脓液。此时如挤压囊肿，其内容物可向咽部溢出，患者或可自觉有特殊气味，在喉镜下可观察内口的位置。由于第 2、3、4 鳃裂瘘管沿颈动脉鞘走行，与迷走神经关系密切，可因刺激迷走神经导致持续性咳嗽。亦可压迫迷走神经出现面色苍白、心悸、呕吐等症状。

【诊断】

1. 探针　对于比较浅而短的瘘管，可经外瘘口插入探针探查，了解瘘管的走行与内口的位置。

2. 纤维喉镜检查　经瘘管的外口注入生理盐水或染料，在纤维喉镜下观察其内口的位置。若瘘管伴有囊状扩张，挤压时其内容物可向咽部溢出，在纤维喉镜下可观察到内口的位置。

3. 影像学检查　经瘘口注入碘油或其他造影剂造影，可显示瘘管的走行及内口的位置。

4. 超声检查　对鳃裂囊肿行超声检查可协助诊断，明确肿物为囊性结构。

【鉴别诊断】

1. 外耳道炎或中耳炎　第1鳃裂瘘管继发感染时，因其内口与外耳道相通，可致外耳道流脓，易误诊为外耳道炎或中耳炎。此时吸净外耳道的脓液，可观察到脓液来自外耳道的瘘口处，且上颈部可能触及肿块或观察到外口，当挤压上颈部或肿块时见脓液自外耳道瘘口溢出可助于诊断。特别需要注意的是，部分外耳道狭窄伴胆脂瘤者继发感染后形成耳后或耳垂下方脓肿，其表现与第1鳃裂瘘管继发感染极易混淆。

2. 腮腺混合瘤　第1鳃裂瘘管或囊肿如位于腮腺实质内，可误诊为腮腺混合瘤，尤其是有囊性变的混合瘤。确诊需术后病理。

3. 颈部寒性脓肿　鳃裂囊肿应与寒性脓肿相鉴别。通常对抗生素治疗的反应有重要的鉴别诊断价值。也可做结核菌素试验、术中对脓液进行抗酸杆菌涂片、术后对脓液进行结核分枝杆菌培养等，进一步确诊。

4. 颈部囊性水瘤　是胚胎期淋巴管发育异常导致的，亦表现为颈部生长缓慢的囊性肿物。该病绝大多数在婴幼儿期即发病。透光试验检查呈阳性。穿刺可吸出草绿色水样液体，显微镜下可见大量淋巴细胞。囊壁由纤维组织和内皮细胞构成，内含淋巴细胞及淋巴小结。这些特点有助于鉴别诊断。

5. 喉气囊肿　第3鳃裂瘘管穿经甲状舌骨膜，其伴发的囊肿易误诊为喉气囊肿。喉气囊肿的特点是当做 Valsalva 动作、深呼吸、剧烈咳嗽、啼哭或用力吞咽时增大，压之可缩小，以上特点可与鳃裂囊肿相区别。

【治疗】　手术彻底切除瘘管或囊肿是主要的有效治疗方法。对于部分第3、4鳃裂瘘管或囊肿手术切除难度和风险极大时，可在内镜下采用硬化剂、烧灼等方法处理。已继发感染者必须在炎症控制后手术。对于无症状的幼儿或成年人不必手术。

麻醉通常采用全身麻醉。

第1鳃裂瘘管或窦道的手术，切口首先应考虑便于暴露与辨认面神经主干及其主要分支。如瘘管或窦道伸展到外耳道，邻近的外耳道皮肤必须尽量保留，避免外耳道狭窄，而软骨则需要切除。也可采用开放瘘管或囊肿囊内切除法，更为安全易行。第1鳃裂畸形有侵及中耳的可能，术前应做好充分准备。

第2、3、4鳃裂瘘管或窦道的手术，术前需详细精确地了解瘘管的行程和比邻关系，术者应充分熟悉颈部的解剖。由于瘘管的走行与颈内动静脉、舌下神经、舌咽神经等关系密切，术中应避免损伤。第2鳃裂瘘管在切除瘘管的同时，需行患侧的扁桃体摘除术。

对于瘘管反复感染或多次手术者，术腔已有瘢痕形成，需采用颈侧沿胸锁乳突肌前缘的切口，充分显露和保护血管及神经。术后使用足量抗生素预防感染。同时施行扁桃体切除术者注意保持口腔清洁。

如果遇到恶变的情况，术中不仅需对肿物行扩大切除，还需行同侧的根治性颈清扫术及术后综合治疗。

（张天宇）

第三章

颈部的炎性疾病

学习目标

1. 了解常见的颈部感染性疾病。
2. 熟悉常见颈深部感染的诊断和治疗原则。

第一节　颈淋巴结炎

颈部淋巴结占全身淋巴结的 1/3，淋巴结炎常见，多继发于头、面、颈部感染。部分不能明确原发感染灶的部位，仅表现为局部淋巴结的炎症。

临床常见头颈部原发感染，引起相应引流淋巴链上的淋巴结炎，出现相应成串的淋巴结肿大、触痛，影响患者颈部活动。

儿童更为常见，可呈单个淋巴结炎症。表现为孤立的淋巴结肿大、触痛，表面的颈部皮肤充血、肿胀。部分儿童病情严重至受累淋巴结坏死并形成脓肿。

临床上需要与淋巴结结核、淋巴瘤颈部转移癌相鉴别。

临床上主要选择敏感的抗生素针对原发感染灶进行治疗。在成人，肿大淋巴结如果经抗感染治疗后仍持续不退，应注意除外头颈部恶性肿瘤转移的可能。

第二节　颈淋巴结结核

颈淋巴结结核过去较常见，近年来有逐渐上升趋势。

【感染途径】　咽部原发病灶侵入颈部淋巴结，极少数为肺内结核血行播散，多为双侧淋巴结受累，或经纵隔淋巴结侵入颈部等。部分患者无结核病史，且早期也无结核中毒症状，往往是以偶然发现颈部单侧无痛性肿块就诊。生长缓慢且应用抗生素无明显疗效。颈淋巴结好发部位依次为颈后三角、下颌下区、下颈部、上颈部及颏下区，颈后三角最多见。

【临床表现】　局部表现分为四型：结节型、浸润型、脓肿型及溃疡瘘管型。全身表现轻者缺乏特异性，易被误诊，重者可出现结核病的特征性症状。对于单侧、无痛性、逐渐增大的单个淋巴结或多个融合淋巴结，尤其是位于颈后三角者，应高度怀疑淋巴结结核的可能。

颈淋巴结结核的诊断主要依赖活检。需要与淋巴结炎、淋巴瘤、转移癌等相鉴别。

【治疗】　抗结核化学疗法为基本治疗，应给予 3～6 个月正规抗结核治疗。脓肿型者可切开排脓加引流术。结节型或浸润型可切除病变淋巴结。

第三节 颈深部感染

严重的颈深部感染甚至危及患者生命，且由于多伴有身体其他疾病如糖尿病等，治疗与处理困难。临床医生必须掌握颈深部感染的各种临床表现，及时作出正确的诊断和治疗。

颈深筋膜覆盖、包绕、分隔颈深部诸结构形成咽旁间隙、咽后间隙、扁桃体周围间隙、下颌下间隙（包括颌下间隙和颏下间隙）、咬肌间隙、气管前间隙和椎前间隙等潜在间隙。感染累及这些颈筋膜间隙称为颈深部感染。在抗生素问世以前，咽和扁桃体炎症所致者占70%。随着抗生素的应用，牙源性感染成为成人颈深部感染的主要来源。儿童仍以咽和扁桃体感染为主。有 22% ~ 50% 的颈深部感染找不到明确的病因。但几乎 80% 的颈深部感染致病菌为溶血性链球菌，其他致病菌还有金黄色葡萄球菌、厌氧菌等。如果是继发于 Vincent 咽峡炎，则可培养出螺旋杆菌。近年发病率有增加趋势，成人中与糖尿病相关的颈深部感染发生率增加。

【临床表现】 原发部位疼痛、发热、下颌或颈部肿胀为颈深部感染的主要症状，不同的颈筋膜间隙感染根据各自的解剖区域及毗邻关系还可引起张口困难、吞咽疼痛、声音改变和呼吸困难等症状。如咬肌间隙受累时出现张口困难；咽后间隙感染时可影响颈部运动；口底蜂窝织炎致舌体肿胀；咽旁、咽后感染可有发音改变或呼吸困难；若导致纵隔感染，可有胸痛、呼吸困难；颈动脉鞘感染则可能导致颈动脉壁感染、坏死引起致命性大出血，也可致颈内静脉栓塞、脓毒血症等。

对疑有颈深部感染者，应详细询问病史，如近期上呼吸道感染、牙病史、使用免疫抑制剂等因素。同时需仔细检查牙齿及牙周、扁桃体、上呼吸道，以寻找原发感染灶，从而初步判断是哪个颈筋膜间隙感染。如扁桃体炎可导致扁桃体周围间隙及咽旁间隙感染，鼻窦炎可导致咽后间隙感染，牙病可导致舌下、颌下和颏下间隙感染。

几种常见类型颈深部感染的临床特征：

1. 口底蜂窝织炎 又称脓性颌下炎，为下颌下间隙的感染，常由于拔牙或牙根感染引起。病情发展迅速，表现为口腔或颈部疼痛、肿胀，并迅速加重，开始为单侧，很快进展为双侧，下颌周围及口底水肿，严重时口底组织僵硬，舌体被推向后上方，出现张口困难、吞咽疼痛、流涎等症状。当脓肿形成时，需要及时作下颌骨下横行切开引流，严重时气道受阻则需及时行气管切开。

2. 咽旁间隙感染 咽旁间隙内有颈动脉、颈内静脉、后组脑神经及颈交感干等重要结构。早期表现为高热、咽部及颈部疼痛、吞咽困难等急性感染症状，前隙感染伴明显张口困难，腮腺区和下颌下区肿胀、压痛，咽部可见咽侧壁红肿，向内侧移位，扁桃体被推向前内侧，颈部活动受限。后隙感染可出现后组脑神经麻痹的症状和 Horner 综合征，最严重的并发症为颈动脉鞘感染继发颈动脉破裂出血，开始表现为反复小量咽部或耳道内出血，为大出血征兆；也可合并颈静脉栓塞性静脉炎。确诊需行 CT 扫描或穿刺抽脓检查，观察脓肿与颈动脉鞘的关系。及早切开引流是重要的治疗措施。

3. 咽后间隙感染 位于颊咽筋膜和椎前筋膜之间，上达颅底，下至上纵隔 T_1 水平。急性型多见于婴幼儿，常因鼻、鼻窦的感染引流至咽后间隙淋巴结所致；成人多由于外伤、异物、气管插管或内镜操作等引起。慢性型多与结核相关。颈侧 X 线片检查或颈部 CT 检查可确诊。脓肿形成时需及时切开引流。

【诊断】 根据病史、典型临床表现，结合相关影像学检查和诊断性穿刺的结果，多可作出相应的临床诊断。

【治疗】 治疗颈深部感染首先要保持呼吸道通畅，必要时作气管切开。早期用抗生素治疗，如已经形成脓肿，应尽早行切开引流术。因患者多有吞咽疼痛和进食困难，需要及时补液改善营养状态，纠正酸碱失衡等。

手术切开引流是重要的治疗手段，原则是充分暴露和彻底引流。在颈深部感染时，由于正常解剖结构往往已被破坏，切开引流需要借助一些重要解剖标志进行定位，尽可能应用钝性分离，尽早暴露颈动脉鞘可避免进一步的损伤。打开脓腔时需要留取分泌物做细菌培养，以指导抗生素治疗，包括需氧菌和厌氧菌培养、抗酸染色、真菌培养等。术中需充分开放脓腔，清除坏死组织，封闭伤口，并放置引流。对于有并发症的颈深部感染如颈静脉栓塞性静脉炎、纵隔感染等，需进一步联合会诊和手术。

（张天宇）

第四章

颈部肿瘤

学习目标

1. 了解常见颈部肿瘤的诊断和鉴别诊断。
2. 熟悉颈部转移癌的临床特点。

第一节 颈部良性肿瘤

颈部良性肿瘤的种类很多，皮肤、软组织、骨骼、血管、神经等组织均可发生。本节仅介绍神经鞘瘤及颈动脉体瘤。

一、颈部神经鞘瘤

神经鞘瘤（neurilemmoma）是来源于神经鞘细胞（Schwann's cell）的良性肿瘤，颈部为其好发部位之一，约占全身神经鞘瘤的 10%。颈部任何神经均可发生，以交感和迷走神经最为多见。神经鞘瘤可发生恶变，称恶性施万细胞瘤（maligantschwannoma），临床上少见。

【病理】 神经鞘瘤病理特征是肿瘤在神经干上偏心生长，有完整的包膜，瘤内组织黄色，质脆。生长过大时，肿瘤内部可出现液化和囊性变。病理组织学表现主要有两种排列：Antoni A 区和 Antoni B 区。A 区细胞紧密排列成栅状结构，呈束状交叉成漩涡结构，即 Verocay 小体；B 区细胞成星芒状，常有小球腔形成。这两种结构可同时存在于同一种肿瘤中，但多数以其中一型为主，排列疏松而凌乱，形成微囊或囊腔，免疫组化 s-100 蛋白强阳性。

【临床表现】 此病好发于 20 ~ 50 岁男性，生长缓慢，病程较长。

1. 颈部肿块 早期多为无痛性肿块，边缘清楚，表面光滑，质韧，活动度差，其活动情况和发生肿瘤的神经走行有关，可垂直于神经走向移动。肿物较大时可呈分叶状，有时可呈囊性，穿刺可抽出不凝血性液体。

2. 神经功能症状 根据肿瘤发生的来源不同，可引起不同的神经功能症状。来自交感神经者可有 Horner 征；来自迷走神经者可出现声嘶、刺激性咳嗽等；来自舌下神经者可有伸舌偏斜、半舌萎缩；来自感觉神经（颈丛或臂丛）者可有疼痛、麻木，甚至臂丛肿瘤患者上肢有放射性电击样疼痛。

3. 颈动脉移位 主要出现在颈交感或迷走神经的病变，可挤压颈动脉向前内方移位。此时在肿物的表面可触及搏动的动脉。

【诊断】 颈部交感神经及迷走神经鞘瘤表现为颈动脉三角区肿块、颈动脉移位及神经功能障碍三主征，是诊断颈神经鞘瘤的经典标准。B超可观察肿瘤内血供情况、大血管内的血流情况及肿瘤与大血管的关系，但不能提示与神经的直接关系。CT和MRI对显示其发生部位、大小、形状、侵及范围有重要作用。针吸活检有助于诊断。

【治疗】 本病一经确诊，应及时手术切除，否则肿瘤增大可产生压迫及破坏作用。

肿瘤切除的原则是保留神经干，完整切除肿瘤。经颈入路可以切除所有局限于颈部的神经鞘瘤，尤其在切除突向咽腔的较大肿瘤时，术野暴露充分，安全性高。咽旁神经鞘瘤也不宜采用经口径路，因为经口径路暴露不佳，易造成血管、神经损伤。术中对包绕肿瘤的神经纤维束应仔细分离，不要盲目切除。

案例 6-4-1

患者，男性，33岁，无意中发现左侧颈部肿物1个月入院。肿物约桃核大小，无红肿、疼痛、寒战、畏寒，无午后低热、夜间盗汗。查体：颈软，双侧不对称，颈静脉无怒张，气管居中，甲状腺不大，于左侧颈部胸锁乳突肌前缘可触及约3cm×3cm的肿物，质硬，固定，右侧无明显异常。CT检查见肿物边界清楚。在全身麻醉下行手术切除，术中见肿物位于颈动脉三角区。术后病理结果回报：神经鞘瘤。根据患者临床症状、术中情况及术后病理诊断患者神经鞘瘤来源于迷走神经。

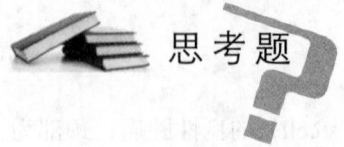 思考题

1. 颈部神经鞘瘤的病理特点是什么？

二、颈动脉体瘤

颈动脉体瘤（carotid body tumor，CBT）又称颈动脉体副神经节瘤，是发生于颈动脉分叉处的一种少见的内分泌肿瘤，大多数为良性，少数为恶性。多见于30～50岁者，仅占头颈部肿瘤的0.22%。

【应用解剖和生理】 颈动脉体呈卵圆形，灰色或暗红色，最大直径5mm，位于颈总动脉分叉处的外鞘内。颈动脉体血供主要来自颈外动脉，其主要支配神经是舌下神经。通过感受血液成分如氧分压、二氧化碳分压和酸碱度改变来调节机体的呼吸、循环系统。

【病因】 颈动脉体瘤是一种化学感受器肿瘤，其特点为呈散发性和家族性发病。散发性发病可能与高海拔导致慢性缺氧而刺激颈动脉体增生有关，而家族性发病与基因缺陷有关。家族性颈动脉体瘤是一种外显率与年龄相关的常染色体疾病。非遗传性患者中女性占绝大多数，而遗传性患者中性别差异无显著性。

【病理】 肿瘤为灰褐色或深红色、圆形或卵圆形实性肿块，常被覆部分或完整的薄层纤维性假包膜，边界清楚。肿瘤大小不一，切面灰褐色，均质。镜下肿瘤由两种细胞组成，主细胞呈卵圆形或多边形，呈巢状排列，胞质丰富、淡红染，细胞核小，无明显异型性，染色质

丰富；支持细胞包绕主细胞，胞质少，细胞核呈梭形。细胞巢之间有丰富的血管网、血管周围有广泛的玻璃样变性或瘤组织间的宽带硬化有助于诊断。

【临床表现】

1. 颈部肿块　大多数没有症状，常因偶尔发现颈侧部有肿块而就诊，偶尔可出现疼痛并放射到头部及肩部。肿块大多位于下颌角前下方，一般为单侧，类圆形或椭圆形，表面光滑，硬韧，长轴与血管走行一致。小者如黄豆大小，在颈动脉分叉处形成一个孤立的肿块；大者可达鸡蛋大小，包绕颈动脉分叉或颈动脉。

2. 血管搏动　在肿块表面可触及向浅侧移位的颈动脉搏动，颈内、外动脉被肿物推向两侧。有时瘤体本身亦可触到搏动，部分可闻及血管杂音。

3. 颈动脉窦综合征　由于肿瘤与颈动脉窦关系紧密，当患者变化头位或压迫肿瘤时可出现头晕、头痛、耳鸣，甚至血压下降、心率减慢、晕厥等症状。

4. 神经压迫症状　当肿瘤增大侵犯邻近器官和脑神经时，会出现相应的神经压迫症状，如声音嘶哑、呛咳、吞咽困难、病侧瞳孔缩小、面部无汗、伸舌时舌尖移位、舌肌萎缩。

【诊断】　由于此病临床上多无特异症状，应结合影像学检查作出诊断。

1. 临床特点　颈动脉体瘤位于颈前三角区，相当于颈总动脉分叉处，可向侧方移动，部分肿块可扪及搏动和闻及血管杂音，有的肿瘤可向咽部生长。口腔检查时咽侧壁饱满、膨隆。除颈部肿块外大多无任何症状。

2. 影像学检查为目前主要的诊断手段，包括 B 超、CT、CT 血管造影、磁共振血管造影、数字减影血管造影术（DSA）等。B 超是较常用的检查，DSA 被认为是诊断金标准，CT及 MRI 检查可了解肿物与血管之间的关系。

【鉴别诊断】

1. 颈神经鞘瘤　颈动脉体瘤最易与颈神经鞘瘤混淆。深部颈动脉体瘤常可压迫颈交感神经而出现 Horner 综合征，位置高的颈交感神经鞘瘤也可向咽部生长，因此二者易误诊，常需行颈动脉造影才能确诊。

2. 颈动脉瘤　二者均可表现为颈部搏动性包块，故易混淆。当压迫颈动脉近端时，肿块明显缩小的是颈动脉瘤。颈动脉造影可明确诊断。

3. 颈部肿瘤　颈部肿瘤如神经纤维瘤、腮腺肿瘤、甲状腺髓样癌、颈部恶性淋巴瘤、鳃裂囊肿等均可出现颈部肿块，颈部超声、颈动脉造影及活检有助于鉴别。

4. 转移癌　肿块一般位于颈动脉浅面，颈内静脉的前面、外侧面和后面。

案例 6-4-2

　　患者，女性，46 岁，发现左侧下颌下区肿物 2 周入院。患者无疼痛、麻木等其他症状。查体见下颌下区有约 3 cm×3 cm×3 cm 的肿物，质地硬，无触痛，可有明显搏动，无压缩性，活动度不强，听诊有吹风样杂音。CT 平扫：颈总动脉分叉处中等密度圆形肿块，边界清晰，压迫周围组织移位。增强后肿块呈均匀强化，接近动脉血管的密度，颈动静脉受压移位，颈内、外动脉分叉角度增大。MRI 检查：颈内、外动脉分支可见肿块影，界清，T1 低信号，T2 高信号，增强扫描边缘强化明显。DSA 检查：颈内、外动脉之间角度增大，有团块状染色明显区域，边界清楚，为颈外动脉供血，栓塞滋养动脉后瘤体染色变浅。全身麻醉下行手术治疗。术后病理：颈动脉体瘤。

【治疗】　手术切除是颈动脉体瘤最有效的治疗方法。一旦确诊应及时手术，彻底切除肿瘤是治疗本病的最理想方法，但肿瘤所处位置结构复杂，病变多呈浸润性生长，很难达到完全切除肿瘤的目的。此外，肿瘤因与邻近的静脉、动脉和神经等粘连，有时紧紧包绕动脉，血运极丰富，手术切除难度较大，手术中的神经损伤率较高。近年来，随着冷冻技术、术前颈外动脉栓塞术、转流技术、人工血管材料的开发应用和血管外科的进步，手术致残率和死亡率已明显下降。本病对放疗的敏感性较低，但对不能耐受手术、术中残留、术后复发或病理证实恶性的病例应考虑行放射治疗。

思考题

1. 颈动脉体瘤的临床表现有哪些？
2. 颈动脉体的解剖位置和生理功能是什么？

（王俊阁　吴慧丽）

第二节　颈部转移癌

颈部转移癌大多来自头颈部的原发癌，少数来自胸、腹及盆腔等处的原发癌，还有一些颈部转移癌原发部位不明。按照细胞学分类可分为腺癌、鳞癌、未分化癌和神经内分泌肿瘤等。

【临床表现】　颈部肿块为患者就诊的首发症状。肿块无痛，持续性增大，抗炎治疗无效。触之较硬，与周围组织粘连。其中原发病灶在头颈部的占绝大多数，可来自口腔、鼻窦、咽、喉、甲状腺等处。原发癌一般沿淋巴引流方向转移，因此可根据转移癌出现的部位初步推断原发部位。如乳突下淋巴结肿大为鼻咽癌转移的好发部位，下颌角前下方淋巴结为软腭、腭扁桃体及舌后 1/3 的癌转移，下颌下淋巴结转移癌多来自上颌窦及口腔癌。不同部位的原发病灶可引起相应的临床症状。

少数转移癌的原发灶位于乳腺、胃肠、前列腺、子宫、卵巢等处。转移癌多位于左锁骨上区，少数在右锁骨上区。这些部位肿瘤出现颈部转移，临床上已属晚期，具有原发癌引起的症状和体征。

5% 左右的颈部转移癌未能发现原发病灶，称为不明原发灶颈部转移癌。它的定义包括：①一个或多个颈部肿块经组织学或细胞学检查诊断为癌；②没有恶性肿瘤病史或不明病灶手术史；③没有明确的某器官系统相关症状；④没有原发肿瘤的临床和实验报告证据。

【诊断】　对于 40 岁以上，颈部无痛性肿块，持续性增大，抗炎治疗无效，且与周围组织粘连者，应考虑到颈部转移癌的可能性。对于颈内静脉区肿大的淋巴结，应详查头颈的有关部位，尤其是鼻咽部、梨状窝等隐蔽部位，应采用电子鼻咽喉镜重点检查。遇到可疑部位应取活检。必要时可行 CT、MRI 等检查。若原发灶已证实，则不必对转移灶取活检，以免影响颈清扫术的效果。若未发现原发灶，则对转移灶取活检，待病理诊断结果，根据病理形态继续寻找原发灶。

对于锁骨上区肿大的淋巴结，应对胸、腹、胃、肠、生殖系统等进行全面检查。可行超声波、CT、MRI、内镜及同位素扫描等，以期找到原发病灶。

病理学检测对颈部转移癌起到关键的定性作用，分子生物学技术、肿瘤标志物检测、脱氧葡萄糖正电子发射断层扫描（FDG-PET）等应用使转移癌的检出率得到进一步提高。

【治疗】　对已明确原发部位的，不同部位的癌采取相应的治疗措施。头颈癌的生长特点为大多以局部扩展（包括区域淋巴结转移）为主，而发生远处转移者相对较少，因此侧重以局部治疗（包括外科治疗或者放疗）为主的综合治疗。

对不明确原发部位的，应根据淋巴结转移部位和病理类型来决定，并采取个体化的治疗方案。

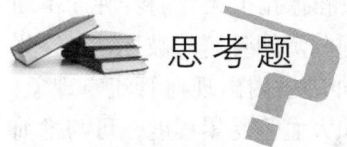 思考题

颈部转移癌的临床特点是什么？

（王俊阁　陈　钢）

第三节　颈静脉球体瘤

颈静脉球体瘤也称颈静脉球 - 鼓室副神经节瘤（glomus jugulare-tympanicum paraganlioma），包括颈静脉球体瘤和鼓室体瘤。前者来源于颈静脉球拱部球体，后者来源于鼓岬黏膜下鼓室神经丛，均起源于副神经节，称为副神经节瘤。颈静脉球体瘤一般属于非嗜铬组织，不分泌肾上腺素，但有 1%～3% 颈静脉球体瘤有分泌功能，称为嗜铬性或功能性颈静脉球体瘤。

【流行病学及肿瘤生物学行为】　颈静脉球体瘤原发于胚胎性神经嵴细胞，生长缓慢，病程可长达 15～20 年。发病率低，约为 1/30 000，但在颞骨肿瘤中该病较常见。男女比例为 1∶（2～5），年龄大多为 30～50 岁。发病年龄越小，肿瘤发展越快，越容易具有多病灶性和血管活性物质分泌的特点。有家族发生倾向，20% 的病例有家族史。颈静脉球体瘤有多发性倾向，约 5% 的患者可有多部位肿瘤，家族聚集性肿瘤中有 25%～78% 为多中心性肿瘤，非家族聚集性肿瘤中该比例为 10%。绝大多数颈静脉球体瘤为良性，生长缓慢，恶性极少见。

【肿瘤分级】　根据颈静脉球体瘤病变范围，Glasscock-Jackson 将颈静脉球体瘤分为 4 级：Ⅰ级肿瘤较小，局限于颈静脉球、中耳、乳突；Ⅱ级肿瘤沿内耳道扩展，可能致使颅内受累；Ⅲ级肿瘤延伸至岩尖，可能有颅内受累；Ⅳ级肿瘤范围超过岩尖到达斜坡或颞下窝，可能有颅内侵犯。

【病理】　颈静脉球体瘤似血管性肉芽组织，无明显包膜，色泽深红，表面光滑，略呈结节或分叶状。血管极丰富，无收缩功能，故触之极易出血。显微镜下见肿物内由无数上皮细胞团组成，被丰富的静脉、毛细血管和大的薄壁血窦所包绕。细胞呈束状、蜂窝状排列，细胞质丰富，无核分裂。上皮细胞群之间有少量的淋巴细胞、成纤维细胞和弹力纤维。

【临床表现】　颈静脉球体瘤的临床表现与其扩张的途径及分型相关，其扩张途径有：①自咽鼓管至鼻咽腔；②沿颈动脉、鼓室盖至颅中窝；③沿颈静脉及舌下神经管至颅后窝，经迷路及内听道至小脑桥脑角。相应的临床表现有：①耳部症状：波动性耳鸣，压迫颈总动脉耳鸣可消失，以及耳聋、外耳道肿物等；②神经系统症状：软腭麻痹、面瘫、声音嘶哑、

呛水、耸肩转颈无力、舌肌萎缩及伸舌偏斜、锥体束征及共济失调；③神经内分泌症状：阵发性面部潮红、心动过速及高血压；④当肿瘤压迫第四脑室时可出现颅内高压。

耳镜检查：肿瘤早期可见鼓膜完整，但呈深红色或蓝色，逐渐向外隆起。以鼓气耳镜向外耳道加压使鼓膜与肿瘤相贴，可见肿物搏动，与脉搏跳动一致，进一步加压，肿瘤受压后颜色转白而停止搏动，即出现 Brown 征。肿瘤可穿破鼓膜而突入外耳道，出现血性或脓血性分泌物，耳道内检查可见出血性新生物，触之易出血。

【诊断】　对于有搏动性耳鸣及颈静脉孔综合征的患者，应怀疑患有颈静脉球体瘤。影像学检查是诊断颈静脉球体瘤必不可少的手段，临床多采用 CT、MRI 和脑血管造影等检查方法。CT 显示病灶呈低密度或稍高密度肿物，肿瘤早期可仅见颈静脉孔扩大，随着肿瘤不断增大，则进一步出现颈静脉孔、周围骨迷路以及颈动脉管和颈静脉窝间骨嵴的破坏，最终累及上鼓室、中鼓室和鼓室窦。MRI 较 CT 具有更强的特征性，即肿瘤内出现血管流空现象，对本病的诊断有重要价值。血管造影可以了解肿瘤的供血情况和大血管受累程度，可与术前栓塞同时进行。确诊需病理切片证实。术前取病理应慎重，以免发生严重出血。

【鉴别诊断】

1. 颈静脉球假瘤　即颈静脉球高位，通常由于双侧颈静脉球不对称而误认为肿瘤。可引起搏动性耳鸣、听力下降、鼓膜下部发蓝。CT、MRI 显示与颈静脉球密度、信号相同，MR 静脉成像可以明确诊断。

2. 颈静脉孔区神经鞘瘤　颈静脉孔扩大，骨质吸收变薄，边缘清晰锐利，邻近血管结构受压移位，增强扫描时肿瘤明显强化，其内可有囊性变。

3. 中耳癌　有耳痛、耳流脓血性分泌物病史以及周围结构被破坏的表现，影像学检查提示中耳浸润性肿物。

4. 胆固醇肉芽肿、特发性血鼓室　鼓膜为青蓝色，一般无搏动。ＣＴ提示颞骨气房广泛的软组织密度增高影，无骨质破坏。

【治疗】　颈静脉球体瘤的治疗方法主要包括手术治疗、放射治疗、血管内治疗，以及三者的联合应用。随着颅底显微外科技术的进步，手术切除成为最主要的治疗方法。

1. 手术治疗　主要根据病变部位、有无颅内侵犯及是否存在联合病变等选用不同方法，对于早期、中期局限的肿瘤，多可以完全切除。手术包括经外耳道进路，经乳突、面神经隐窝入路，经颞下窝入路以及其他联合入路、面神经改道等入路。耳内及耳后入路适用于早期局限于中耳的肿瘤；颞下窝入路适用于向中耳及颅中窝生长的肿瘤；迷路后入路主要用于瘤体经颈静脉孔向颅内延伸至脑桥小脑角时；侧颅底入路可充分暴露脑神经（第Ⅶ、Ⅷ、Ⅸ、Ⅺ、Ⅻ脑神经）、乙状窦、颈静脉、颈动脉，可结扎乙状窦，磨除乳突及耳蜗；对术前听力损伤不严重的患者，可采取改良侧颅底入路，保存中耳听功能，保留膜迷路；额下硬膜外入路仅用于向斜坡和鞍下生长的肿瘤。

2. 放射治疗　对肿瘤广泛侵犯而无法手术，或者手术未能彻底切除肿瘤以及年老体弱不能耐受手术者，多采用立体定向放射治疗。因为颈静脉球体瘤生长缓慢，对放射治疗疗效的评价应追踪 10 年以上。

3. 血管内治疗　作为手术前的辅助手段，可行血管栓塞以减少术中出血。一般于栓塞后 3～7 天内手术。

案例 6-4-3

患者，女性，45 岁，因左耳搏动性耳鸣伴听力下降 4 个月入院。患者无明显诱因发病，偶尔有眩晕、恶心等不适，无发热、头痛，未用药治疗。查体：外耳道通畅，皮肤无红肿及分泌物，鼓膜完整，光锥反射消失，后下象限有一深红色充血影，边缘光滑。纯音测听显示：左耳传导性耳聋，听阈 20 dB。颞骨 CT 显示：左侧颈静脉孔扩大，部分骨质破坏，肿瘤自鼓室下壁突入中耳腔。MRI 显示：左侧颈静脉孔扩大，肿块呈等 T1、长 T2 信号影，在 T1 和 T2 加权像上，肿块内有血管流空征象。诊断为颈静脉球体瘤。全身麻醉下行手术治疗。术后病理：颈静脉球体瘤。

思考题

1. 颈静脉球体瘤的临床表现有哪些？
2. 颈静脉球体瘤的诊断要点是什么？

（王俊阁）

第五章

颈部外伤

熟悉颈部外伤的诊断和治疗原则。

颈部创伤通常分闭合性创伤和开放性创伤两类，因颈部所处的特殊位置，创伤多为合并伤，常伴有颈部大血管损伤、喉气管损伤、休克、颈椎损伤等，或合并全身其他重要器官损伤。多数患者病情危急、发展迅速，少数患者早期症状不明显，过后病情急速恶化，如果抢救处理不及时，易致患者发生喉梗阻及其他并发症而危及生命。颈部外伤常损伤颈侧大血管造成大出血，或损伤、压迫呼吸道造成呼吸困难，需尽早进行处理，以挽救患者生命。颈部外伤的初次处理很重要，尤其是喉、气管、食管的损伤，应尽量修复，否则造成瘢痕狭窄，产生呼吸及吞咽功能障碍等后遗症。

一、颈部闭合性创伤

颈部闭合性创伤（closure traumatic injuries of neck）多由钝力撞击引起，如勒缢、拳击、车祸及各种钝器撞击等，虽于颈部皮肤处无伤口，却可损伤其深部组织器官。损伤的部位往往视撞击的方向而定。正面直接撞击颈部多损伤喉、气管、甲状腺，侧面撞击颈部主要损伤血管、神经、食管、肌肉、颈椎等。临床上常见的损伤为：喉钝挫伤、气管闭合性损伤、咽部及食管闭合性损伤、舌骨骨折、颈动脉及椎动脉创伤性栓塞、颈椎脱位及骨折致脊髓受压或损伤。以上损伤多造成呼吸受限或窒息，神经系统损伤表现，或软组织挫伤所致水肿、气肿表现等。发生颈部闭合性外伤时，应首先评价呼吸状况，若有明显的呼吸困难或呼吸困难进行性加重，宜先行气管切开术，然后再进行咽喉部损伤的具体评价、治疗。包括行纤维喉镜、CT 及 MRI 检查，明确损伤的部位、形态及范围，以制订手术方案，以免延误治疗，减少后遗症的发生。喉外伤在其他章节已单独描述，现着重介绍气管闭合性损伤、咽部及食管闭合性损伤、颈动脉创伤性栓塞。

1. 气管闭合性损伤　此种损伤不多见，但一旦出现则后果严重，重者将可能危及生命，或后期形成气管狭窄，影响呼吸功能。有气管闭合性损伤的患者会出现刺激性咳嗽，阵发性咳出泡沫血痰；也可出现皮下气肿，还可伴有纵隔气肿、张力性气胸，而表现为呼吸困难、缺氧、发绀。患者多有气管创伤处疼痛与压痛，合并食管损伤者有吞咽疼痛。

颈部钝器伤后，颈前气管处皮肤肿胀、淤血、压痛明显，咳嗽及咯血。如有喉挫伤或喉返神经损伤，可出现声嘶，重者失声。如有皮下气肿发生，伴有或不伴有呼吸困难，均应高度警惕有气管创伤，应密切观察呼吸情况，做好气管切开准备；对出现咳泡沫血痰、呼吸困难者，也应高度怀疑有气管挫伤。以上各种情况均须立即行X线检查或CT扫描以了解气管软骨环损伤情况。如患者自身情况许可，还可行支气管镜检查，以明确气管损伤部位和程度。

轻度损伤无呼吸困难者应密切观察呼吸情况，并予以抗生素及激素治疗；有呼吸困难者应尽早行低位气管切开。如气管黏膜损伤较小则无须缝合，较大损伤应早期行气管修补术，以防止气管狭窄形成；后期可根据情况作扩张治疗或气管成形术。

2. 咽部及食管闭合性损伤　外力挤压可使咽及食管管腔撞击于坚硬的颈椎上，致管腔破裂；或因强力牵拉引起黏膜撕裂伤。此类型较少见，常见者为咽、食管尖锐性异物刺破黏膜，引起咽、食管周围感染。

患者多表现为局部明显疼痛，吞咽时加重，故多不愿进食水甚至不愿吞咽唾液；可吐出血性唾液，如出血量多，可为血液。许多患者可有皮下气肿，如并发纵隔气肿、气胸，将有呼吸困难和发绀。

此类患者经X线检查可见颈部软组织内含气影，若合并感染则可发现咽后壁或纵隔增宽及气管移位。采用水溶性造影剂进行食管造影可显示破裂部位，内镜检查可了解损伤部位和范围。

一经确诊应绝对禁止经口进食，注意口腔及咽腔清洁，吐出分泌物。积极使用有效抗生素预防感染，经造影或内镜检查发现有裂孔存在者，予早期行一期缝合。如已有感染，应充分引流，行二期缝合术。在此期间应根据情况给予鼻饲，胃肠造瘘，或经静脉方式补充营养，促进早期愈合。若有纵隔气肿或感染所引起的呼吸困难，可行气管切开术。

3. 颈动脉创伤性栓塞　颈动脉创伤性栓塞的原因有：挫伤直接挤压颈动脉管壁；颈部向后过伸或扭转牵拉动脉；颅颈部外伤；颅底骨折损伤颈动脉；如原有动脉粥样硬化，挫伤造成斑块脱落发生栓塞。患者可出现颈部血肿形成、神经受压症状、脑缺血等一系列表现。

颈部挫伤后，颈动脉三角区出现血肿，伴有或不伴有神经受压及脑缺血症状，均应警惕颈动脉栓塞可能，此时可于颞浅动脉或面动脉处触诊动脉搏动以辅助诊断。对于颈总动脉或颈外动脉已有栓塞者，其意义是有限的。颈动脉造影术可以发现颈外动脉或颈内动脉闭塞的典型血管狭窄表现。

治疗原则是解除血管痉挛，防止血栓形成，制止血栓扩展，保持脑供血。患者须绝对卧床休息，限制头部运动。一旦发现颈内动脉血栓呈进行性发展，应积极手术清除血肿，取出血栓以防止出现颅内严重病变。但也有人认为，手术危险性大，死亡率高，不主张手术。

二、颈部开放性创伤

颈部开放性创伤是指通过皮肤破损处与外界相通的损伤，常累及咽喉、食管、气管、大血管、神经，往往伴有复合外伤，若不能及时准确地诊断和正确处理，可导致严重的并发症，甚至危及生命。

一经发现，应立即检查伤口类型是贯通伤还是切割伤；其次对伤口位置、大小、深浅和颈部重要结构有无损伤进行检查。根据损伤部位可分为喉气管损伤、咽食管损伤、血管和神经损伤、甲状腺损伤、胸膜顶损伤、颈椎损伤等。不同部位的损伤可出现相应的症状，但不论是哪一种损伤，均应作急诊或急救处理。遵循ABC原则，即保持气道（airway）通畅、保持有效的呼吸（breathing）、建立有效的循环（circulation）。

1. 保持呼吸道通畅　应立即解除勒缢、血肿对气管的压迫，并清理气管里堵塞物，必要时行气管切开。

2. 保持有效呼吸　对于昏迷患者，应立即进行有效的人工呼吸，包括徒手人工呼吸或机械辅助通气。务必使患者的血氧分压和氧饱和度接近正常。

3. 止血和抗休克　紧急情况下可用拇指直接压迫血管主干，通常选取第6颈椎横突处进行压迫，或用纱布直接压迫创口止血。其他伤口可行包扎或向伤口内填压或缝合结扎血管止血。切忌于颈部伤口行环形包扎，以免引起呼吸困难。对疑有颈部大血管损伤者，应立即行结扎或血管缝合止血，并应观察有无休克征象。积极补充水和电解质，必要时输血或代血浆制品，以防止休克。

4. 清创和抗感染　应彻底清创，对位缝合，必要时充分引流。早期应用抗生素及破伤风抗毒素。

5. 异物处理　原则上争取彻底清除。

6. 气管、食管创伤处理　对气管损伤，应迅速缝合破损，必要时做气管切开；对食管损伤者应立即禁食，并行伤口修补缝合，术后作胃肠造瘘。

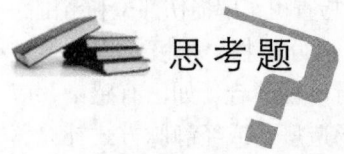 思考题

1. 颈部闭合性创伤的处理原则是什么？
2. 颈部开放性创伤的处理原则是什么？

（王俊阁　陈　钢）

第六章

甲状腺及甲状旁腺疾病

第一节　甲状腺及甲状旁腺肿瘤

一、结节性甲状腺肿

【病因】　碘是合成甲状腺激素的主要原料，长期碘摄入量减少，使甲状腺因缺碘而合成和分泌甲状腺素减少，通过反馈作用，使腺垂体分泌过多的促甲状腺素（thyroid stimulating hormone，TSH）导致甲状腺代偿性增生肿大。轻度缺碘时呈弥漫性肿大，若病情继续发展，扩张的滤泡集成大小不等的结节，形成结节性甲状腺肿（nodular goitre）。

【临床表现】　一般无全身症状。主要表现为甲状腺弥漫性肿大，随吞咽动作而上下移动、质软、对称、表面光滑，久之可出现结节和双侧不对称。结节广泛钙化时，质地较硬，但活动仍良好，这点有助于区别甲状腺癌。肿大的甲状腺如压迫邻近器官，可产生相应的压迫症状，如呼吸困难、吞咽困难；颈静脉和上腔静脉受压时，出现头面部及上肢淤血水肿；喉返神经受压时引起声音嘶哑等。少数结节性甲状腺肿可继发甲状腺功能亢进，或发生恶变。

【诊断】　根据甲状腺肿块病史较长，触诊甲状腺结节表面光滑、质地软，且随吞咽上下移动的临床表现，结合实验室检查甲状腺功能正常，甲状腺超声、核素扫描、颈部 CT 或者 MRI 及细针穿刺细胞学检查等均有助于诊断。

【治疗】　结节性甲状腺肿一般不需治疗。有以下情况时，应及时手术治疗：①有压迫邻近器官症状者；②胸骨后甲状腺肿；③结节性甲状腺肿继发甲状腺功能亢进或疑有恶变者；④巨大甲状腺肿影响生活和工作者；⑤因美观或思想顾虑过重影响正常生活者，可作为手术相对适应证。手术方式包括：甲状腺结节切除、甲状腺部分切除、甲状腺大部切除、甲状腺次全切除。手术过程中应根据结节性甲状腺肿的结节部位、大小及数量、增生程度选择合适的手术方式，一般选择腺叶切除，并做快速病理检查，除外甲状腺癌。

【预防】　在甲状腺肿多发地区，集体预防极为重要，已使发病率大大降低。一般为食盐加碘，常用剂量为每 10 ~ 20kg 食盐中加入碘化钾或碘化钠 1.0g。此量足够满足人体每日的需碘量。

二、甲状腺腺瘤

甲状腺腺瘤（thyroid adenoma）是临床最常见的甲状腺良性肿瘤。病理上分为滤泡型和乳头型两种。

【临床表现】 多见于 40 岁以下女性。腺瘤多为单发，呈圆形或椭圆形，表面光滑、质韧、边界清楚，随吞咽而上下移动。肿物生长缓慢，患者多无自觉症状，常在无意中发现颈前肿物。出血囊性变时可突然增大，局部出现胀痛。腺瘤较大时可引起气管的压迫和移位。如肿瘤迅速增大或硬度明显增加，肿瘤固定以及出现声音嘶哑、呼吸困难等压迫症状者，应考虑发生恶变的可能。

【诊断】 对于颈前区孤立性、表面光滑的甲状腺肿块患者，应考虑本病。结合超声等辅助检查基本可作出诊断。

知识链接

高分辨率超声检查是评估甲状腺结节的首选方法。超声检查显示下述两种改变的甲状腺结节几乎全部为良性：①纯囊性结节；②由多个小囊泡占据 50% 以上结节体积、呈海绵状改变的结节，99.7% 为良性。而以下超声征象提示甲状腺癌的可能性大：①实性低回声结节；②结节内血供丰富（TSH 正常的情况下）；③结节形态和边缘不规则，晕圈缺如；④微小钙化、针尖样弥散分布或簇状分布的钙化；⑤同时伴有颈部淋巴结超声异常。

【治疗】 因 10% 的腺瘤可发生恶变，约 20% 可引起甲状腺功能亢进，原则上应早期手术切除。一般应行患侧甲状腺大部切除术，术中送病理检查，以判断有无恶变。

三、甲状腺癌

甲状腺癌（thyroid carcinoma）是甲状腺的恶性肿瘤，占全身恶性肿瘤的 1%～2%。发病率逐年增加。

【病理分类】

1. 乳头状腺癌 是甲状腺癌中最常见的类型，约占 70%。儿童甲状腺癌都是乳头状癌。多发生于中青年女性。恶性程度低，生长缓慢，转移多在颈淋巴结。

2. 滤泡状腺癌 约占 10%，多发生于中年人。恶性程度中等，生长较快，主要通过血行转移到骨骼和肺。

3. 未分化癌 占 3%～10%，多发生于老年人。恶性程度高，早期即可发生淋巴和血行转移，死亡率高。

4. 髓样癌 少见。又称滤泡旁细胞癌，能分泌大量降钙素。中度恶性，可经淋巴及血行转移。

【临床表现】 早期无明显症状，仅在甲状腺部位触及一无痛性肿物，质硬而不光滑。肿块逐渐增大，随吞咽上下移动度减低。癌肿增大到一定程度可出现不同的压迫症状。侵及喉返神经时出现声音嘶哑，压迫颈神经丛时出现耳、枕、肩部疼痛，压迫气管或食管时出现呼吸困难或吞咽困难，压迫颈交感神经可出现霍纳综合征。因病理类型不同，临床表现也各有特点。乳头状腺癌因分化良好、发展缓慢，患者可带瘤生存多年而无症状。未分化癌常表现为短期内明显增大的肿块，质硬、移动性小。髓样癌常有家族史，由于肿瘤可产生激素样活性物质，临床可出现面部潮红、腹泻、心悸和血钙降低等症状。

【诊断】 凡甲状腺内有质硬肿块或结节突然增大伴压迫症状者，都应考虑甲状腺癌的可能，尤其是青少年患者甲状腺中如发现结节，应首先考虑甲状腺癌。辅助检查可用超声波检查、甲状腺核素扫描检查、细针抽吸细胞学检查等。对疑有甲状腺髓样癌者，可测定血清降钙素等来进一步明确诊断。

【治疗】 应根据病理类型选择不同的手术治疗方法。分化型甲状腺癌（乳头状癌和滤泡状癌，占 90%），可根据肿瘤大小、是否侵犯周围组织、有无淋巴结和远处转移、单灶或多灶、童年期有无放射线接触史、有无甲状腺癌或甲状腺癌综合征家族史、性别、年龄等危险因素，选择行全/近全甲状腺切除术或甲状腺腺叶＋峡部切除术，在保留甲状旁腺和喉返神经的情况下行病灶同侧中央区淋巴结清扫术，对颈部非中央区淋巴结转移的患者，行侧颈淋巴结清扫术。术后加用 TSH 抑制治疗。未分化癌以外放射治疗为主。髓样癌应行手术切除，同时清除颈部淋巴结。对无法手术切除但具备摄碘功能的分化型甲状腺癌转移灶或术中残留病灶，可行放射性碘治疗。

四、甲状旁腺肿瘤

【病理】 甲状旁腺肿瘤包括腺瘤、增生及癌肿三个类型，是原发性甲状旁腺功能亢进（primary hyperparathyroidism）的主要原因。单发的腺瘤最常见，少数可为多发腺瘤，其次为甲状旁腺增生，腺癌最少见。甲状旁腺肿瘤是可以经手术治愈的疾病。

【临床表现】 早期多无临床表现，后期因甲状旁腺肿瘤过度分泌甲状旁腺激素（parathyroid hormone，PTH），导致高 PTH 血症，引起全身多系统、多器官损害。临床包括无症状型和症状型两类，我国目前以症状型常见。

按其症状可将甲状旁腺肿瘤引起的原发性甲状旁腺功能亢进分为三型：Ⅰ 型以骨病为主，也称为骨型，最常见，患者可诉骨痛，易于发生骨折，骨膜下骨质吸收是本病的特点，最常见于中指桡侧或锁骨外 1/3 处。Ⅱ 型以肾结石为主，也称为肾型。Ⅲ 型为兼有上述两型改变，表现有骨骼改变及尿路结石。其他症状可有消化性溃疡、腹痛、神经精神症状、虚弱及关节痛。

【诊断】 根据上述临床表现，结合实验室及影像学检查即可作出定性、定位诊断。实验室检查包括血钙、血磷、血 PTH 和尿中环磷腺苷测定，可作出定性诊断。定位检查包括 B 超、核素扫描或 CT 检查。

【治疗】 一旦确诊为甲状旁腺肿瘤，只要患者情况许可，应首选手术治疗。手术适应证为：①原发性甲状旁腺增生；②甲状旁腺腺瘤；③甲状旁腺癌；④继发性甲状旁腺增生；⑤多发性内分泌肿瘤，有甲状旁腺增生或腺瘤。根据肿瘤的具体情况，采取不同的手术方式。对甲状旁腺囊肿和甲状旁腺腺瘤行单纯切除即可，对于原发性或继发性甲状旁腺增生，可根据术中快速 PTH 检测决定切除范围，一般情况下行甲状旁腺次全切除术，仅保留 1/2 枚腺体。对于甲状旁腺癌，应行整块切除，必要时切除同侧甲状腺或行淋巴结清扫术。

案例 6-6-1

　　患者，女性，44岁，主因周身无力、酸痛3年，发现颈部肿物1个月入院。经超声检查提示右侧甲状腺下极外侧可见一低回声肿物，边界清晰，形态规则。化验检查回报甲状旁腺素明显升高，肾功能轻度异常。

　　诊断：甲状旁腺瘤

　　思考题：1. 颈前区肿物考虑何种疾病？做何种检查？

　　　　　　2. 甲状腺及甲状旁腺肿瘤手术适应证是什么？

五、甲状腺及甲状旁腺手术并发症及处理

　　1. 术后呼吸困难　是术后最危急的并发症。多发生于术后48小时内。常见原因为：①血肿压迫：手术时止血不完善或血管结扎线脱落引起伤口内出血。立即敞开伤口，解除压迫，然后送手术室进一步检查止血。②气管塌陷：明显肿大的甲状腺长期压迫气管，可使气管发生软化，术后导致气管塌陷，而出现呼吸障碍。行气管插管，数天后即可拔出。③喉头水肿：气管插管或手术操作的创伤可引起喉头水肿。病情较轻者可行吸氧、静脉注射肾上腺皮质固醇类药物等保守治疗，病情较重或保守治疗不见好转者应当机立断行气管切开术。④双侧喉返神经损伤：损伤后声门关闭。即刻行气管切开处理。

　　2. 神经损伤　①喉返神经损伤：主要是手术操作直接损伤所引起。绝大多数为单侧喉返神经损伤，主要症状为声音嘶哑；双侧喉返神经损伤除引起失声外，还可造成严重呼吸困难，甚至窒息。处理上可给予神经营养药、理疗、禁声以及短期皮质激素治疗。如为术中牵拉、挫夹所致的暂时性损伤，一般3～6个月内可逐渐恢复；如一侧切断造成永久性损伤，可由健侧声带逐渐代偿而好转；如为双侧喉返神经损伤，应作气管切开术或气管造瘘术。②喉上神经损伤：手术中损伤喉上神经外支（运动支），可引起环甲肌麻痹、声带松弛、音调降低；损伤喉上神经内支（感觉支），可使患者黏膜的感觉丧失，饮水进食时可发生误吸及呛咳。一般经理疗等治疗后可自行恢复。

　　3. 手足抽搐　多因术中甲状旁腺被误切、挫伤或使其供血受损，引起甲状旁腺功能低下，出现低血钙，发生手足抽搐。症状多在术后2～3天出现。轻者仅有面部、唇部或手足的针刺、麻木或强直感。重者发生面肌及手足抽搐，甚至发生喉痉挛和膈肌痉挛，引起窒息死亡。治疗措施见甲状旁腺功能减退症。

第二节　甲状腺及甲状旁腺其他疾病

一、甲状腺炎

　　甲状腺炎分为急性甲状腺炎、亚急性甲状腺炎和慢性甲状腺炎三类。临床上以亚急性和慢性淋巴细胞性甲状腺炎比较常见。

（一）亚急性甲状腺炎

　　又称 De Quervain 甲状腺炎（thyroiditis），一般认为系病毒感染或变态反应所致，患者可有上呼吸道感染病史。

临床上多见于中青年妇女，主要表现为甲状腺肿痛、质韧，有疼痛和压痛。疼痛常波及耳根、枕部，吞咽时明显。可伴发热，病程一般持续 2 ～ 3 个月。血浆蛋白结合碘升高。甲状腺吸碘率降低，血沉加快。治疗：可使用泼尼松，每日 3 ～ 4 次，每次 5mg，两周后减量，至症状缓解后减量维持 1 ～ 2 个月，同时可加用少量甲状腺素。

（二）慢性淋巴细胞性甲状腺炎

又称桥本甲状腺肿（Hashimoto），是一种自身免疫性疾病。多见于中年妇女。临床上甲状腺多呈弥漫性肿大，对称，表面光滑或有结节，边界清楚，质坚硬、有弹性，如橡皮样，无疼痛。个别患者可出现一过性甲状腺功能亢进症状，病久又可出现甲状腺功能减退症状，同时可伴颈前压迫症状。一般细针穿刺活检就能为诊断提供帮助，最可靠的诊断依据是组织学检查。本病一般不宜手术切除，可长期口服甲状腺片每日 120 ～ 180mg，短期加用泼尼松，常有疗效。对有气管压迫者，可考虑行甲状腺峡部切除。

二、甲状旁腺功能减退症

甲状旁腺功能减退症（hypoparathyroidism）是指甲状旁腺激素（PTH）缺乏或不能使靶器官产生生理效应，临床特点是低血钙、高血磷和神经肌肉兴奋性增加。

【病因】

1. 甲状腺手术时不慎将甲状旁腺切除、挫伤或使其供血受损，或甲状旁腺手术时切除过多，此为"骨饥饿综合征"最常见的原因。

2. 特发性甲状旁腺功能减退，可能与自身免疫或放射性损伤有关，或因肿瘤转移破坏甲状旁腺。

3. 先天性甲状旁腺发育异常或缺如。

4. 假性甲状旁腺功能减退，属家族遗传缺陷性疾病。

【临床表现】 甲状旁腺功能减退时 PTH 分泌减少，导致低血钙、高血磷和神经肌肉兴奋性增加。临床上最早的症状是口周、手指、脚趾麻木与刺痛，精神焦虑、抑郁。典型表现为低钙抽搐，隐匿性抽搐表现为手指弹击耳前神经引起颜面肌肉收缩（Chvostek 征阳性）；阻断前臂的血流 3 分钟，可发生腕痉挛（Trousseau 征阳性）。假性甲状旁腺功能减退属家族遗传缺陷性疾病，多发生在儿童。患者除了低血钙的症状外，还可出现矮胖、圆脸、短颈、短指畸形，部分患者伴有智力发育差和骨骼发育障碍。

【诊断】 如果患者有低血钙引起的手足抽搐病史，加上 Chvostek 征和 Trousseau 征阳性，实验室检查提示低钙高磷，而血清白蛋白、碱性磷酸酶（ALP）、尿素氮（BUN）、血镁均正常，即可诊断为甲状旁腺功能减退。

【治疗】

1. 低钙危象引起不断发作的手足抽搐，特别是合并喉痉挛或癫痫大发作者，应立刻静脉缓慢（5 ～ 10 分钟）推注 10% 葡萄糖酸钙或氯化钙 10 ～ 20ml，必要时 1 ～ 2 小时重复。

2. 患者平时应进食高钙、低磷饮食，长期坚持口服钙剂和活性维生素 D 治疗。

3. 如经上述处理血钙得以提高，但仍有神经应激性增高，则考虑有低镁血症。可静脉、肌内注射或口服硫酸镁治疗。

4. 甲状旁腺移植，若能存活，将获得根治性治疗，但目前仍存在免疫排斥等问题。

（陈　泳）

附录 1　耳鼻咽喉科常用技术方法

一、耳滴药法

1. 适应证　用于治疗外耳道炎、软化耵聍栓塞，治疗急、慢性中耳炎。

2. 用品准备　滴管及滴耳剂。

3. 操作方法　滴药前必须先将病侧外耳道堵塞物及分泌物清除并擦洗干净。然后让患者头偏向健侧或健侧卧，使患耳向上，轻拉耳廓向上后方。外耳道内滴入药液 3～5 滴。有鼓膜穿孔者，可用手指按压耳屏数次，促使药液进入中耳。如咽鼓管通畅，压迫耳屏时药液可通过咽鼓管流入咽部。

4. 注意事项　药液温度须与体温相近，过冷时需稍加温，以免滴入后出现前庭反应。滴管不可触及外耳道壁，以免污染。

二、外耳道冲洗法

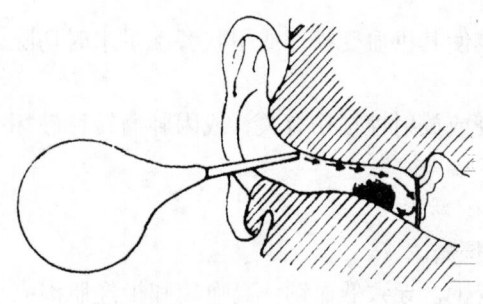

附录图 1　外耳道冲洗法

1. 适应证　冲出外耳道深部不易取出的碎软耵聍、微小异物或已软化的耵聍。

2. 用品准备　耳注洗器 1 个或 10ml 注射器 1 个，37℃温水若干毫升，弯盘 1 个，治疗碗 1 个，治疗巾 1 块。

3. 操作方法

（1）坐位，头偏向健侧，使患耳稍向上，同侧颈及肩部围以治疗巾，患者手托弯盘，紧贴耳垂下面，以便冲洗时水流入弯盘。

（2）左手将耳廓牵向后上，如为婴幼儿则向后下方牵拉，使外耳道成一直线，右手持注洗器将温水对着外耳道后上壁注入，如附录图 1 所示。

（3）冲洗后用干棉签将外耳道擦干，并用 70% 乙醇消毒外耳道，检查外耳道及鼓膜有无损伤，予以及时处理。如耵聍一次冲洗不净，须继续滴药，软化后再行冲洗，至洗净为止。

4. 注意事项

（1）冲洗时用力不可过猛，也不可将注射器头紧塞外耳道内，以致水不能流出而胀破鼓膜。

（2）不可对着鼓膜冲击，以免损伤鼓膜。

（3）水温最好接近体温，过冷、过热可致眩晕。

三、滴鼻法

1. 适应证　用于治疗鼻腔、鼻窦病变。起收缩或湿润黏膜、改善通气引流或消炎等作用。

2. 用品准备　滴管 1 个或眼药水瓶 1 个。

3. 操作方法

（1）仰卧垂头位：仰卧，肩下垫枕，使鼻腔低于口咽部，或将头悬于床缘外，使头向后仰伸，前鼻孔朝上，以免药液流入咽部。然后每侧鼻腔滴药 3～5 滴。也可取坐位，背靠椅背，头尽量后仰，然后滴药。

（2）侧头位：对单侧鼻窦炎或有高血压的患者，可取向病侧卧位，头向下垂，使药液到达鼻窦口及咽鼓管咽口附近，如附录图2所示。

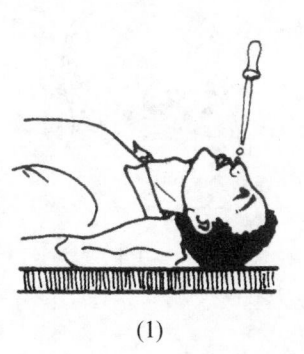
(1)

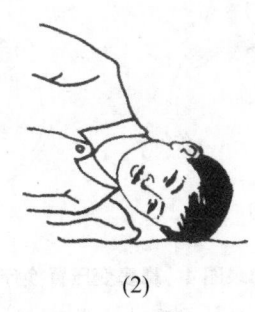
(2)

附录图 2　滴鼻法
（1）仰卧垂头位；（2）侧头位

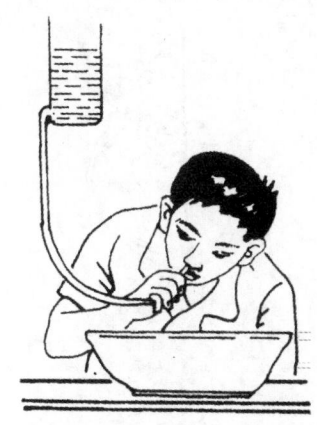

附录图 3　鼻腔冲洗法

四、鼻腔冲洗法

1. 适应证　常用于萎缩性鼻炎干痂较多者、鼻咽癌放疗后鼻咽干燥者、慢性鼻窦炎鼻分泌物较多者等。

2. 用品准备　灌洗桶、脸盆各1个，橡皮管1根，洗鼻用橄榄头1个，或专用鼻腔冲洗器1个，毛巾1条，温生理盐水或专用冲洗盐水500～1000ml。

3. 操作方法

（1）灌洗桶下端接橡皮管和橄榄头，将桶悬于距患者头顶约1m的高度。橡皮管用夹子夹住，以免盐水流出，然后将温盐水倒入桶内。

（2）患者头向前倾，颏下接脸盆，将橄榄头塞入一侧前鼻孔，开放夹子，使桶内的温盐水缓缓注入鼻腔，患者张口呼吸，使盐水经对侧鼻腔或口腔流出，此时即可将鼻腔内分泌物、痂皮随水冲出。如附录图3所示。

（3）一侧鼻腔冲洗后，可如法冲洗对侧鼻腔，冲洗后用毛巾擦干面部。

4. 注意事项

（1）鼻腔有急性炎症时，禁用冲洗法，以免炎症扩散。

（2）灌洗桶不宜悬挂过高，过高则压力加大、水流过急，将分泌物冲入咽鼓管引起中耳炎。

（3）盐水的温度以接近体温为宜，不可过热或过冷。

五、鼻窦变压置换疗法

1. 适应证　用于慢性鼻窦炎，特别是慢性全鼻窦炎。

2. 用品准备　吸引器、带橡皮管的橄榄头、治疗碗各1个，1%麻黄碱滴鼻液1瓶，适当抗生素溶液1瓶。

3. 操作方法　患者擤去鼻涕，取仰卧垂头位，使额部与外耳道连线与地面垂直。两侧鼻腔各滴入1%麻黄碱溶液2～3ml，抗生素溶液2～3ml。将与吸引器相连的橄榄头塞入一侧鼻孔，用手指封闭另一侧鼻孔，嘱患者连续发"开、开……"声，以使软腭上提，间歇关闭鼻咽腔同时开动吸引器，使鼻腔、鼻窦形成暂时负压，每次吸引 1 ～ 2 秒后移去橄榄头，连续 6 ～ 8 次。药液在正负压交替作用下便可进入鼻窦，达到治疗目的。每日或隔日 1 次。如附录图 4 所示。

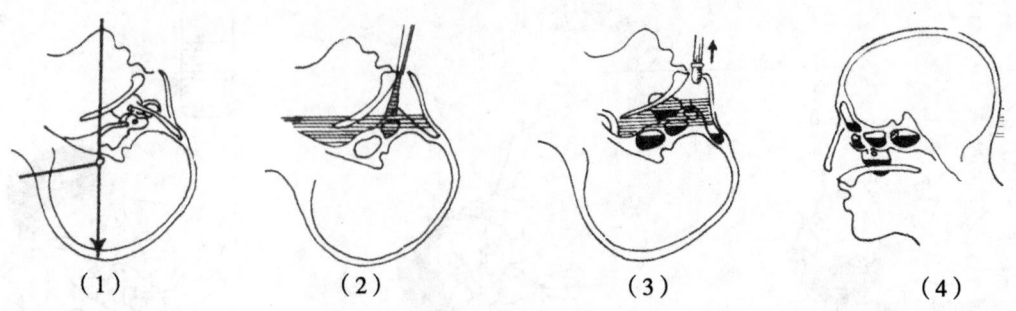

附录图 4　鼻窦变压置换疗法

（1）体位；（2）滴药；（3）负压；（4）恢复体位

4. 注意事项

（1）鼻腔、鼻窦有急性炎症或术后伤口尚未愈合者和鼻腔有出血倾向者，不宜使用本法。

（2）吸引时间不宜过长，负压不应超过 24kPa。

六、上颌窦穿刺冲洗法

1. 适应证　用以诊断慢性化脓性上颌窦炎，同时也是一种治疗措施。

2. 用品准备　鼻镜、棉签或卷棉子、上颌窦穿刺针、橡皮管及接头、20 ～ 50ml 注射器、治疗碗（盛生理盐水）、弯盘各 1 个，干棉球 2 个。

3. 操作方法

（1）麻醉：先在鼻内喷 1% 麻黄碱滴鼻液，使下鼻甲充分收缩，然后用棉签蘸 1% ～ 2% 丁卡因溶液（内加少许 1‰ 肾上腺素液）置入下鼻道穿刺部位，5 ～ 10 分钟取出。

（2）方法：患者端坐，头略前倾，一手将鼻镜撑开鼻孔，另一手将穿刺针针头斜面朝向鼻中隔方向，经前鼻孔送入下鼻道，抵达下鼻道外侧壁，距下鼻甲前端 1 ～ 1.5cm，近下鼻甲附着处，撤除鼻镜，固定头部，使针尖指向同侧外眦方向。稍用力钻动，感到阻力消失时，示已进入窦腔，取出针芯，接上带橡皮管的玻璃接头，另一端接注射器，回抽时如有脓液或空气，证明针尖确已进入窦腔。嘱患者低头，并偏向健侧，再徐徐注入生理盐水，直至脓液冲净。根据脓液的质与量，酌情选用抗生素注入窦腔，拔出穿刺针，下鼻道穿刺点可用棉片压迫止血。

4. 注意事项

（1）穿刺的部位与方向要准确，防止刺入眶内及面颊部软组织。

（2）进针时要以上唇为支点，不可用力过猛。

（3）注水时遇有阻力，可能是穿刺针头不在窦内或刺入窦内软组织中，也可能是窦口阻塞。此时应改换针的位置，或以麻黄碱棉片收缩中鼻道，开放窦口。如仍有阻力，不应勉强冲洗。

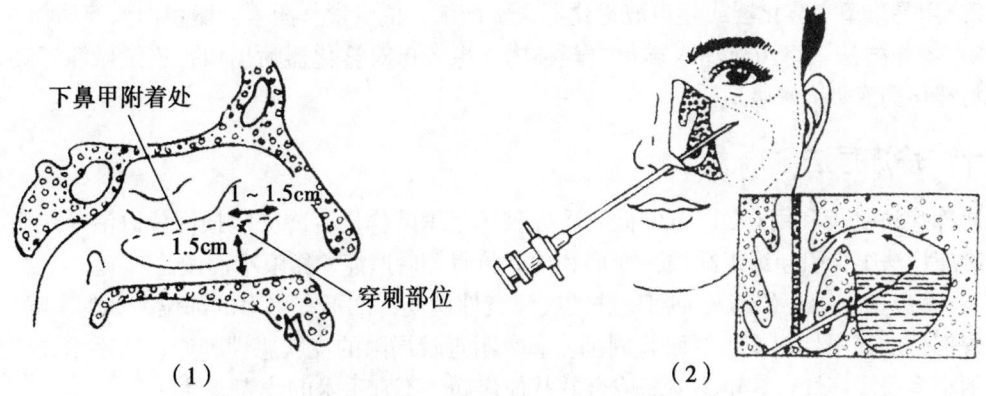

附录图 5 上颌窦穿刺冲洗法
（1）穿刺部位；（2）穿刺针的位置及冲洗液流向示意图

七、咽部涂药法

1. 适应证　用于咽部消炎、止痛、收敛、烧灼、润滑及表面麻醉。

2. 用品准备　长棉签 1 根，压舌板 1 块，卷棉子 1 根，干棉球 2 个。

3. 操作方法　张口，舌自然平放。用压舌板轻压舌前 2/3，用棉签蘸药液，直接涂布于口咽部患处。如患者自己用药，可对镜看清咽部涂药。

4. 注意事项

（1）涂药时棉签上的棉花要缠紧，以免脱落。

（2）所蘸药液不宜太多，以免用力涂布时将药液挤出下流入喉，引起不良反应。

（3）涂硝酸银等腐蚀剂时，涂抹范围不应超过病变范围，或用生理盐水将多余药液洗去，以免损伤正常组织。

八、咽喉部喷雾法

1. 适应证　多用于咽喉手术及内镜检查时的黏膜表面麻醉。

2. 用品准备　喷雾器 1 个，压舌板 1 块。

3. 操作方法

（1）喷药前先向患者说明，每次喷入的药液均不可咽下，需含 3 ~ 4 分钟再吐出。

（2）如作口咽部喷雾，则嘱患者将舌自然放置口底，并张口发"啊"音，顺序喷药，先悬雍垂及软腭，再咽后壁和舌根，然后右侧扁桃体及前后柱，最后左侧相应部位。如作喉部喷雾，在咽部喷雾 1 ~ 2 次后，将喷雾器头弯折向下，嘱患者自己用纱布裹舌前 1/3 并拉出，口尽量张大并做深吸气动作，然后对准喉部将药液喷入。一般喷药 3 ~ 4 次，每次捏橡皮球 2 ~ 3 下即可。

4. 注意事项

（1）喷药前用乙醇将喷雾器擦拭消毒。

（2）每次喷药前先吐出口内残余药液及分泌物。

九、雾化吸入法

1. 适应证　多用于治疗急慢性喉炎、气管及支气管炎。

2. 用品准备　雾化器或超声波雾化器，蒸馏水，抗生素、激素、糜蛋白酶等药物。

3. 操作方法　将药液注入雾化器药杯内，患者口对雾化器喷出口，连续做深呼吸，吸气时将雾化药液吸入呼吸道。

十、冷冻疗法

冷冻疗法是指利用0℃以下的低温冷冻破坏组织的作用，冷冻病损部位以治疗疾病的方法。冷冻疗法很少引起组织缺损、变形和功能障碍等后遗症，瘢痕窄而浅。

1. 适应证　①头颈部及面部皮肤的表浅良性病变；②不宜手术的部位，如咽、喉、鼻、眼睑等部位的局限性病变；③眼睑周围、鼻翼附近较局限的皮肤恶性肿瘤；④手术或放疗后复发的小型表浅病灶；⑤年老体弱或合并其他疾病、不宜手术的浅表恶性肿瘤。

2. 用品准备　液氮、冷冻器、卷棉子、棉球。如用喷射法，需准备凡士林纱布以保护非手术区。

3. 注意事项　①注意保护周围正常组织，特别是喷射法可用多层凡士林纱布保护，以免损伤；②术后反应性水疱或血疱，面积小者无须处理，大者可用消毒针头吸出疱内液体，加压包扎；③创面坏死时，应保持清洁，防止感染。

十一、激光疗法

激光是一种方向性好、能量高度集中、有良好单色性和相干性的新型光源。激光的生物效应与激光辐射的波长、强度和组织对激光的反应、吸收、热传导有关。

适应证：① Nd：YAG 激光器为常用固体激光器。激光波长 1.06μm，为近红外不可见光，光束类型为脉冲或连续波，输出功率 1 ～ 100W，穿透组织深度约 4mm，可完成凝固、切割、气化等，由直径 300 ～ 700μm 的石英光导纤维传输。可通过各种形状的硬管或内镜进行深腔部位手术或治疗。② CO_2 激光刀可用于上颌窦根治术，鼻腔内翻性乳头状瘤切除术，鼻侧切开术，上颌骨切除术，耳廓良、恶性肿瘤切除术，头面部良、恶性肿瘤切除术，显微镜下或喉裂开后喉部良、恶性肿瘤切除术。③ CO_2 激光凝固气化术可用于治疗慢性咽炎的淋巴滤泡增生、慢性扁桃体炎、慢性肥厚性鼻炎、中鼻甲肥厚或息肉样变、鼻腔血管瘤、乳头状瘤。④氦氖激光适用于治疗广基的声带息肉或声带肥厚、过敏性鼻炎、分泌性中耳炎。耳聋、周围性面瘫、内耳性眩晕、嗅觉丧失等病症可采用穴位照射。

十二、微波疗法

微波是指波长在 1mm ～ 1m 范围内的电磁波，照射于人体后使照射部位组织中的极性分子（主要是水分子）随微波频率高速旋转，相互摩擦产生热量，通过此种内部加热达到治疗目的。

适应证：①鼻部疾病：将微波针状探头插入或紧贴肥厚的下鼻甲表面，行多点热凝，治疗慢性肥厚性鼻炎，局部凝固出血点治疗鼻出血。②咽喉部疾病：微波凝固治疗慢性咽炎增生的淋巴组织、肥大的舌根淋巴组织、乳头状瘤、血管瘤、声带白斑和声带息肉，还可用于治疗鼻咽癌术后的复发病灶。

附录 2 耳鼻咽喉常用药物

一、鼻部疾病用药

1. 呋喃西林麻黄碱滴鼻液

成分：0.02% 呋喃西林，1%（成人用）、0.5%（小儿用）麻黄碱。

作用：呋喃西林为抗菌谱较广的抗感染药物，具有较强的抑菌消炎作用，在本药中主要起防腐作用；麻黄碱为拟肾上腺素药物，能收缩血管，促进引流，减少鼻腔分泌物，改善鼻腔通气状况。

用途：急性鼻炎、慢性单纯性鼻炎、急慢性鼻窦炎、变应性鼻炎。

用法：滴鼻，3 次 / 日，连续用药不宜超过 2 周。萎缩性鼻炎及干燥性鼻炎忌用。

2. 麻黄碱地塞米松滴鼻液

成分：1% 麻黄碱，0.5% 地塞米松。

作用：抗过敏，减轻鼻黏膜水肿，改善通气。

用途：变应性鼻炎、鼻窦炎。

用法：滴鼻，3 次 / 日。

3. 丙酸倍氯米松鼻喷雾剂（商品名：伯克纳）

成分：丙酸倍氯米松 10mg。

作用：抗炎作用。

用途：变应性或血管运动性鼻炎。

用法：鼻腔喷雾，2 次 / 日。

4. 丙酸氟替卡松鼻喷雾剂（商品名：辅舒良）

成分：0.05% 丙酸氟替卡松。

作用：有增强局部抗感染活性和降低全身糖皮质激素反应的作用。

用途：变应性鼻炎。

用法：鼻腔喷雾，1～2 喷 / 单侧，1～2 次 / 日。

5. 布地奈德鼻喷雾剂（商品名：雷诺考特）

成分：布地奈德 1.28mg。

作用：局部抗炎、抗过敏作用。

用途：变应性及血管运动性鼻炎

用法：6 岁以下不推荐使用，鼻腔喷雾，1～2 喷 / 单侧，1～2 次 / 日。

6. 糠酸莫米松鼻喷雾剂（商品名：内舒拿）

成分：0.05% 糠酸莫米松。

作用：局部抗炎作用。

用途：慢性鼻炎、变应性鼻炎及血管运动性鼻炎。

用法：3 岁以上使用，鼻腔喷雾，1～2 喷 / 单侧，1 次 / 日。

7. 盐酸氮卓斯汀鼻喷剂（商品名：爱赛平）

成分：盐酸氮卓斯汀

作用：抗过敏作用。

用途：变应性鼻炎、血管运动性鼻炎。

用法：6岁以上使用，鼻腔喷雾，1～2喷 / 单侧，2次 / 日。

8. 复方薄荷樟脑滴鼻剂

成分：薄荷、樟脑、桉叶油等。

作用：润滑鼻腔黏膜，刺激神经末梢，促进黏膜分泌及除臭。

用途：干燥性鼻炎、萎缩性鼻炎及鼻出血等。

用法：滴鼻，3次 / 日。

9. 氯雷他定（商品名：开瑞坦）

成分：氯雷他定每片 10mg。

作用：为长效三环抗组胺药，具有选择性对抗外周 H_1 受体作用。

用途：变应性鼻炎。

用法：口服，1次 / 日，每次 10mg，2岁以下儿童、孕妇慎用。

10. 鼻窦炎口服液

成分：主要成分为辛夷、苍耳子、柴胡、龙胆草等。

作用：改善鼻腔通气，减少鼻分泌物。

用途：急、慢性鼻炎和鼻窦炎。

用法：口服，每次 10ml，3次 / 日。

11. 藿胆丸

成分：广藿香、猪胆汁等。

作用：改善鼻腔通气，减少鼻分泌物。

用途：急、慢性鼻窦炎。

用法：口服，每次 3g，3次 / 日。

二、咽喉疾病用药

1. 复方硼砂溶液

成分：硼砂、碳酸氢钠、甘油等。

作用：消毒、防腐、抗菌及消炎。

用途：咽部及口腔感染。

用法：每日数次含漱。

2. 复方碘甘油

成分：碘、碘化钾、薄荷油等。

作用：润滑、消毒及温和刺激。

用途：慢性咽炎、萎缩性咽喉炎。

用法：涂咽，每日数次。

3. 复方草珊瑚含片

成分：草珊瑚浸膏、薄荷脑、薄荷油等。

作用：消肿止痛，清利咽喉。

用途：急性咽喉炎、扁桃体炎。

用法：含服，1～2片 / 次，每日数次。

4. 金嗓散结丸

成分：主要成分有桃仁红花、浙贝母、鸡内金、金银花、蒲公英、麦冬、木蝶等。

作用：清热解毒，活血化瘀，利湿化痰。

用途：声带小结、声带息肉。

用法：口服，60～120 粒 / 次，2 次 / 日，孕妇慎用。

5. 黄氏响声丸

成分：主要成分有胖大海、蟾衣、贝母等。

作用：利咽开音，清热化痰，消肿止痛。

用途：急、慢性喉炎引起的声音嘶哑。

用法：口服，20 粒 / 次，3 次 / 日，饭后服用，儿童减半。

三、耳部疾病用药

1. 氧氟沙星滴耳液（又名泰利必妥滴耳液）

浓度：0.3%。

作用：对铜绿假单胞菌和金黄色葡萄球菌均有杀菌、抑菌作用。

用途：用于急、慢性中耳炎，鼓膜炎，外耳道炎。

用法：滴耳，每日早晚各 1 次，连续用药以 4 周为限。

2. 硼酸乙醇滴耳液

浓度：4%。

作用：消毒、收敛、止痒。

用途：急、慢性外耳道炎，鼓膜炎，化脓性中耳炎。

用法：滴耳，3 次 / 日。

3. 酚甘油滴耳液

浓度：2%。

作用：消炎、止痛。

用途：急性外耳道炎、鼓膜炎、鼓膜未穿孔的急性化脓性中耳炎。

用法：滴耳，3 次 / 日。

4. 碳酸氢钠滴耳液

浓度：5%。

作用：软化耵聍。

用途：外耳道耵聍栓塞。

用法：滴耳，每日数次，待耵聍软化（一般 3～5 日）后行外耳道冲洗。

5. 过氧化氢溶液洗耳液

浓度：3%。

作用：与脓液等有机物结成泡沫，有清洁、消毒、除臭作用。

用途：急、慢性化脓性中耳炎的清洁、洗耳。

用法：2～3 次 / 日。

6. 制霉菌素冷霜

成分：制霉菌素 1 亿单位，冷霜 1000g，均匀调成糊状。

作用：杀真菌作用。

用途：外耳、口腔或咽腔的真菌感染。

用法：用棉签蘸本品涂敷于真菌感染部位。

四、耳鼻咽喉、气管及食管黏膜表面麻醉剂

1. 丁卡因（又称盐酸丁卡因）

浓度：1%～2%，常用1%。

作用：系应用广泛的黏膜表面麻醉剂。麻醉效能强，为普鲁卡因的10～15倍，毒性亦为普鲁卡因的10倍。用药1～3分钟起效，维持2～3小时。一次使用剂量不得超过60mg（1%浓度者，一次不超过6ml）。

用途：用于成人鼻和咽部检查治疗前，以及纤维喉镜、电子喉镜、食管镜、支气管镜检查或手术前黏膜表面麻醉。禁止用作浸润麻醉。

用法：以喷雾器将麻醉剂喷布于麻醉局部。鼻腔手术以棉片或纱条浸渍丁卡因，内加少量1∶1000的肾上腺素置于鼻腔黏膜表面，15分钟后取出，即可达到麻醉效果。

2. 鼓膜表面麻醉剂

成分：由纯苯酚、可卡因、薄荷脑各等量配制而成。

用途：用于鼓膜穿刺、切开或贴补前的表面麻醉。

用法：用棉签蘸少量鼓膜麻醉剂，涂于鼓膜穿刺或切开部位，限用于局部，不可扩大范围。

中英文专业词汇索引

主要参考文献

1. 陈孝平. 外科学. 2版. 北京：人民卫生出版社，2010.
2. 黄选兆. 实用耳鼻咽喉头颈外科学. 2版. 北京：人民卫生出版社，2011.
3. 郑泽霖. 甲状腺甲状旁腺外科手术学. 合肥：安徽科学技术出版社，2006.
4. 甲状腺结节和分化型甲状腺癌诊治指南. 中国肿瘤临床，2012，39（17）：1249-1272.

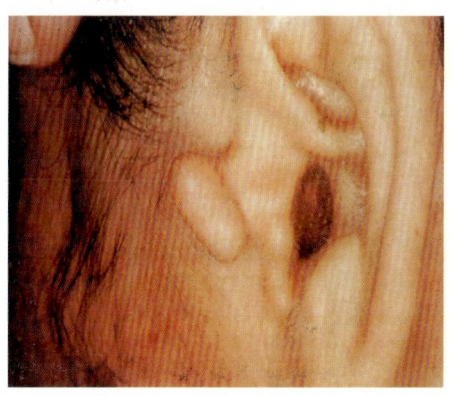

彩图 1-2-1　副耳

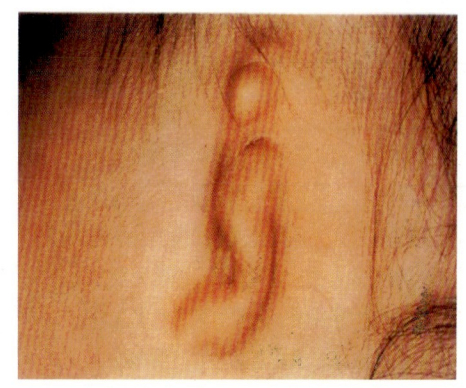

彩图 1-2-2　小耳畸形

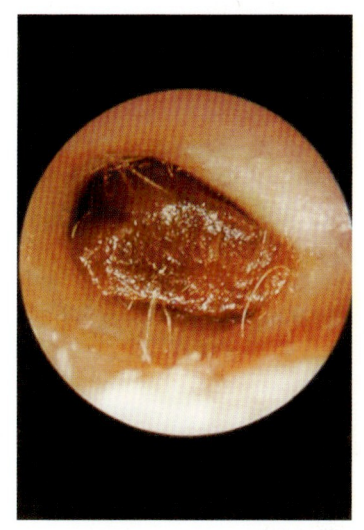

彩图 1-3-1　耵聍栓塞

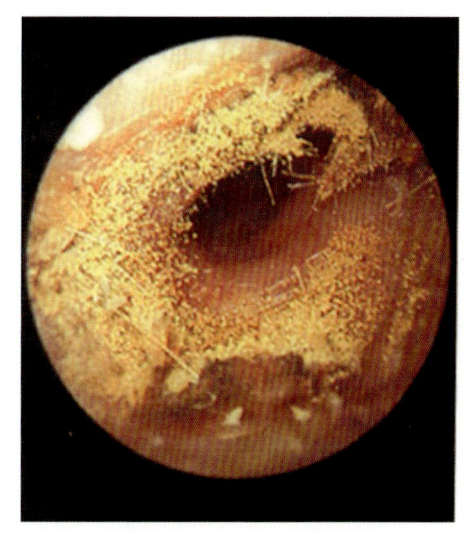

彩图 1-3-3　外耳道真菌病

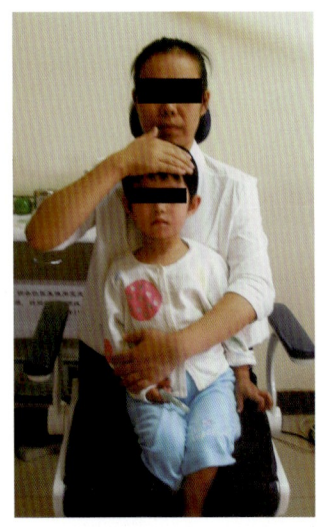
彩图 2-1-9　对不合作小儿的
　　　　　鼻部检查

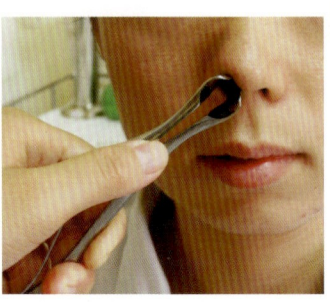
彩图 2-1-10　前鼻镜的规范用法

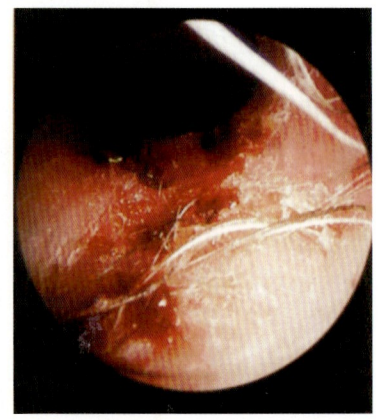
彩图 2-3-1　急性鼻前庭炎

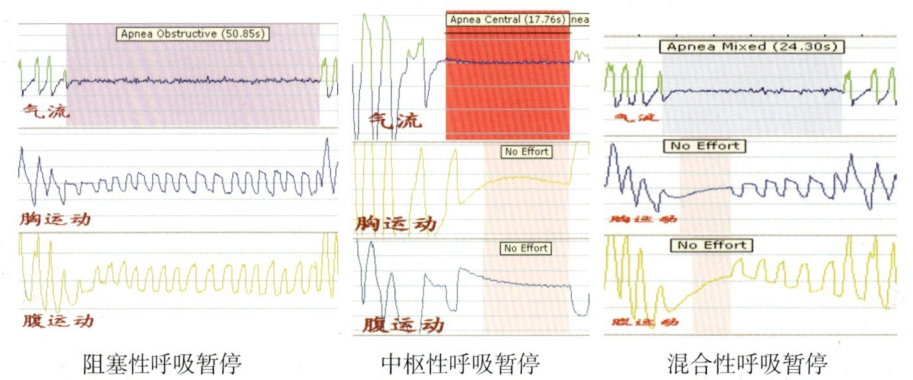

阻塞性呼吸暂停　　　　　　中枢性呼吸暂停　　　　　　混合性呼吸暂停

彩图 3-4-1　睡眠呼吸障碍事件

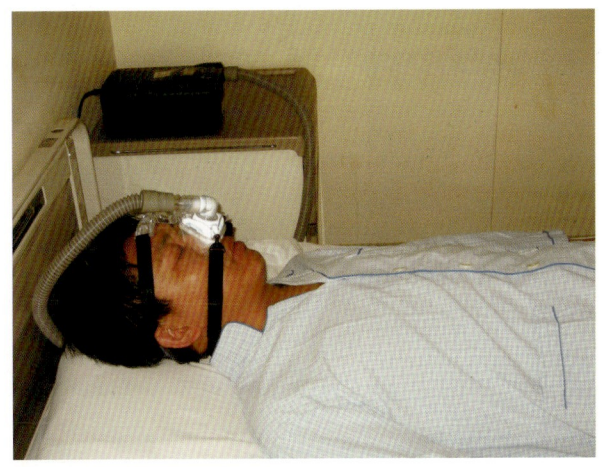

彩图 3-4-2　多导睡眠监测

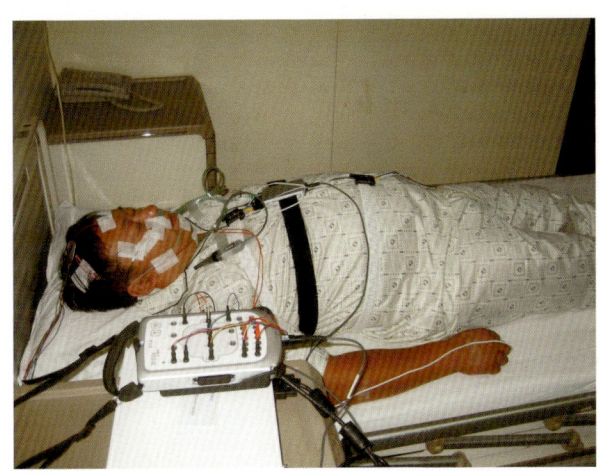

彩图 3-4-3　持续正压通气治疗

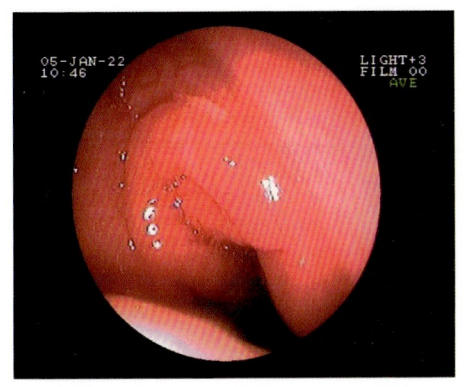

彩图 3-5-1　鼻咽镜检查显示：右后鼻孔可见粉红色肿块，表面光滑，有血管纹

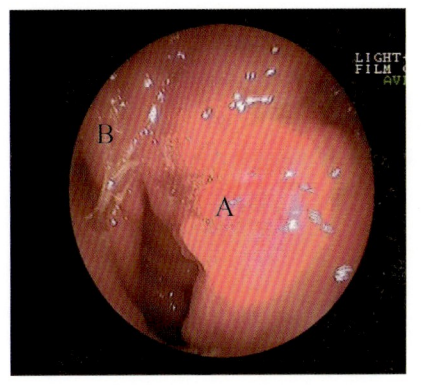

彩图 3-5-3　鼻咽癌电子鼻咽镜图片

A：鼻咽部肿物，形状不规则，局部有小的黏膜破溃。

B：咽鼓管圆枕

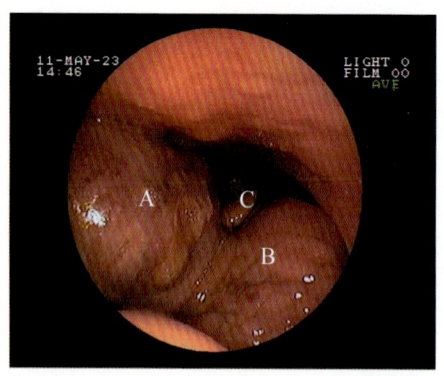

彩图 3-5-5　右扁桃体恶性淋巴瘤电子鼻咽喉镜图片

A：右侧扁桃体巨大，掩盖会厌；B：舌根；C：会厌

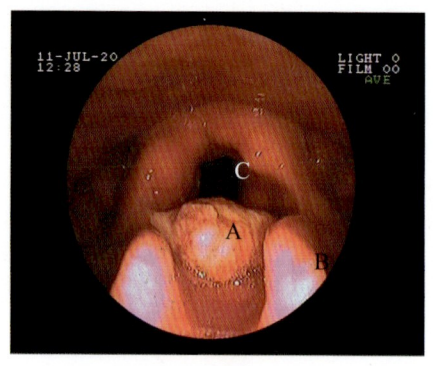

彩图 3-5-7　下咽肿物

A：会厌喉面可见新生物；B：会厌；C：声门

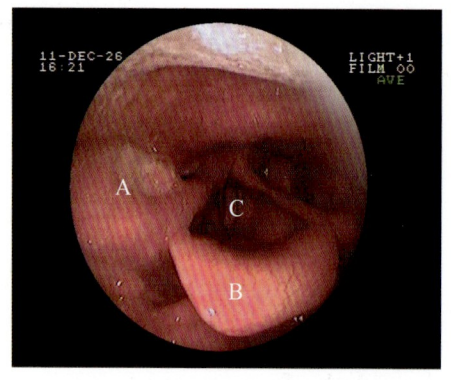

彩图 3-5-8　梨状窝恶性肿物

A：右侧梨状窝肿物，表面破溃；B：会厌；

C：声门

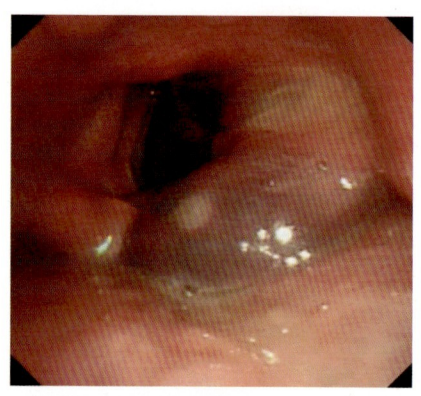

**彩图 4-7-1　右颈外伤，喉内可见黏膜肿
胀或血肿**

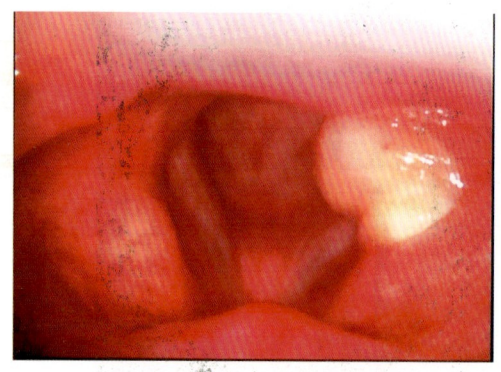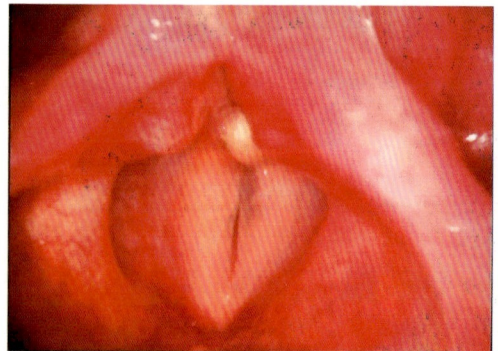

彩图 4-7-4　左杓接触性肉芽肿